国家卫生和计划生育委员会“十三五”规划教材
全国中等卫生职业教育教材

供中等卫生职业教育各专业用 第3版

病原生物与免疫学基础

主　编　张金来　王传生

编　者（以姓氏笔画为序）

王传生（承德护理职业学院）
尹培兰（山西省长治卫生学校）
华　莉（云南省临沧卫生学校）
李晓琴（吕梁市卫生学校）
李　冲（昆明卫生职业学院）
张文黎（焦作卫生医药学校）
张轩寅（扎兰屯职业学院）
张金来（扎兰屯职业学院）
张晓红（郑州市卫生学校）
何晓静（开封市卫生学校）

人民卫生出版社

图书在版编目（CIP）数据

病原生物与免疫学基础/张金来，王传生主编．—3版．—北京：人民卫生出版社，2017

ISBN 978-7-117-24217-2

Ⅰ.①病… Ⅱ.①张…②王… Ⅲ.①病原微生物－医学院校－教材②医药学－免疫学－医学院校－教材 Ⅳ.①R37 ②R392

中国版本图书馆 CIP 数据核字（2017）第 048286 号

病原生物与免疫学基础

第 3 版

主　　编：张金来　王传生

出版发行：人民卫生出版社（中继线 010-59780011）

地　　址：北京市朝阳区潘家园南里 19 号

邮　　编：100021

E - mail：pmph @ pmph.com

购书热线：010-59787592　010-59787584　010-65264830

印　　刷：三河市国英印务有限公司

经　　销：新华书店

开　　本：787 × 1092　1/16　　**印张**：15

字　　数：374 千字

版　　次：2002 年 1 月第 1 版　　2017 年 4 月第 3 版
2023 年 1 月第 3 版第10次印刷（总第52次印刷）

标准书号：ISBN 978-7-117-24217-2/R · 24218

定　　价：35.00 元

出版说明

为全面贯彻党的十八大和十八届三中、四中、五中全会精神，依据《国务院关于加快发展现代职业教育的决定》要求，更好地服务于现代卫生职业教育快速发展的需要，适应卫生事业改革发展对医药卫生职业人才的需求，贯彻《医药卫生中长期人才发展规划(2011—2020年)》《现代职业教育体系建设规划(2014—2020年)》文件精神，人民卫生出版社在教育部、国家卫生和计划生育委员会的领导和支持下，按照教育部颁布的《中等职业学校专业教学标准(试行)》医药卫生类(第二辑)(简称《标准》)，由全国卫生职业教育教学指导委员会(简称卫生行指委)直接指导，经过广泛的调研论证，成立了中等卫生职业教育各专业教育教材建设评审委员会，启动了全国中等卫生职业教育第三轮规划教材修订工作。

本轮规划教材修订的原则：①明确人才培养目标。按照《标准》要求，本轮规划教材坚持立德树人，培养职业素养与专业知识、专业技能并重，德智体美全面发展的技能型卫生专门人才。②强化教材体系建设。紧扣《标准》，各专业设置公共基础课(含公共选修课)、专业技能课(含专业核心课、专业方向课、专业选修课)；同时，结合专业岗位与执业资格考试需要，充实完善课程与教材体系，使之更加符合现代职业教育体系发展的需要。在此基础上，组织制订了各专业课程教学大纲并附于教材中，方便教学参考。③贯彻现代职教理念。体现"以就业为导向，以能力为本位，以发展技能为核心"的职教理念。理论知识强调"必需、够用"；突出技能培养，提倡"做中学、学中做"的理实一体化思想，在教材中编入实训(实验)指导。④重视传统融合创新。人民卫生出版社医药卫生规划教材经过长时间的实践与积累，其中的优良传统在本轮修订中得到了很好的传承。在广泛调研的基础上，再版教材与新编教材在整体上实现了高度融合与衔接。在教材编写中，产教融合、校企合作理念得到了充分贯彻。⑤突出行业规划特性。本轮修订紧紧依靠卫生行指委和各专业教育教材建设评审委员会，充分发挥行业机构与专家对教材的宏观规划与评审把关作用，体现了国家卫生计生委规划教材一贯的标准性、权威性、规范性。⑥提升服务教学能力。本轮教材修订，在主教材中设置了一系列服务教学的拓展模块；此外，教材立体化建设水平进一步提高，根据专业需要开发了配套教材、网络增值服务等，大量与课程相关的内容围绕教材形成便捷的在线数字化教学资源包，通过扫描每章标题后的二维码，可在手机等移动终端上查看和共享对应的在线教学资源，为教师提供教学素材支撑，为学生提供学习资源服务，教材的教学服务能力明显增强。

人民卫生出版社作为国家规划教材出版基地，有护理、助产、农村医学、药剂、制药技术、营养与保健、康复技术、眼视光与配镜、医学检验技术、医学影像技术、口腔修复工艺等 24 个专业的教材获选教育部中等职业教育专业技能课立项教材，相关专业教材根据《标准》颁布情况陆续修订出版。

全国卫生职业教育教学指导委员会

全国中等卫生职业教育
国家卫生和计划生育委员会“十三五”规划教材目录

总序号	适用专业	分序号	教材名称	版次
1	中等卫生	1	职业生涯规划	2
2	职业教育	2	职业道德与法律	2
3	各专业	3	经济政治与社会	1
4		4	哲学与人生	1
5		5	语文应用基础	3
6		6	数学应用基础	3
7		7	英语应用基础	3
8		8	医用化学基础	3
9		9	物理应用基础	3
10		10	计算机应用基础	3
11		11	体育与健康	2
12		12	美育	3
13		13	病理学基础	3
14		14	病原生物与免疫学基础	3
15		15	解剖学基础	3
16		16	生理学基础	3
17		17	生物化学基础	3
18		18	中医学基础	3
19		19	心理学基础	3
20		20	医学伦理学	3
21		21	营养与膳食指导	3
22		22	康复护理技术	2
23		23	卫生法律法规	3
24		24	就业与创业指导	3
25	护理专业	1	解剖学基础 **	3
26		2	生理学基础 **	3
27		3	药物学基础 **	3
28		4	护理学基础 **	3

续表

总序号	适用专业	分序号	教材名称	版次
29		5	健康评估 **	2
30		6	内科护理 **	3
31		7	外科护理 **	3
32		8	妇产科护理 **	3
33		9	儿科护理 **	3
34		10	老年护理 **	3
35		11	老年保健	1
36		12	急救护理技术	3
37		13	重症监护技术	2
38		14	社区护理	3
39		15	健康教育	1
40	助产专业	1	解剖学基础 **	3
41		2	生理学基础 **	3
42		3	药物学基础 **	3
43		4	基础护理 **	3
44		5	健康评估 **	2
45		6	母婴护理 **	1
46		7	儿童护理 **	1
47		8	成人护理(上册)－内外科护理 **	1
48		9	成人护理(下册)－妇科护理 **	1
49		10	产科学基础 **	3
50		11	助产技术 **	1
51		12	母婴保健	3
52		13	遗传与优生	3
53	护理、助产专业共用	1	病理学基础	3
54		2	病原生物与免疫学基础	3
55		3	生物化学基础	3
56		4	心理与精神护理	3
57		5	护理技术综合实训	2
58		6	护理礼仪	3
59		7	人际沟通	3
60		8	中医护理	3
61		9	五官科护理	3
62		10	营养与膳食	3
63		11	护士人文修养	1
64		12	护理伦理	1
65		13	卫生法律法规	3

续表

总序号	适用专业	分序号	教材名称	版次
66		14	护理管理基础	1
67	农村医学	1	解剖学基础 **	1
68	专业	2	生理学基础 **	1
69		3	药理学基础 **	1
70		4	诊断学基础 **	1
71		5	内科疾病防治 **	1
72		6	外科疾病防治 **	1
73		7	妇产科疾病防治 **	1
74		8	儿科疾病防治 **	1
75		9	公共卫生学基础 **	1
76		10	急救医学基础 **	1
77		11	康复医学基础 **	1
78		12	病原生物与免疫学基础	1
79		13	病理学基础	1
80		14	中医药学基础	1
81		15	针灸推拿技术	1
82		16	常用护理技术	1
83		17	农村常用医疗实践技能实训	1
84		18	精神病学基础	1
85		19	实用卫生法规	1
86		20	五官科疾病防治	1
87		21	医学心理学基础	1
88		22	生物化学基础	1
89		23	医学伦理学基础	1
90		24	传染病防治	1
91	营养与保	1	正常人体结构与功能 *	1
92	健专业	2	基础营养与食品安全 *	1
93		3	特殊人群营养 *	1
94		4	临床营养 *	1
95		5	公共营养 *	1
96		6	营养软件实用技术 *	1
97		7	中医食疗药膳 *	1
98		8	健康管理 *	1
99		9	营养配餐与设计 *	1
100	康复技术	1	解剖生理学基础 *	1
101	专业	2	疾病学基础 *	1
102		3	临床医学概要 *	1

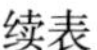

续表

总序号	适用专业	分序号	教材名称	版次
103		4	药物学基础	2
104		5	康复评定技术 *	2
105		6	物理因子治疗技术 *	1
106		7	运动疗法 *	1
107		8	作业疗法 *	1
108		9	言语疗法 *	1
109		10	中国传统康复疗法 *	1
110		11	常见疾病康复 *	2
111	眼视光与	1	验光技术 *	1
112	配镜专业	2	定配技术 *	1
113		3	眼镜门店营销实务 *	1
114		4	眼视光基础 *	1
115		5	眼镜质检与调校技术 *	1
116		6	接触镜验配技术 *	1
117		7	眼病概要	1
118		8	人际沟通技巧	1
119	医学检验	1	无机化学基础 *	3
120	技术专业	2	有机化学基础 *	3
121		3	生物化学基础	3
122		4	分析化学基础 *	3
123		5	临床疾病概要 *	3
124		6	生物化学及检验技术	3
125		7	寄生虫检验技术 *	3
126		8	免疫学检验技术 *	3
127		9	微生物检验技术 *	3
128		10	临床检验	3
129		11	病理检验技术	1
130		12	输血技术	1
131		13	卫生学与卫生理化检验技术	1
132		14	医学遗传学	1
133		15	医学统计学	1
134		16	检验仪器使用与维修 *	1
135		17	医学检验技术综合实训	1
136	医学影像	1	解剖学基础 *	1
137	技术专业	2	生理学基础 *	1
138		3	病理学基础 *	1
139		4	影像断层解剖	1

续表

总序号	适用专业	分序号	教材名称	版次
140		5	医用电子技术 *	3
141		6	医学影像设备 *	3
142		7	医学影像技术 *	3
143		8	医学影像诊断基础 *	3
144		9	超声技术与诊断基础 *	3
145		10	X 线物理与防护 *	3
146		11	X 线摄影化学与暗室技术	3
147	口腔修复	1	口腔解剖与牙雕刻技术 *	2
148	工艺专业	2	口腔生理学基础 *	3
149		3	口腔组织及病理学基础 *	2
150		4	口腔疾病概要 *	3
151		5	口腔工艺材料应用 *	3
152		6	口腔工艺设备使用与养护 *	2
153		7	口腔医学美学基础 *	3
154		8	口腔固定修复工艺技术 *	3
155		9	可摘义齿修复工艺技术 *	3
156		10	口腔正畸工艺技术 *	3
157	药剂、制药	1	基础化学 **	1
158	技术专业	2	微生物基础 **	1
159		3	实用医学基础 **	1
160		4	药事法规 **	1
161		5	药物分析技术 **	1
162		6	药物制剂技术 **	1
163		7	药物化学 **	1
164		8	会计基础	1
165		9	临床医学概要	1
166		10	人体解剖生理学基础	1
167		11	天然药物学基础	1
168		12	天然药物化学基础	1
169		13	药品储存与养护技术	1
170		14	中医药基础	1
171		15	药店零售与服务技术	1
172		16	医药市场营销技术	1
173		17	药品调剂技术	1
174		18	医院药学概要	1
175		19	医药商品基础	1
176		20	药理学	1

** 为“十二五”职业教育国家规划教材

* 为“十二五”职业教育国家规划立项教材

前言

为适应中等卫生职业教育改革与发展需要，本教材以2014年教育部制定的《中等职业教学标准(试行)》为依据，在全国卫生职业教育教学指导委员会和教材建设委员会指导下，针对卫生职业教育专业基础课程的教学目标、人才培养方案编写而成。

《病原生物与免疫学基础》是中等卫生职业教育的一门重要专业基础课程。该课程包括医学微生物学、医学免疫学和人体寄生虫学三大基础医学学科。

本教材在编写中坚持"贴近学生、贴近岗位、贴近实际"，结合中等卫生职业教育专业基础课的特点，构建思想性、科学性、先进性、启发性、适用性的教材体系。编写过程中主要遵循：①突出专业和中等职业教育特点，紧紧围绕医药卫生的技能型人才为培养目标。②注重基本理论、基本知识、基本技能，按着"必需"、"够用"的原则取舍编写内容。③着眼学生的终身学习和可持续发展，打造人才成长的"立交桥"，力争实现中高职教育教学课程的有机衔接。

本教材具有以下特点：①遵循中职学生的认知规律，体现以学生为主体。每章开始设有学习目标，章末有小结。②注重为临床专业课打基础，培养学生分析问题、解决问题的能力，精编了考点和案例。③与职业资格考试接轨，精心选编了目标测试，其题型全部采用最新全国职业资格考试，同时利于学生学习过程的有效性评价。④为拓展学生视野、增强趣味性，适时插有最新内容的相关知识链接。⑤适当调整了实验内容，对实验方法做了改进，使之与临床实际一致，努力实现"教、学、做一体化"。⑥配有网络增值服务，利于教师和学生自学。

本教材主要适用于中等卫生职业教育各专业基础课教学，也可供临床检验和微生物检验工作者参考。

在编写中科学严谨、规范准确、深入浅出、图文并茂、化繁为简、通俗易懂。在教材编写过程中相关院校给予了大力支持，一并表示感谢！在编写过程中力求达到马修·迈尔斯和凯琳·路易斯所说的"当教师投入到新课程工作时，他们对课程充满了热情"，但由于编写时间紧，加之水平有限，书中肯定有不妥之处，恳请广大师生和读者批评、指正，以便改进。

张金来　王传生
2017年2月

目　录

第一章　微生物概述

学习目标

1. 具有将病原微生物与传染病等相关学科建立初步联系的能力。
2. 掌握微生物的概念及种类。
3. 熟悉微生物与人类的关系、病原微生物概念。
4. 了解微生物学发展简史。
5. 能初步运用病原微生物知识解释与之相关的临床现象。

一、微生物的概念及种类

微生物(microorganism)是存在于自然界的一大群体形微小、结构简单、肉眼不能直接看见,必须借助光学显微镜或电子显微镜放大数百倍、数千倍甚至数万倍才能观察到的微小生物。

考点提示

微生物的概念

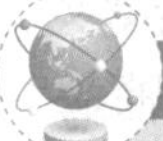

知识链接

微生物的发现者——列文虎克

首先观察到微生物的是荷兰人列文虎克(Leeuwenhock)。他曾是一名布商,又当过市政厅的守门人。他有一个业余爱好:喜欢研制镜片。他于1676年用自磨镜片创制了一架能放大266倍的原始显微镜,检查了污水、齿垢、粪便等,发现许多肉眼不能直接看见的微小生物,并正确地描述了微生物的形态有球形、杆状和螺旋样等,为微生物的存在提供了科学的依据。这是人类史上最伟大的发明之一。

微生物种类繁多,根据分化程度、化学组成可将其分为3大类。

1. 非细胞型微生物　是最小的一类微生物,没有完整的细胞结构,主要由衣壳(蛋白质)和核酸(DNA或RNA)组成,缺乏产生能量的酶系统,只能在活细胞内增殖。其种类有病毒(图1-1)。

考点提示

微生物的种类

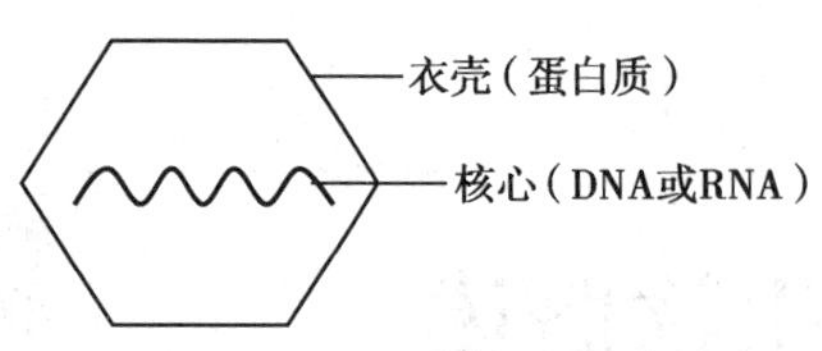

图 1-1　非细胞型微生物结构示意图

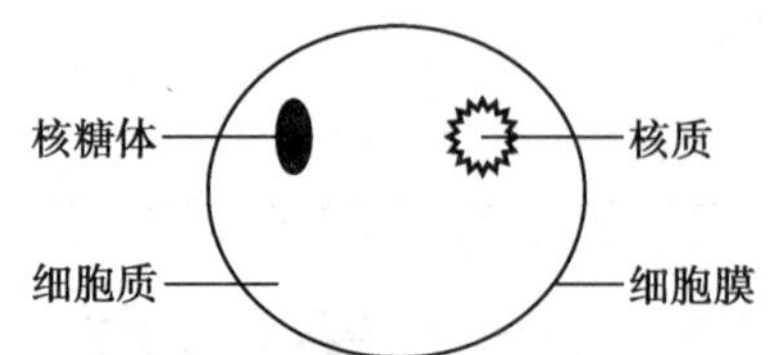

图 1-2　原核细胞型微生物结构示意图

2. 原核细胞型微生物　有细胞壁(或无)、细胞膜、细胞质,有原始核,核酸有 DNA 和 RNA,无核膜和核仁,细胞器不完善,只有核糖体,此型微生物种类最多,有细菌、支原体、立克次体、衣原体、螺旋体和放线菌等(图 1-2)。

3. 真核细胞型微生物　有细胞壁、细胞膜、细胞质,细胞核分化程度高,有核膜、核仁和染色体,核酸有 DNA 和 RNA,细胞器完善,包括核糖体、线粒体、高尔基体、内质网等。其种类有真菌(图 1-3)。

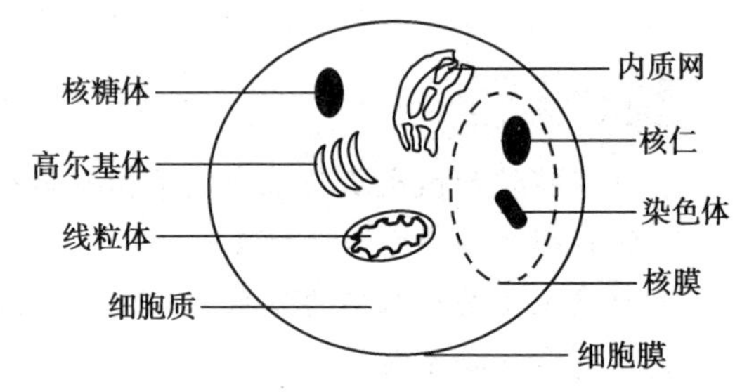

图 1-3　真核细胞型微生物结构示意图

二、微生物与人类的关系

微生物在自然界中的分布极为广泛。土壤、空气、水、人和动物的体表以及与外界相通的腔道中都有数量不等、种类不同的微生物存在。

绝大多数微生物对人和动植物是有益的,有些是必需的。它们参与自然界的物质循环,如土壤中的微生物能将死亡动植物的蛋白质转化为含氮的无机化合物,供植物生长需要,没有微生物,植物就不能进行代谢,人类和动物也将难以生存;在农业方面,广泛应用微生物制造菌肥、植物生长激素等,还利用微生物杀死害虫;在工业方面,微生物广泛应用于食品、皮革、纺织、石油、化工、冶金等行业;在医药工业方面,利用微生物制造抗生素、维生素和辅酶等;在环保工程中利用微生物降解有机磷、氰化物等;近年来,在基因工程技术中用微生物作为基因载体生产胰岛素、干扰素等生物制品;正常情况下,人体体表及与外界相通的腔道中也存在不同种类和数量的对人体无害的微生物群,称正常菌群。

少数微生物能引起人和动植物的疾病,这些具有致病性的微生物称为病原微生物(pathogenic microbes)。它们可引起人类的伤寒、痢疾、结核、破伤风、麻疹、脊髓灰质炎、肝炎和艾滋病等,禽的霍乱、禽流感和牛炭疽等,植物的小麦赤霉病、大豆病毒病等。其中使人患病的微生物又称为医学微生物。

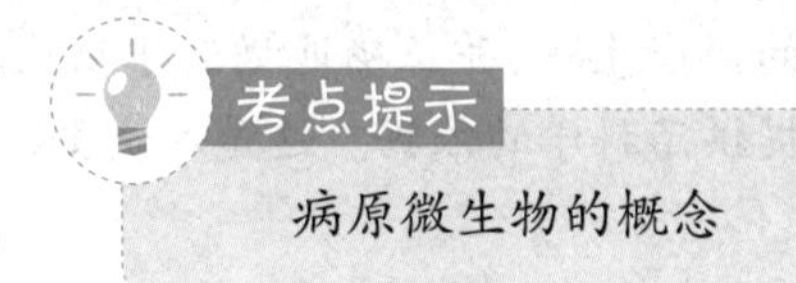

三、微生物学与医学微生物学

微生物学是研究微生物的形态结构、生理生化、遗传变异、进化、分类、生态等规律及其应用的一门学科。医学微生物学(medical microbiology)主要研究与医学有关的病原微生物的生物学特性、致病性与免疫性、微生物学检查方法及防治原则等,以控制和消灭感染性疾病和与之有关的免疫性疾病,达到保障和提高人类健康水平的目的。医学微生物学是基础

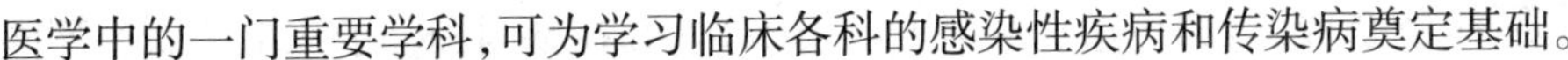

医学中的一门重要学科,可为学习临床各科的感染性疾病和传染病奠定基础。

四、微生物学发展简史

微生物学的发展过程大致分为4个阶段。

1. 史前阶段　在这个时期,实际上人们在生产与日常生活中积累了不少关于微生物作用的经验规律,并且应用这些规律创造财富,减少和消灭病害。民间早已广泛应用的酿酒、制醋、发面、腌制酸菜、泡菜、盐渍、蜜饯等。古埃及人也早已掌握制作面包和配制果酒技术。这些都是人类在食品工艺中控制和应用微生物活动规律的典型例子。积肥、沤粪、翻土压青、豆类作物与其他作物的间作轮作,是人类在农业生产实践中控制和应用微生物生命活动规律的生产技术。种痘预防天花是人类控制和应用微生物生命活动规律,在预防疾病与保护健康方面的宝贵实践。尽管这些还没有上升为微生物学理论,但都是控制和应用微生物生命活动规律的实践活动。

2. 形态学发展阶段　17世纪80年代,列文虎克用自己制造的,可放大266倍的显微镜观察牙垢、雨水、井水以及各种有机质的浸出液,发现到了许多可以活动的"活的小动物",并发表了这一"自然界的秘密"。这是首次对微生物形态和个体的观察与记载。随后,其他研究者凭借显微镜对于其他微生物类群进行的观察和记载,充实和扩大了人类对微生物类群形态的视野。

3. 生理学发展阶段　19世纪60年代初,法国的巴斯德(Pasteur)和德国的郭霍(Robert Koch)等一批杰出的科学家建立了一套独特的微生物研究方法,对微生物的生命活动及其对人类实践和自然界的作用进行了初步研究,同时还建立起许多微生物学分支学科,尤其是建立了解决当时实际问题的几门重要应用微生物学科,如医用细菌学、植物病理学、酿造学、土壤微生物学等。在这个时期,巴斯德研究了酒变酸的微生物原理,探索了蚕病、牛羊炭疽病、鸡霍乱和人狂犬病等传染病的病因、有机质腐败和酿酒失败的起因,建立了巴氏消毒法等一系列微生物学实验技术。郭霍在继巴斯德之后,改进了固体培养基的配方,发明了倾皿法进行纯种分离,建立了细菌细胞的染色技术,显微摄影技术和悬滴培养法,寻找并确证了炭疽病、结核病和霍乱病等一系列严重传染疾病的病原体等。这些成就奠定了微生物学成为一门科学的基础。在这一时期,英国学者布赫纳(Buchner)在1897年研究了磨碎酵母菌的发酵作用,把酵母菌的生命活动和酶化学相联系起来,推动了微生物生理学的发展。同时,其他学者如俄国学者伊万诺夫斯基(Ivanowski)首先发现了烟草花叶病毒,扩大了微生物的类群范围。

4. 分子生物学发展阶段　在上一时期的基础上,20世纪初至40年代末,微生物学开始进入了酶学和生物化学研究时期,许多酶、辅酶、抗生素以及许多反应的生物化学和生物遗传学都是在这一时期发现和创立的,并在40年代末形成了一门研究微生物基本生命活动规律的综合学科——普通微生物学。50年代初,随着电镜技术和其他高技术的出现,对微生物的研究进入到分子生物学的水平。1953年,沃森(J.D. Watson)和克里克(F. H. Crick)发现了细菌基因体脱氧核糖核酸长链的双螺旋构造。1961年,加古勃(F.Jacab)和莫诺德(J.Monod)提出了操纵子学说,指出了基因表达的调节机制及其局部变化与基因突变之间的关系,即阐明了遗传信息的传递与表达的关系。1977年,C. Weose等在分析原核生物16S rRNA和真核生物18S rRNA序列的基础上,提出了可将自然界的生命分为细菌、古菌和真核生物三域,揭示了各生物之间的系统发育关系,使微生物学进入到成熟时期。在这个成熟时期,从3大方面深入到分子水平来研究微生物的生命活动规律:①研究微生物大分子的结构和功能,即研究核酸、蛋白质、生物合成、信息传递、膜结构与功能等。②在基因和分子水平上研究不同生理类型微生物的各种代谢途径和调控、能量产生和转换，以及严格厌氧和其他极端条件下的代谢活动等。③在分子水平上研究微生物的形态构建和分化，病毒的装配以及微生物的进化、分类和鉴定等，在基因和分子水平上揭示微生物的系统发育关系。尤其是近年来，应用现代分子生物技术手段，将具有某种特殊功能的基因作出了组成序列图谱，以大肠埃希菌等细菌细胞为工具和对象进行了各种各样的基因转移、克隆等开拓性研究。在应用方面，开发菌种资源、发酵原料和代谢产物，利用代谢调控机制和固定化细胞、固定化酶发展发酵生产和提高发酵经济的效益，应用遗传工程组建具有特殊功能的工程菌，把研究微生物的各种方法和手段应用于动、植物和人类研究的某些领域。这些研究使微生物学研究进入到一个崭新的时期。

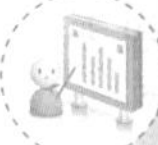

本章小结

微生物是一群肉眼不能直接看见的微小生物。微生物分为3型，即非细胞型、原核细胞型、真核细胞型，主要包括8类，即病毒、细菌、支原体、立克次体、衣原体、螺旋体、放线菌和真菌。引起人和动植物的疾病的微生物称为病原微生物。医学微生物学主要研究与医学有关的病原微生物的生物学特性、致病性与免疫性、微生物学检查方法及防治原则等。微生物学的发展过程大致分为史前阶段、形态学发展阶段、生理学发展阶段和分子生物学发展阶段4个阶段。

（王传生）

目标测试

一、选择题

A1/A2 型题

1. 非细胞型微生物的特点是
   A. 有细胞壁　B. 有 DNA 或 RNA　C. 能独立生存　D. 体积比较大　E. 有核糖体
2. 原核细胞型微生物与真核细胞型微生物的根本区别是
   A. 单细胞　B. 有细胞壁　C. 有细胞膜　D. 有核糖体　E. 仅有原始核结构，无核膜和核仁
3. 属于非细胞型微生物的是
   A. 真菌　B. 细菌　C. 放线菌　D. 病毒　E. 螺旋体
4. 属于真核细胞型微生物的是
   A. 螺旋体　B. 细菌　C. 放线菌　D. 真菌　E. 病毒
5. 完整的病原微生物概念是指
   A. 微生物　B. 病毒　C. 细菌　D. 真菌　E. 能够给人、动植物造成危害的微生物

B1 型题

(6~8 题共用备选答案)

A. 病毒　　B. 细菌　　C. 支原体
D. 螺旋体　　E. 真菌

6. 只含有一种核酸的微生物是
7. 具有完整细胞核的微生物是
8. 没有细胞壁的原核细胞型微生物是

二、简答题

1. 简述三型微生物的结构区别。
2. 简述微生物的种类。

第二章 细菌概述

学习目标

1. 建立无菌观念，严格无菌操作；具有正确应用常用消毒灭菌法的能力。
2. 掌握细菌的结构、生长繁殖、致病性及正常菌群、灭菌、消毒等基本概念。
3. 熟悉细菌的形态、培养、分布、感染方式与类型及细菌的合成代谢产物。
4. 了解细菌培养基的制备、接种、在培养基上的生长及变异现象；能判断药敏试验的结果，了解其临床意义及医院感染的预防。
5. 学会细菌涂片、革兰染色法操作及结果判断；学会显微镜油镜的使用与保养。

第一节 细菌的形态与结构

一、细菌的大小与形态

(一) 细菌的大小

考点提示

细菌的测量单位

细菌(bacterium)个体微小，需用显微镜放大数百倍至上千倍才能看到。通常以微米(μm，1μm=1/1000mm)作为测量单位。不同种类的细菌大小不一，同种细菌也因菌龄不同和环境的影响而有差异。多数球菌的直径约为1μm，中等大小的杆菌长2~3μm，宽0.3~0.5μm。

(二) 细菌的形态

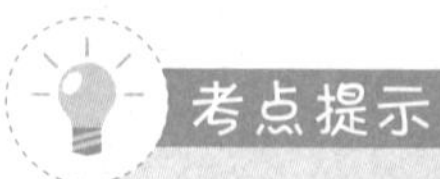

考点提示

细菌的基本形态

细菌的基本形态有球形、杆形和螺形3种。根据其基本形态可将细菌分为球菌、杆菌和螺形菌3大类(图2-1)。

1. 球菌 菌体呈球形或近似球形。根据细菌繁殖时细胞分裂平面和分裂后排列方式的不同可分为：

(1) 双球菌：细菌在一个平面上分裂，分裂后两个菌体成双排列，如脑膜炎奈瑟菌、肺炎链球菌。

(2) 链球菌：细菌在一个平面上分裂，分裂后多个菌体相连排列成链状，如溶血性链球菌。

(3) 葡萄球菌：细菌在多个不规则的平面上分裂，分裂后菌体无规则地堆积呈葡萄串状，

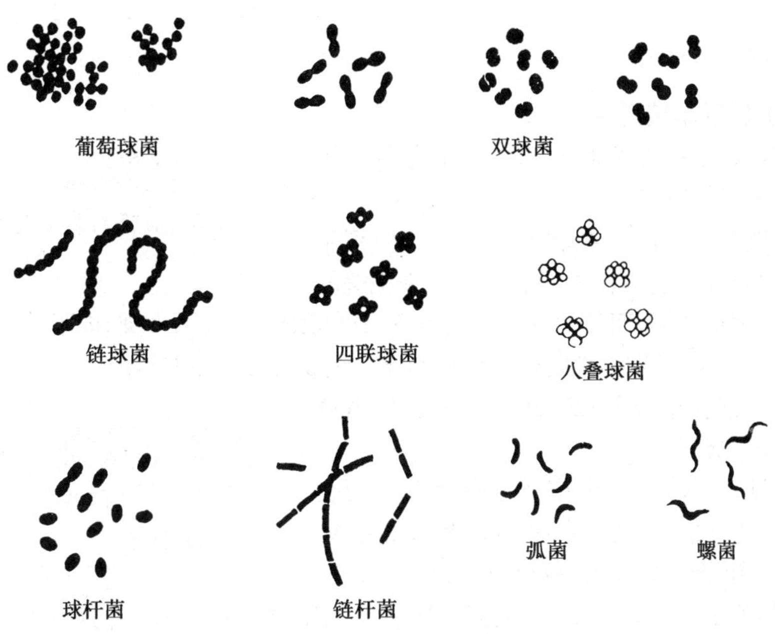

图 2-1 细菌的基本形态

如金黄色葡萄球菌。

此外，还有在 2 个相互垂直的平面上分裂为 4 个菌体，排列呈正方形的四联球菌；在 3 个相互垂直的平面上分裂为 8 个菌体，排列呈正方体的八叠球菌。

2. 杆菌　杆菌形态多数呈直杆状，也有的菌体微弯。杆菌种类很多，其大小、长短、粗细均有差异。根据菌体两端形状和排列方式，可分为球杆菌、棒状杆菌、分枝杆菌和链杆菌等。

3. 螺形菌　菌体弯曲，可分为两类：

(1) 弧菌：菌体只有一个弯曲，呈弧形或逗点状，如霍乱弧菌。

(2) 螺形菌：菌体有数个弯曲，如鼠咬热螺菌。有的菌体细长弯曲呈弧形或螺旋形，称为螺杆菌，如幽门螺杆菌。

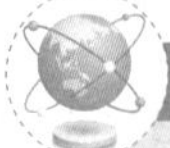

知识链接

细菌现形记

自从列文虎克发明显微镜后，细菌的球形、杆形、螺形身躯便暴露无遗。但要真正了解它的"庐山"面目，我们还得给它披红挂绿——染色。细菌形态检查可通过不染色和染色两种方法实现，不染色法主要看细菌的动力；染色法有单染色法（用一种染料染色）和复染色法（两种或两种以上染料染色）两种，我们可以投其所好，让细菌穿上不同颜色的外衣，帮助我们去识别它。最常用的染色方法要数革兰染色法了，染色后可将细菌分为两大阵营：披紫袍者为革兰阳性菌，穿红袄者为革兰阴性菌。我们也可给荚膜、鞭毛、芽胞加染色彩，让细菌分外妖娆地现形在显微镜下。

二、细菌的结构

(一) 细菌的基本结构

基本结构指所有细菌都具有的结构，包括细胞壁、细胞膜、细胞质和核质。

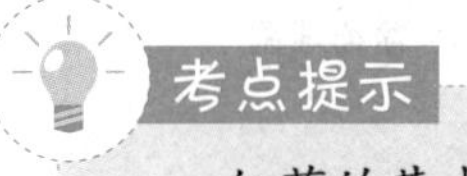

细菌的基本结构

1. 细胞壁（cell wall） 细胞壁是位于细菌细胞膜外的一层坚韧而富有弹性的膜状结构。细胞壁的化学组成比较复杂，并因菌种而异。革兰染色法可将细菌分为两大类，即革兰阳性菌(G^+)和革兰阴性菌(G^-)。两类细菌细胞壁的结构和化学组成具有明显差异。

(1) G^+ 菌：细胞壁较厚(20~80nm)，主要是由肽聚糖和磷壁酸构成。

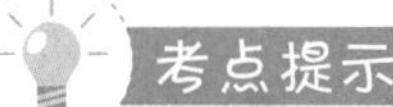

革兰阳性菌与革兰阴性菌的区别

1) 肽聚糖：又称黏肽，是 G^+ 菌细胞壁的主要化学成分，由 N- 乙酰葡萄糖胺(G)和 N- 乙酰胞壁酸(M)两种单糖通过化学键交替间隔链接形成聚糖骨架，再与四肽侧链和五肽交联桥连接，从而形成坚韧、牢固的三维立体结构(图 2-2)。G^+ 菌细胞壁中肽聚糖层数多，为 15~50 层，含量高，占细胞壁干重的 50%~80%。凡是能破坏肽聚糖结构或抑制其合成的物质，均可损伤细胞壁而使细菌变形或裂解。如青霉素、溶菌酶能干扰肽聚糖的合成，故对 G^+ 菌有杀灭作用。

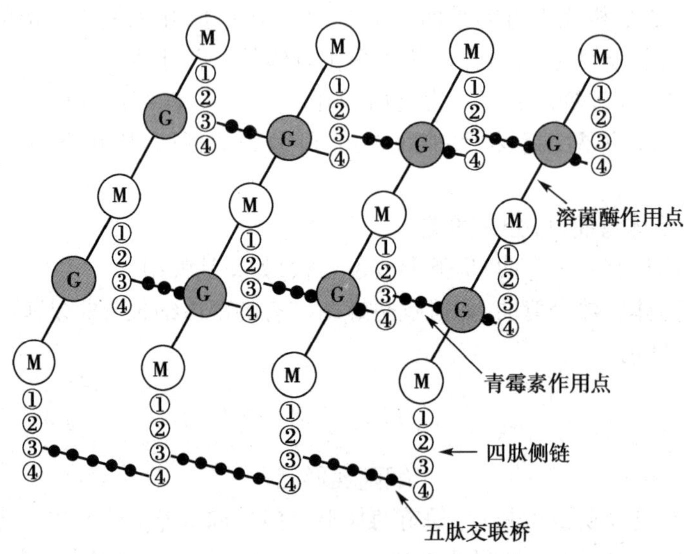

图 2-2 金黄色葡萄球菌细胞壁肽聚糖结构模式图

2) 磷壁酸：是 G^+ 菌特有的化学成分，位于细胞壁最外层，是其重要表面抗原，某些细菌的磷壁酸具有黏附作用，与致病性有关(图 2-3)。

(2) G^- 菌：细胞壁较薄(10~15nm)，但结构复杂，由肽聚糖和其特殊组分的外膜构成。

1) 肽聚糖：G^- 菌细胞壁的肽聚糖含量少，只有 1~2 层，占细胞壁干重的 10%~20%。其结构与 G^+ 菌不同，仅由聚糖骨架和四肽侧链构成，无五肽交联桥，为疏松的二维平面结构(图 2-4)。

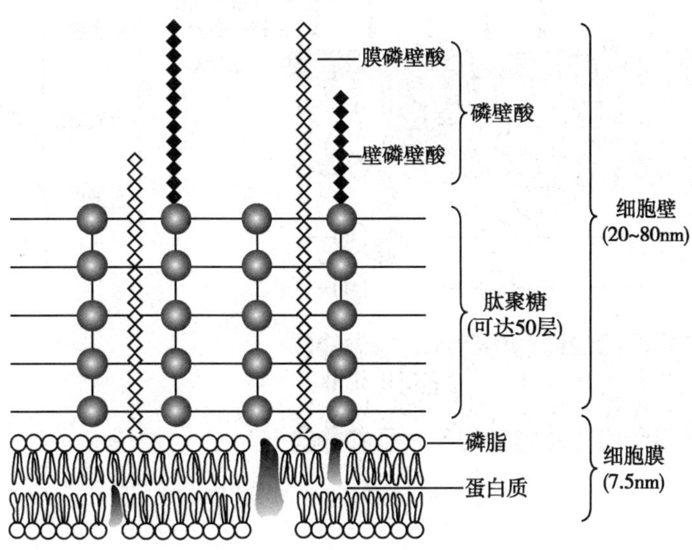

图 2-3 G⁺ 菌细胞壁结构示意图

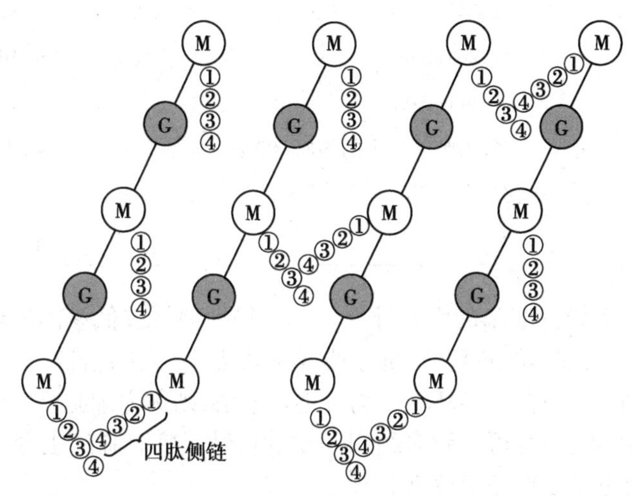

图 2-4 大肠埃希菌细胞壁肽聚糖结构模式图

2）外膜：是 G^- 菌细胞壁的主要结构，位于肽聚糖层外。占细胞壁干重的 80%，由内向外依次为脂蛋白、脂质双层、脂多糖 3 层结构（图 2-5）。其中脂多糖为 G^- 菌的内毒素成分，与细菌的致病性有关。由于 G^- 菌细胞壁含肽聚糖少，且有外膜多层结构的保护作用，因此，对青霉素、溶菌酶不敏感。

由于 G^+ 菌和 G^- 菌的细胞壁结构不同（表 2-1），导致两类细菌在染色性、免疫原性、致病性以及对药物的敏感性等方面均有很大差异。

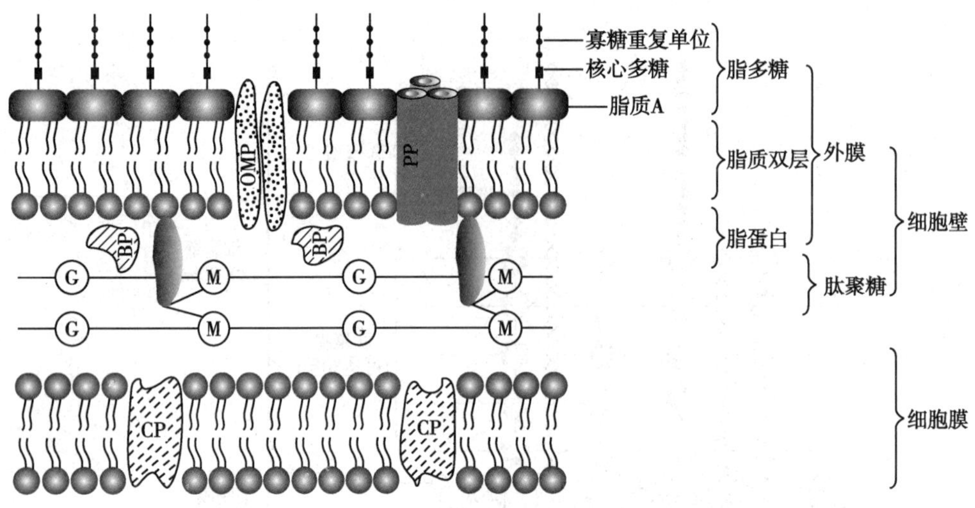

图 2-5 G⁻ 菌细胞壁结构示意图

表 2-1 G^+ 菌和 G^- 菌的细胞壁比较

细胞壁	G^+ 菌	G^- 菌
强度	较坚韧	较疏松
厚度	厚，20~80nm	薄，10~15nm
肽聚糖层数	多，可达 50 层	少，1~2 层
肽聚糖含量	多，占胞壁干重的 50%~80%	少，占 10%~20%
磷壁酸	有	无
外膜	无	有

细胞壁的功能：①维持细菌的固有外形。②保护细菌抵抗低渗的外环境。③参与细胞内外的物质交换。④与细菌的致病性、抗原性、药物敏感性及染色性有关。

如果细胞壁受损，细菌在高渗环境中仍可生长繁殖，则称为细胞壁缺陷型细菌或 L 型细菌。L 型细菌具有致病能力，可导致多组织间质性慢性炎症。临床上遇有症状明显而标本常规培养阴性者，应考虑 L 型细菌感染。

案例

李某，男，40 岁，因反复发热 4 个月入院。查体：体温 39℃，皮肤有出血点，心率 108 次 / 分。化验检查：白细胞计数 $13\times10^9/L$，中性粒细胞 0.85。初步诊断为败血症，但多次血常规细菌培养均为阴性，抗生素治疗效果不佳。后怀疑是被 L 型细菌感染，改用高渗、低琼脂、含血清的培养基进行培养，分离出金黄色葡萄球菌。根据药敏试验选用头孢曲松钠治疗，9 天后体温降至正常，痊愈后出院。

问题：1. L 型细菌为何能在高渗环境中生长？

2. 抗生素治疗效果不佳是何原因造成的？

2. 细胞膜　细胞膜是位于细胞壁内侧、紧紧包裹在细胞质外面的一层柔软并富有弹性的半渗透性生物膜。主要化学成分为脂类、蛋白质及少量多糖。基本结构与其他生物细胞膜基本相同,由脂质双层构成,其内镶嵌着具有特殊作用的酶和载体蛋白。膜内不含胆固醇是与真核细胞的区别点。

细胞膜的主要功能有:①参与菌体内外物质交换。②参与细胞的呼吸过程。③是细菌生物合成的重要场所。④形成的中介体与细菌的分裂有关。

3. 细胞质 细胞质是由细胞膜包裹,为无色透明的胶状物。基本成分是水、无机盐、蛋白质、脂类、核酸及少量的糖。其内含有多种酶系统,是细菌新陈代谢的主要场所。此外细胞质中还含有许多重要结构。

(1) 核糖体:又称核蛋白体。是游离于细胞质中的微小颗粒,数量可达数万个,由RNA和蛋白质组成,是细菌合成蛋白质的场所。有些抗生素如红霉素、链霉素,能分别与细菌核糖体的大、小亚基结合,干扰蛋白质合成而导致细菌死亡,但该类抗生素对人类及真核细胞的核糖体无影响。

(2) 质粒(plasmid):是细菌染色体外的遗传物质,为环状闭合的双股DNA分子。其主要特性有:①携带遗传信息,控制特定的遗传性状。②能自我复制,并随细菌的繁殖传给子代。③可通过接合或转导等方式在细菌间传递。医学上重要的质粒有F质粒(致育性质粒)、R质粒(耐药性质粒)等,分别决定细菌性菌毛生成、耐药性形成等。

(3) 胞质颗粒:细菌细胞质中含有多种颗粒,多数为细菌营养贮存物质,包括多糖、脂类、多磷酸盐等。较常见的是异染颗粒,主要成分是RNA与多偏磷酸盐,嗜碱性强,经染色后颜色明显不同于菌体的其他部位,故称异染颗粒。常见于白喉棒状杆菌,可帮助鉴别细菌。

4. 核质 是细菌的遗传物质。由于细菌是原核细胞,无核膜和核仁,故称核质或拟核。其化学结构是由一条双股环状的DNA分子反复盘绕卷曲折叠而成,与细胞质界限不明显,多位于菌体中央。核质具有细胞核的功能,是细菌遗传变异的物质基础。

(二) 细菌的特殊结构

细菌的特殊结构是指某些细菌特有的结构,包括荚膜、鞭毛、菌毛和芽胞等。

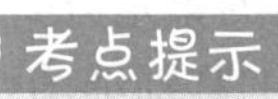

细菌的特殊结构及其意义

1. 荚膜(capsule) 荚膜是某些细菌分泌并包绕在细胞壁外的一层较厚的黏液性物质。用一般染色法荚膜不易着色,在普通光学显微镜下只能看到菌体周围有一层透明圈(图2-6),用特殊的荚膜染色法可将荚膜染成与菌体不同的颜色。荚膜的化学成分因菌种而异,多数为多糖,少数为多肽,个别的是透明质酸。荚膜形成与环境条件密切相关,一般在动物体内或营养丰富的环境中容易形成。

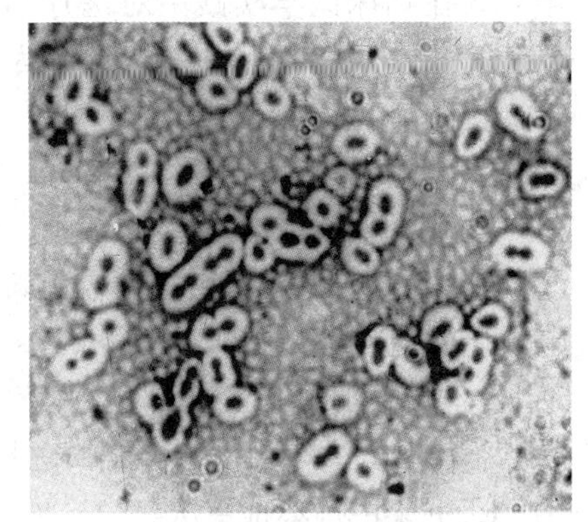

图2-6 细菌的荚膜

荚膜的意义:①抗吞噬作用:具有抵抗吞噬细胞的吞噬、消化作用,增强细菌的侵袭力,与细菌致病性有关。②抗杀菌物质的损伤作用:荚膜包绕在细菌细胞壁之外,可保护细菌免受溶菌酶、补体、抗体及抗菌药物等对其损伤。③具有免疫原性:荚膜多糖、多肽等具有免疫原性,可作为细菌鉴别和分型的依据。④黏附作用:荚膜彼此粘连,也可黏附定植于组织细胞或医疗器物中,是引起感染的重要因素。

2. 鞭毛（flagellum） 鞭毛是某些细菌菌体上附着的细而长呈波状弯曲的丝状物。经特殊的鞭毛染色后普通光学显微镜下可见。按鞭毛的数目和部位，可将有鞭毛的细菌分4类（图2-7）：①单毛菌。②双毛菌。③丛毛菌。④周毛菌。

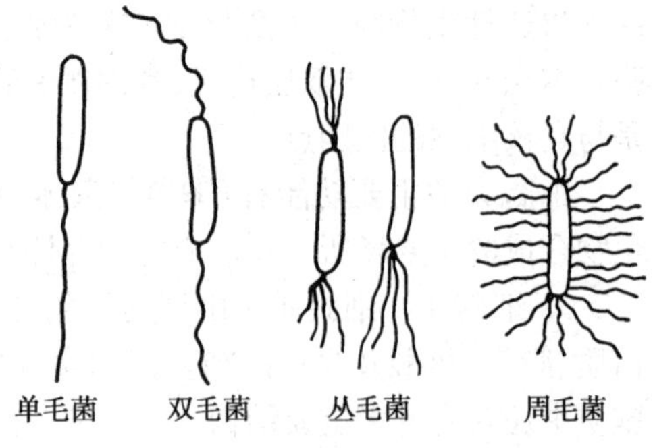

图2-7 细菌鞭毛的类型

鞭毛的意义：①运动：鞭毛是细菌的运动器官，有鞭毛的细菌能运动，无鞭毛的细菌不能运动。②具有免疫原性：鞭毛的化学成分主要是蛋白质，具有免疫原性，通常称为H抗原，可用于细菌的鉴别。③与致病性有关：如霍乱弧菌、空肠弯曲菌等借助鞭毛的运动穿透小肠黏膜表面的黏液层，使菌体黏附于肠黏膜上皮细胞而导致病变。

3. 菌毛（pilus） 菌毛为存在于许多G^-菌和少数G^+菌菌体表面的比鞭毛细而短直的丝状物。只能在电子显微镜下观察到，与细菌的运动无关。按其功能分为两类：①普通菌毛：遍布于菌体表面，短而直，每个细菌可有数百根。普通菌毛具有黏附作用，可黏附于呼吸道、消化道、泌尿生殖道黏膜上皮细胞表面，故普通菌毛与细菌的致病性有关。②性菌毛：数量少，只有1~4根，比普通菌毛长而粗，为中空管状，仅见于少数G^-菌。通常把有性菌毛的细菌称为雄性菌（F^+菌），无性菌毛的细菌称为雌性菌（F^-菌），性菌毛可在细菌间传递遗传物质（质粒），如细菌的耐药性质粒可通过此方式传递。

4. 芽胞（spore） 芽胞是某些细菌在一定环境条件下，细胞质脱水浓缩在菌体内形成的一个圆形或椭圆形小体。芽胞折光性强、壁厚、通透性低，需经特殊染色后在普通光学显微镜下才能观察到。芽胞是细菌抵抗不良环境形成的休眠状态，当环境条件适宜时，芽胞发芽发育成菌体（繁殖体）。一个细菌只能形成一个芽胞，一个芽胞发芽也只能形成一个繁殖体，所以芽胞不是细菌的繁殖方式。

芽胞的意义：①鉴别细菌：芽胞的大小、形状和在菌体中的位置随菌种而异，可用于鉴别细菌（图2-8）。②抵抗力强：芽胞对高温、干燥、化学消毒剂和辐射等理化因素具有很强的抵抗力。如某些细菌的芽胞可耐煮沸数小时，炭疽芽胞杆菌的芽胞可在自然界中保持传染性20~30年。③在临床医学实践中对医疗器械、敷料、培养基等进行灭菌时，应以杀灭芽胞为灭菌标准。

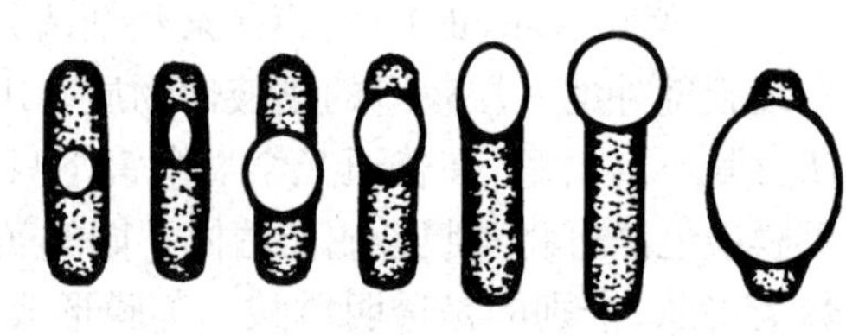

图2-8 细菌芽胞的形态、大小和位置

三、细菌的形态检查法

（一）不染色标本检查法

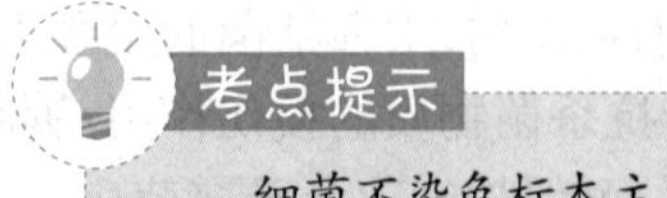
考点提示

细菌不染色标本主要观察

细菌标本不经染色，直接放在普通光学显微镜、电子显微镜或暗视野显微镜下观察。细菌是无色半透明、体积微小的原核生物，适用于观察不同情况下的形态、结构、大小及动力。不染色检查法包括压滴法和悬滴法。

（二）染色标本检查法

细菌的等电点在pH 2~5，在近于中性（pH7.2~7.6）的环境中细菌多带负电荷，易与带正电荷的碱性染料结合，故多用碱性染料染色，如亚甲蓝、碱性复红和结晶紫等。

常用的细菌染色法有两种：

1. 单染法　只用一种染料染色，如亚甲蓝，可观察细菌的大小、形态和排列，但不能鉴别细菌。

2. 复染法　用两种或两种以上的染料染色，可将细菌染成不同颜色，除可观察细菌形态外，还能鉴别细菌，故也称鉴别染色法。最常用、最重要的有革兰染色法和抗酸染色法两种。

考点提示

革兰染色方法及临床意义

(1) 革兰染色法：待标本固定后，①先用结晶紫初染，再加碘液媒染，使之形成结晶紫 - 碘复合物。②用 95% 乙醇脱色，有些细菌被脱色，有些细菌不脱色。③最后用稀释苯酚复红或沙黄复染。④观察结果：将染色完毕的标本片镜检，一类是不被乙醇脱色仍保留紫色者为革兰阳性菌(G^+)，另一类是被乙醇脱色后，复染成红色者为革兰阴性菌(G^-)。

革兰染色法的临床意义：①鉴别细菌，通过染色可将所有的细菌分成两大类，即革兰阳性菌和革兰阴性菌。②选择抗菌药物，大多数革兰阳性菌对青霉素、红霉素和头孢霉素等敏感，而革兰阴性菌对链霉素和卡那霉素等敏感。③与细菌致病性有关，大多数革兰阳性菌以外毒素致病，而革兰阴性菌则以内毒素为主要致病物质。革兰染色法的原理尚未完全阐明，但与细胞壁结构密切相关。

(2) 抗酸染色法：可鉴别抗酸性杆菌和非抗酸性杆菌。方法是将固定的标本先经苯酚复红加温染色，再用盐酸乙醇脱色，最后用亚甲蓝复染。结果是结核分枝杆菌和麻风分枝杆菌等抗酸性杆菌被染成红色，其他杆菌经脱色被复染成蓝色，为非抗酸性杆菌。

(3) 特殊染色法：细菌结构(如荚膜、芽胞、鞭毛以及细胞壁、异染颗粒等)的染色，用上述染色法不易着色，必须用特殊染色法才能着色。

第二节　细菌的生长繁殖与变异

细菌与其他生物一样，能从外界环境中摄取营养物质、获得能量、合成自身组成成分，进行新陈代谢和生长繁殖。细菌的生长繁殖与环境条件密切相关，条件适宜时，细菌的生长繁殖及代谢旺盛，改变条件，可使细菌生长受到抑制甚至发生变异或死亡。

一、细菌的生长繁殖

(一) 细菌生长繁殖的条件

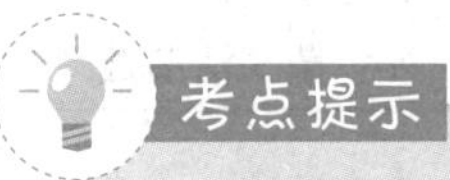

细菌生长繁殖的条件

1. 营养物质　一般细菌所需营养物质有水分、无机盐类、含碳化合物、含氮化合物等。有些细菌还需要生长因子等特殊物质。生长因子是某些细菌生长所必需而自身又不能合成的有机化合物，主要是 B 族维生素、氨基酸、嘌呤和嘧啶等。

2. 酸碱度　大多数病原菌最适的酸碱度为 pH 7.2~7.6。个别细菌如霍乱弧菌在 pH 8.4~9.2 的碱性条件下生长最好，而结核分枝杆菌则在 pH 6.5~6.8 的条件下最适宜其生长。

3. 温度　大多数病原菌生长最适温度为 37℃，与人体正常体温相同。

4. 气体 细菌生长繁殖需要的气体主要是氧和二氧化碳。根据细菌对氧的需求不同，可将细菌分为4类：①专性需氧菌：必须在有氧的环境中才能生长，如结核分枝杆菌。②专性厌氧菌：只能在无氧状态下生长，如破伤风芽胞梭菌。③兼性厌氧菌：在有氧或无氧环境中均能生长，但在有氧时生长较好，大多数病原菌属此类，如葡萄球菌。④微需氧菌：在低氧压（5%~6%）状态下生长最好，氧压大于10%，对其有抑制作用，如空肠弯曲菌、幽门螺杆菌。一般细菌在代谢过程中自身产生的二氧化碳即可满足需要。某些细菌如脑膜炎奈瑟菌、淋病奈瑟菌在初次分离培养时，必须供给5%~10%的二氧化碳才能生长。

（二）细菌的繁殖方式与速度

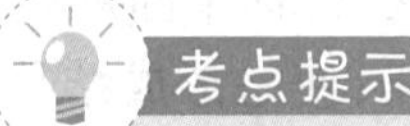

细菌生长繁殖的方式、速度及生长规律

1. 细菌的生长方式 细菌一般以二分裂方式进行无性繁殖。球菌沿一个或多个平面分裂，杆菌一般沿横轴进行分裂，个别细菌如结核分枝杆菌则偶有分枝繁殖现象。

2. 细菌的繁殖速度 在适宜条件下，细菌繁殖的速度很快。大多数细菌20~30分钟繁殖一代，少数细菌繁殖速度较慢，如结核分枝杆菌需18~20小时繁殖一代。一般细菌培养8~18小时生长最旺盛，大小、形态、生理特性等都比较典型。

3. 细菌繁殖的规律 细菌繁殖速度虽然很快，但实际上由于细菌大量堆积，营养物质的不断消耗，代谢产物的逐渐聚积，细菌繁殖速度会逐渐减慢以至终止。将一定量的细菌接种于适宜的培养基中进行培养，以培养时间为横坐标，以培养物中活菌数的对数为纵坐标，可得出一条能反映细菌繁殖规律的曲线，称为生长曲线（图2-9）。细菌的生长过程可分为迟缓期、对数生长期、稳定期和衰亡期4期（表2-2）。

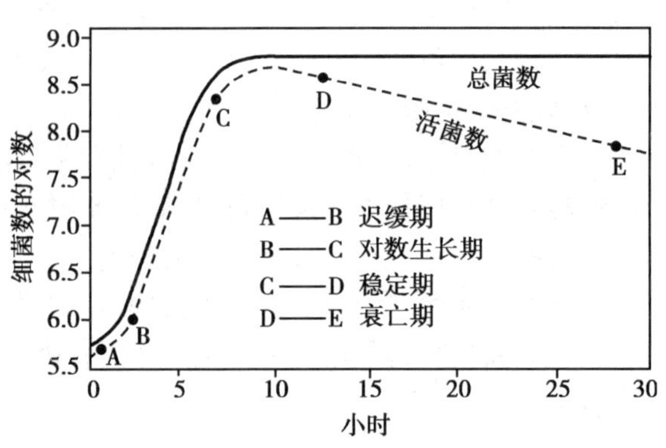

图2-9 细菌生长曲线

表2-2 细菌生长曲线4个时期的特点

分期	细菌数	特点
迟缓期	基本不变	适应阶段，代谢活跃，产生酶、辅酶及必要的中间产物
对数生长期	呈几何级数增长	生物学特性典型，适合细菌研究
稳定期	新增菌≈死亡菌	典型生物学性状改变，代谢产物堆积，可形成芽胞
衰亡期	死亡菌>活菌数	生理代谢停滞，菌体形态衰变或畸形，难以辨认

（三）细菌的人工培养

培养基概念、细菌在人工培养中的生长现象及意义

1. 培养基（culture medium） 用人工方法配制的适合于细菌生长繁殖的营养基质，称为培养基。培养基的种类很多，按理化性状可分液体、半固体、固体培养基；按用途可分基础培养基、营养培养基、选择培养基、鉴别培养基和厌氧培养基等。

2. 细菌在培养基中的生长现象 将细菌接种到培养基中，一般经37℃培养18~24小时后，即可观察生长现象。不同细菌在不同培养基中的生长现象不同。

(1) 液体培养基中的生长现象：多数细菌在液体培养基中生长繁殖后呈均匀混浊状态；少数链状细菌则呈沉淀生长；枯草芽胞杆菌、结核分枝杆菌等需氧菌在液体表面常形成菌膜，呈膜状生长。在临床护理实践中，应注意观察注射用制剂的性状变化，严禁将细菌污染的制剂注入机体。

(2) 固体培养基中的生长现象：细菌在固体培养基上可形成菌落(colony)。单个细菌在固体培养基上生长繁殖形成的肉眼可见的细菌集团称为菌落。一个菌落一般是由一个细菌繁殖形成，故可将含有多种杂菌的标本通过划线接种在固体培养基的表面，以分离纯种。不同细菌形成的菌落大小、形状、颜色、透明度、湿润度及在血平板上的溶血情况等都有所不同，故菌落的特征可作为鉴别细菌的重要依据。当细菌生长密集时，多个菌落融合在一起，称为菌苔(mossy)。

(3) 半固体培养基中的生长现象：将细菌穿刺接种于半固体培养基中，检查细菌动力。有鞭毛的细菌可沿穿刺线向周围扩散呈羽毛状或云雾状生长；无鞭毛的细菌只沿穿刺线生长。

3. 人工培养细菌的意义 细菌培养对疾病诊断、预防、治疗和科学研究等诸多方面都具有重要作用。

(1) 传染性疾病的诊断与治疗：采集病人标本，分离培养作出病原学诊断，并对其进行药物敏感试验来选择有效的抗生素进行治疗。

(2) 生物制品的制备：利用分离培养出来的细菌纯种，制成诊断菌液、疫苗、类毒素、抗毒素等生物制品，用于传染性疾病的诊断、预防和治疗。

(3) 细菌的鉴定与研究：鉴定细菌以及研究细菌的生物学性状、致病性、免疫性和耐药性等，都需要人工培养细菌。

(4) 基因工程的应用：因细菌具有繁殖快、易培养的特点，故大多数基因工程的实验和生产，首选在细菌中进行。如应用基因工程技术已成功地制备出胰岛素、干扰素及乙肝疫苗等。

二、细菌的代谢产物

细菌的生长繁殖实际上是进行物质的分解与合成的新陈代谢过程。两种代谢过程中均可生成多种产物，其中有些在医学上具有重要意义。

(一) 合成代谢产物及其意义

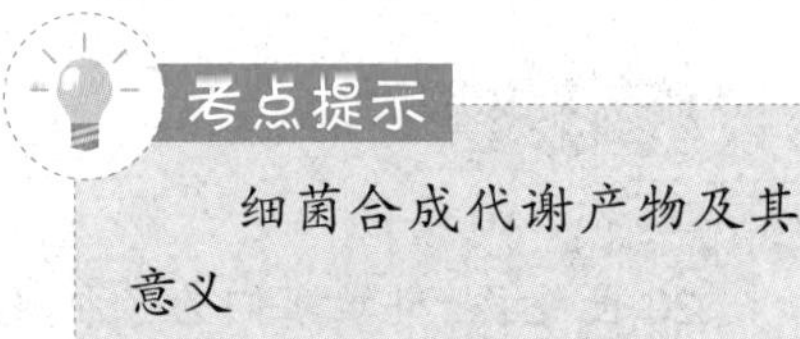

1. 热原质(pyrogen) 又称致热原。是许多G^-菌和少数G^+菌在代谢过程中合成的一种多糖，注入人体或动物体内能引起发热反应的物质。G^-菌的热原质是其细胞壁中的脂多糖。热原质耐高温，高压蒸汽灭菌(121.3℃，20分钟)不被破坏，玻璃器皿需经250℃ 45分钟高温干烤才能破坏。液体中的热原质可用吸附剂或特殊石棉滤板过滤除去，蒸馏是除去热原质最好的方法。在临床实践中，制备和使用生物制品、注射液、抗生素等过程中应严格无菌操作，防止细菌污染，以保证无热原质存在。

2. 毒素和侵袭性酶 毒素是病原菌在代谢过程中合成的对机体有毒性的物质，包括外毒素和内毒素。侵袭性酶是某些病原菌在代谢过程中产生的具有损伤机体组织，促使细菌侵袭和扩散的致病性物质。如金黄色葡萄球菌产生的血浆凝固酶等。

3. 维生素　某些细菌能合成一些维生素，除供自身需要外，还能分泌到周围环境中。如人体肠道内的大肠埃希菌能合成B族维生素和维生素K等，可供人体吸收利用。

4. 抗生素　某些微生物在代谢过程中产生的一类能抑制或杀死其他微生物和肿瘤细胞的物质，称抗生素。抗生素多数由放线菌或真菌产生，如链霉素、青霉素等；少数由细菌产生，如多黏菌素、杆菌肽等。目前抗生素已广泛用于临床治疗细菌感染性疾病和肿瘤。

5. 细菌素(bacteriocin)　是某些细菌产生的仅对其近缘菌株有抗菌作用的蛋白质。由于细菌素的抗菌作用范围窄且具有型的特异性，故多用于细菌的分型鉴定和流行病学调查。

6. 色素　有些细菌代谢过程中能合成色素，不同细菌可产生不同色素，对细菌鉴别有一定意义。细菌色素分两类：①脂溶性色素，不溶于水，只存在于菌体，不扩散至含水的培养基中，如金黄色葡萄球菌产生的金黄色色素。②水溶性色素，能扩散到培养基或周围环境中，如铜绿假单胞菌产生的绿色色素，使培养基、脓汁呈绿色。在临床工作中，若发现手术切口、烧伤组织创面等出现绿色的渗出物，应考虑有铜绿假单胞菌感染的可能。

(二) 分解代谢产物及其意义

不同细菌所含酶类不同，故分解糖和蛋白质的能力也不同，如大肠埃希菌具有乳糖分解酶，分解乳糖产酸产气，而伤寒沙门菌不能分解乳糖；大肠埃希菌含有色氨酸酶，能分解色氨酸产生靛基质(吲哚)，当加入对二甲基氨基苯甲醛试剂后可形成玫瑰靛基质呈红色，为靛基质试验阳性，而产气肠杆菌无色氨酸酶，靛基质试验为阴性。因此，可利用细菌的这些特性来鉴别细菌。

三、细菌的遗传与变异

遗传与变异是所有生物的共同生命特征。在一定的环境条件下，细菌的生物学性状保持相对稳定，且代代相传，称之为遗传；子代与亲代之间或子代与子代之间的差异性，称为变异。遗传使细菌的种属性状保持稳定；而变异可使细菌产生变种和新种，利于物种的进化。

(一) 常见的细菌变异现象

1. 形态结构的变异　细菌在生长过程中受外环境等因素的影响，其形态与结构可发生改变。如鼠疫耶尔森菌在含3%~6%氯化钠的培养基中，其形态可由球杆状变为球状、哑铃状、棒状等多种形态；肺炎链球菌在人工培养基上反复传代可失去荚膜。

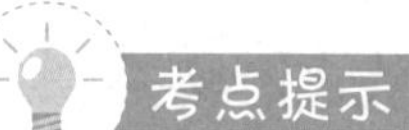

细菌毒力变异的意义和耐药性变异

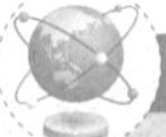

卡介苗的由来

20世纪初，科学家们为了征服可恶的结核病伤透了脑筋，法国的细菌学家卡尔美和介林就是其中两位。他们为研制征服结核病的疫苗，经历了一次次失败。一天，卡尔美和介林路过一个农场，看到地里玉米穗小叶黄，便问场主："玉米是缺肥吗？""不，先生们，这种玉米引种到这里已经十几代了，有些退化了。哎，一代不如一代啦。"场主苦笑着回答。退化！一代不如一代？卡尔美和介林立即从玉米种子的退化想到：如果把毒性很强的结核病菌一代接一代定向培育下去，它们的毒性是否也会退化？若将毒性退化了的结核病菌制成疫苗,接种到人体不就可以预防结核病了吗? 想到这里,俩人兴奋不已。匆匆回到自己的实验室,开始了结核病菌的定向培育实验,这实验一做就是漫长的13年! 经过230次的传代,终于获得了减毒的结核病菌并制成疫苗。肆虐人类的结核病终于被驯服了! 为了纪念这两位科学家,人们把预防结核病的疫苗叫做"卡介苗"。

2. 毒力变异 细菌的毒力变异包括毒力的增强和减弱。如将有毒的牛型结核分枝杆菌接种在含有胆汁、甘油、马铃薯的培养基上,经过二百多次传代,获得了毒力高度减弱但免疫原性仍然保留的变异株(减毒株),即卡介苗(BCG),用于预防结核病。

3. 耐药性变异 细菌对某种抗菌药物由敏感变成耐药的变异,称为耐药性变异。如青霉素自20世纪40年代问世时对金黄色葡萄球菌的治疗效果显著,耐药菌株很少,但目前金黄色葡萄球菌对青霉素的耐药性菌株高达80%以上。甚至有的细菌变异后对药物产生了依赖。细菌耐药性的变异给临床治疗带来了挑战。

(二) 细菌遗传变异在医学上的应用

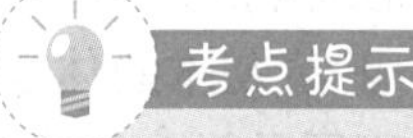

考点提示

细菌遗传变异的应用

1. 病原学诊断 由于细菌变异而出现不典型特征,给实验室诊断带来一定困难 ,需注意鉴别,以免造成错误诊断。

2. 临床治疗 细菌耐药性变异是临床细菌性感染治疗面临的重要问题之一,对临床分离的致病菌进行药物敏感试验,将有利于指导正确选择抗菌药物和防止耐药菌株的扩散。

3. 传染病预防 细菌遗传变异的研究对传染病的预防具有重要意义。采用人工诱导方法使细菌毒力减弱或消失,制备出保留免疫原性的减毒活疫苗,用于某些传染病的预防。

4. 基因工程中的应用 根据细菌通过基因的可转移和基因重组获得新的生物学性状的原理,将某种需要表达的基因通过载体转移到受体菌内,随受体菌的大量生长繁殖可获得需要的基因产物。现已用此方法成功制备出胰岛素、干扰素等生物制品。

第三节 细菌与外界环境

一、细菌的分布

细菌广泛分布于土壤、水、空气等自然界中。在人体的体表及与外界相通的腔道中,也存在着不同种类和数量的细菌。了解细菌的分布,充分认识它们与人类的关系,对建立无菌观念、严格无菌操作、预防医院感染等有着重要意义。

(一) 细菌在自然界的分布

考点提示

细菌在自然界的分布,致病菌的来源及所致疾病

1. 土壤中的细菌 土壤是细菌良好的生活场所。土壤中的细菌数量大、种类多,1g肥沃的土壤中细菌数可达1亿个以上。离地面10~20cm深的耕作层细菌含量最多,其中绝大多数对人类有益,可参与自然界的物质循环。但土壤中也有来自人、动物的

排泄物及死于传染病的人、畜尸体中的病原菌。多数病原菌在土壤中容易死亡,只有能形成芽胞的细菌,才可存活几年甚至几十年,如破伤风梭菌、产气荚膜梭菌等,可通过伤口侵入人体,引起战伤或创伤感染。

2. 水中的细菌　水是细菌生存的天然环境,不同的水源细菌的种类和数量不同。一般来说,地下水比地面水含菌少,流动水比静止水含菌少。水中的病原菌主要来自土壤、人和动物的排泄物等。水容易受到人、动物粪便及多种排泄物的污染,常见的病原菌有伤寒沙门菌、痢疾志贺菌、霍乱弧菌等,这些病原菌在水中存活数天到数周。水源污染可引起消化道传染病的流行。因此,搞好饮用水卫生对预防消化道传染病具有重要意义。

3. 空气中的细菌　空气中缺乏营养物质,且受阳光照射,因此空气中细菌的种类和数量较少。空气中细菌主要来自土壤、尘埃、人和动物的呼吸道及口腔排出物。尤其在人群密集的公共场所和医院,空气中细菌种类和数量明显增多。空气中常见的病原菌有金黄色葡萄球菌、结核分枝杆菌、乙型溶血性链球菌等,可引起呼吸道传染病或伤口感染。此外,空气中的非病原菌常是医药制剂、生物制品、培养基等污染的来源。因此,手术室、病房、制剂室、细菌接种室等要进行空气消毒,以防止感染或污染。

(二)细菌在正常人体的分布

1. 正常菌群　正常人体的体表以及与外界相通的腔道中存在着不同种类和一定数量的微生物,这些微生物通常对人体无害甚至有益,为人体的正常微生物群,称为正常菌群(normal flora)。人体各部位的正常菌群分布见表 2-3。

考点提示

正常菌群的概念、生理意义及转化为条件性致病菌的特定条件

表 2-3　人体常见的正常菌群

部位	主要微生物
皮肤	葡萄球菌、类白喉棒状杆菌、铜绿假单胞菌、丙酸杆菌、白假丝酵母菌、非致病性分枝杆菌等
口腔	葡萄球菌、甲型和丙型链球菌、肺炎链球菌、奈瑟菌、乳杆菌、类白喉棒状杆菌、梭杆菌、螺旋体、白假丝酵母菌、放线菌等
鼻咽腔	葡萄球菌、甲型和丙型链球菌、肺炎链球菌、非致病性奈瑟菌、类杆菌等
外耳道	葡萄球菌、类白喉棒状杆菌、铜绿假单胞菌、非致病性分枝杆菌等
眼结膜	葡萄球菌、干燥棒状杆菌、非致病性奈瑟菌等
胃	一般无菌
肠道	大肠埃希菌、产气肠杆菌、变形杆菌、铜绿假单胞菌、葡萄球菌、肠球菌、类杆菌、产气荚膜梭菌、破伤风梭菌、双歧杆菌、乳杆菌、白假丝酵母菌等
尿道	葡萄球菌、类白喉棒状杆菌、非致病性分枝杆菌等
阴道	乳杆菌、大肠埃希菌、阴道棒状杆菌、白假丝酵母菌等

2. 正常菌群的生理意义　正常菌群不仅与人体保持一个平衡状态,而且菌群之间也相互制约,形成相对的生态平衡。其生理作用有:①生物拮抗作用:如口腔中的唾液链球菌产生的过氧化氢,能抑制脑膜炎奈瑟菌和白喉棒状杆菌的入侵和生长。②营养作用:如大肠埃希菌合成的维生素 B、维生素 K 等,可供人体吸收利用,具有营养作用。③免疫作用:正常菌群能促进机体免疫器官的发育和成熟,也可刺激免疫系统发生免疫应答,又能抑制和杀灭具有交叉抗原的病原菌。此外,正常菌群还有一定的抗癌及抗衰老作用等。

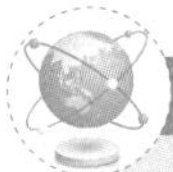
知识链接

阴道中的自净作用

女性阴道内细菌的种类随内分泌的变化而改变。从月经初潮到绝经期，阴道内主要是乳酸杆菌，它能分解阴道上皮细胞中的糖原产生乳酸，从而维持阴道的酸性环境(pH 3.9~4.4)，借此可抑制病原微生物的生长繁殖，这种作用称为阴道的自净作用；而月经初潮前及绝经期后的妇女，阴道内主要有葡萄球菌、大肠埃希菌等，乳酸杆菌较少，自净作用减弱，局部感染比较容易发生，需注意防护。

3. 条件致病菌(conditioned pathogen) 正常菌群与人体间的平衡状态在某些特定条件下可被打破，使原来不致病的正常菌群也能引起疾病，因此把这些细菌称为条件致病菌。正常菌群转变为条件致病菌的特定条件有：①寄居部位的改变：如大肠埃希菌从原寄居的肠道进入泌尿道，可引起泌尿道感染，通过手术或外伤进入腹腔可引起腹膜炎等。②机体免疫功能低下：如大面积烧伤、过度疲劳、慢性消耗性疾病、使用大剂量的皮质激素、抗肿瘤药物或放射治疗等，可导致机体免疫功能降低，在此情况下，正常菌群中的某些细菌可引起自身感染而出现各种疾病。③菌群失调：是指受某些因素的影响，使正常菌群中各种细菌的种类和数量发生较大变化，称为菌群失调(dysbacteriosis)。严重的菌群失调可使机体产生一系列临床症状，称菌群失调症，又称二重感染或重叠感染。如假膜性肠炎、鹅口疮等。因此，在临床工作中，对长期使用抗生素、免疫抑制剂、激素的病人，应注意口腔护理，密切观察病情，防止发生二重感染。

二、消毒与灭菌

(一) 基本概念

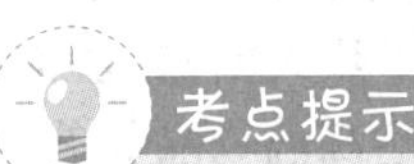

消毒与灭菌的相关概念

1. 消毒(disinfection) 杀死物体上或环境中的病原微生物的方法称为消毒。消毒常用化学方法，用于消毒的化学药品称为消毒剂。一般消毒剂在常用的浓度下只能对细菌繁殖体有效，若要杀死芽胞则需要提高消毒剂浓度或延长消毒时间。

2. 灭菌(sterilization) 杀灭物体上的所有微生物(包括病原微生物、非病原微生物及细菌芽胞)的方法称为灭菌。灭菌比消毒要求高，通常用物理方法。

3. 防腐 防止或抑制微生物生长繁殖的方法称为防腐。用于防腐的化学药品称为防腐剂。防腐一般不致细菌死亡，常用于延长生物制品及口服制品的保质期。

4. 无菌(asepsis)及无菌操作 无菌是指物体中无活的微生物存在。防止微生物进入机体或物体的操作技术，称为无菌操作或无菌技术。在临床工作中必须树立牢固的无菌观念，在进行外科手术、换药、注射等医疗技术操作及微生物学实验过程中，均需严格执行无菌操作，防止微生物感染或污染。

(二) 物理消毒灭菌法

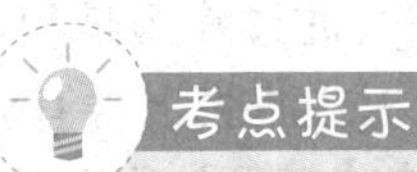

常用消毒灭菌的理化因素

1. 热力灭菌法 是利用高温进行灭菌的方法。高温能使细菌的核酸崩解、蛋白质和酶发生变性或凝固，导致细菌死亡。热力灭菌法分为湿热灭菌和干热灭菌两类。在同一温度下，湿热灭菌效果要比干热好。原因是：①湿热比干热穿透力强。②湿热中菌体蛋白易于变性凝固。③热蒸汽变为液态时可释放出大量潜热。

(1) 湿热消毒灭菌法：是最常用的消毒灭菌方法。

1) 煮沸法：煮沸100℃ 5分钟，可杀死细菌的繁殖体，杀死芽胞则需1~2小时。如在水中加入2%碳酸氢钠可提高沸点至105℃，既可提高杀菌力，又能防止金属器械生锈。主要用于食具、饮水、刀剪、注射器和一般外科器械的消毒。

2) 流通蒸汽消毒法：用普通蒸笼或阿诺蒸锅进行消毒。加热至80~100℃，15~30分钟可杀死细菌繁殖体，但不能杀死细菌的芽胞。常用于一般外科器械、注射器、食具等的消毒。

3) 间歇灭菌法：把经过流通蒸汽消毒的物品放置于37℃孵箱过夜，使其中的芽胞发育成繁殖体，次日再经流通蒸汽加热消毒，如此重复3次以上，可达到灭菌的目的。常用于不耐高温的含糖、牛奶等培养基的灭菌。

4) 高压蒸汽灭菌法：是一种最常用、最有效的灭菌方法。高压蒸汽灭菌器是一种密闭、耐高压的容器，器内蒸汽压力越大，则内部的温度越高，杀菌力也越强。通常压力在103.4kPa（1.05kg/cm^2）时，灭菌器内温度可达121.3℃，维持15~20分钟，即可杀灭包括细菌芽胞在内的所有微生物。此法适用于耐高温、耐潮湿的物品灭菌，如手术衣、敷料、手术器械、生理盐水及普通培养基等。

5) 巴氏消毒法：由巴斯德创用而得名。此法是用较低温度杀灭液体中的病原菌或特定微生物（如结核分枝菌等），而不影响被消毒物品的营养成分和香味。加热61.1~62.8℃ 30分钟或71.7℃ 15~30秒。常用于牛奶、酒类的消毒。

(2) 干热灭菌法：干热可使微生物脱水干燥和大分子变性，导致细菌死亡。

1) 焚烧：直接点燃或在焚烧炉内焚烧是一种彻底的灭菌方法，但仅适用于废弃物品和动物尸体等。

2) 烧灼：直接用火焰灭菌，适用于微生物学实验室的接种环、试管口、瓶口等的灭菌。

3) 干烤：利用干热灭菌器（俗称干烤箱）灭菌，通常加热160~170℃经2小时，可达到灭菌的目的。适用于耐高温物品如玻璃器皿、瓷器、金属物品、某些粉剂药物等的灭菌。

2. 辐射杀菌法　主要包括紫外线和电离辐射。

(1) 日光与紫外线：日光照射是最简便、最经济的消毒方法，主要依靠其中的紫外线杀菌。病人的衣服、被褥、书报等经日光直接曝晒数小时，可杀死大部分细菌。波长在200~300nm的紫外线均具有杀菌作用，其中265~266nm杀菌力最强，此波长的紫外线易被细菌DNA吸收，干扰其复制，导致细菌变异或死亡。紫外线穿透力弱，普通玻璃、纸张、尘埃等均能阻挡，故只适用于物体的表面及空气的消毒。如手术室、婴儿室、烧伤病房、传染病房、无菌室的空气及病人床铺物体表面的消毒。紫外线用于室内空气消毒时，有效距离不超过2m，照射时间不少于30分钟。杀菌波长的紫外线对眼睛和皮肤有损伤作用，故不能在紫外线灯照射下工作。

(2) 电离辐射：高速电子、X射线、γ射线等具有较高的能量和穿透力，在足够剂量时对各种细菌均有致死作用。电离辐射的杀菌机制主要是破坏细菌的DNA。常用于一次性不耐热的医用塑料制品如注射器、导管的消毒，亦可用于食品消毒。

3. 滤过除菌法　滤过除菌是利用滤菌器阻留过滤液体或空气中的细菌，以达到无菌的目的。滤菌器的滤板或滤膜上含有微细小孔，只允许液体或空气中小于滤孔孔径的物质通过，而大于孔径的细菌等颗粒则不能通过。常用滤菌器有蔡氏滤菌器、玻璃滤菌器、薄膜滤菌器、素陶瓷滤菌器等。此法主要用于不耐热的血清、抗毒素、抗生素及空气等的除菌，但除不去病毒、支原体和细菌毒素。

（三）化学消毒灭菌法

1. 消毒剂　消毒剂对细菌和人体细胞都有毒性作用，所以只能用于人体体表、医疗器械、排泄物和周围环境的消毒，绝不能口服和注射。

考点提示

影响消毒剂作用效果的具体因素

(1) 常用消毒剂的种类与用途：消毒剂的种类很多，其杀菌机制也各不相同，在实际工作中可根据用途选择使用（表 2-4）。

表 2-4　常用消毒剂的种类与用途

类别	作用机制	常用消毒剂及浓度	用途
重金属盐类	蛋白质变性和沉淀、酶失活	2% 红汞	皮肤黏膜、小创口消毒
		0.1% 硫柳汞	皮肤、手术部位消毒
		1% 硝酸银	新生儿滴眼，预防淋病奈瑟菌感染
氧化剂	氧化作用、蛋白质沉淀	0.1% 高锰酸钾	皮肤黏膜、蔬菜、水果消毒
		3% 过氧化氢	皮肤黏膜、创口消毒
		0.2%~0.5% 过氧乙酸	塑料、玻璃器材、人造纤维消毒
		2. 0%~2.5% 碘酊	皮肤消毒（会阴部除外）
		0.2~0.5ppm 氯	饮水及游泳池消毒
		10%~20% 漂白粉	地面、厕所、排泄物消毒
醇类	蛋白质变性或凝固，干扰代谢	70%~75% 乙醇	皮肤、体温计消毒
醛类	蛋白质变性	10% 甲醛	物品表面消毒，室内空气熏蒸
		2% 戊二醛	手术缝合线、内镜等消毒
酚类	损伤细胞膜，蛋白质变性	3%~5% 苯酚	地面、器具表面的消毒
		2% 甲酚皂	皮肤、地面、器具表面消毒
表面活性剂	损伤细胞膜，酶失活	0.05%~0.1% 苯扎溴铵	术前洗手，皮肤黏膜、手术器械消毒
		0.05%~0.1% 度米芬	皮肤创伤冲洗，金属器械、塑料、橡皮类消毒
酸碱类	损伤细胞壁和细胞膜，蛋白质变性	5~10ml/m^3 醋酸加等量水蒸发	空气消毒
烷化剂	菌体蛋白质及核酸烷基化	石灰按 1∶4 或 1∶8 比例加水配成糊状	排泄物、地面消毒
		50mg/L 环氧乙烷	手术器械、一次性灭菌用品消毒
		0.05%~4% 氯己定（洗必泰）	术前洗手，膀胱、阴道等冲洗
染料类	菌体脱水	2%~4% 甲紫（龙胆紫）	浅表创伤消毒

(2) 影响消毒剂作用的因素：消毒效果受环境、微生物种类、消毒剂性质及使用方法等多种因素影响。①消毒剂的性质、浓度和作用时间：各种消毒剂的理化性质不同，对微生物的作用效果也不同。如戊二醛对细菌繁殖体和芽胞都有作用，但表面活性剂只对细菌繁殖体有效。一般消毒剂浓度越大，作用时间越长，消毒效果也越好。但乙醇消毒作用以70%~75% 浓度为最好，因高浓度乙醇可使菌体蛋白表面迅速凝固，影响乙醇继续进入菌体内发挥作用。②微生物的种类与数量：同一消毒剂对不同细菌的杀菌效果不同，如一般消毒剂对结核分枝杆菌的作用要比对其他细菌繁殖体的作用差，70% 乙醇可杀死一般细菌繁殖

体，但不能杀灭细菌的芽胞，必须根据消毒对象选择合适的消毒剂。此外，微生物的数量越大，所需消毒剂的浓度越高，作用时间越长。③环境因素：环境中的有机物对细菌有保护作用，并可降低消毒剂的杀菌效力。在临床护理工作中，消毒皮肤、器械时，须先清洁干净后再消毒。对有机物含量较多的痰、粪便等消毒时，应选用受有机物影响小的消毒剂，如含氯石灰、生石灰、酚类化合物等。此外，消毒剂的消毒效果还受温度、酸碱度、穿透力等因素影响。

2. 防腐剂　防腐剂与消毒剂之间并无严格的区别，同一化学药品低浓度是防腐剂，高浓度时则为消毒剂，如 3%~5% 的苯酚用于消毒，而 0.5% 的苯酚则用于防腐。防腐剂主要用于生物制品、注射剂及口服制剂等的防腐。

第四节　细菌的致病性与感染

一、细菌的致病因素

细菌的致病性指细菌能引起机体疾病的性能。细菌的致病性是对特定的宿主而言，有的细菌仅对人有致病性；有的只对某些动物有致病性；有的则对人和动物均有致病性。不同的病原菌对机体可引起不同的病理过程和不同的疾病，如伤寒沙门菌引起人类伤寒，结核分枝杆菌引起结核病。细菌的致病因素包括毒力、侵入数量和侵入门户。

（一）细菌的毒力

毒力指病原菌致病能力的强弱程度。各种病原菌的毒力不同，即使同种细菌也因菌型或菌株的不同而有差异。细菌的毒力由侵袭力和毒素构成。

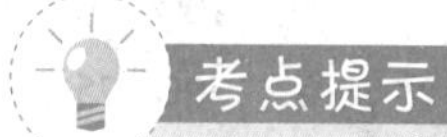

细菌毒力的具体内容

1. 侵袭力　病原菌突破机体的防御功能，侵入机体并在体内定居、繁殖和扩散的能力，称侵袭力。构成侵袭力的物质基础是菌体表面结构和侵袭性酶类。

（1）菌体表面结构：主要包括荚膜和黏附素。

1）荚膜：细菌的荚膜本身没有毒性，但它具有抵抗吞噬细胞的吞噬和阻抑体液中杀菌物质的作用，可使细菌在宿主体内大量繁殖并引起病变。某些细菌表面有类似于荚膜功能的物质，如金黄色葡萄球菌的 A 蛋白、A 群链球菌的 M 蛋白等，通常称为微荚膜。

2）黏附素（adhesin）：具有黏附作用的细菌结构或组分，称为黏附素，包括菌毛黏附素和非菌毛黏附素两类。非菌毛黏附素是细菌细胞表面的蛋白质或其他物质。细菌黏附于机体体表或呼吸道、消化道、泌尿生殖道等黏膜表面上皮细胞，是引起感染的首要条件。

（2）侵袭性酶：某些病原菌在代谢过程中能产生一种或多种胞外酶，一般不具有毒性，但能在感染过程中协助病原菌抗吞噬或扩散，这些胞外酶称为侵袭性酶。如金黄色葡萄球菌产生的血浆凝固酶，A 群链球菌产生的透明质酸酶等。

2. 毒素　细菌毒素按其来源、性质和作用不同，分为外毒素和内毒素两类。

（1）外毒素（exotoxin）：是某些细菌在代谢过程中产生并分泌到菌体外的毒性物质，主要由革兰阳性菌产生，如破伤风梭菌、肉毒梭菌等。少数革兰阴性菌也可产生外毒素，如痢疾志贺菌、霍乱弧菌等。

考点提示

内、外毒素的主要区别

外毒素的化学成分大多是蛋白质，性质不稳定，易被热、酸碱及蛋白酶破坏。如破伤风外毒素加热60℃ 20分钟即破坏。外毒素免疫原性强，可刺激机体产生抗毒素抗体。外毒素经0.3%~0.4%甲醛溶液处理后脱去毒性仍保留免疫原性，可制成无毒的外毒素生物制品，称为类毒素。类毒素和抗毒素在防治外毒素引起的疾病中有着重要作用。前者用于预防接种，后者用于治疗和紧急预防。

外毒素的毒性很强，极少量即可使易感动物死亡，如1mg纯化的肉毒梭菌外毒素纯品能杀死2亿只小白鼠，比氰化钾毒性强1万倍。不同细菌产生的外毒素对机体的组织器官具有选择性的毒性作用，引起特殊临床症状。如破伤风痉挛毒素作用于脊髓前角运动神经细胞，引起骨骼肌强直性收缩。

根据外毒素对靶细胞的亲和性及作用机制不同，可将其分为细胞毒素、神经毒素和肠毒素等3大类（表2-5）。

表2-5 主要细菌外毒素的种类及作用

类型	外毒素及产生的细菌	作用机制	主要症状和体征	所致疾病
神经毒素	痉挛毒素（破伤风梭菌）	阻断抑制神经递质甘氨酸的释放	骨骼肌强直性痉挛	破伤风
	肉毒毒素（肉毒梭菌）	抑制胆碱能运动神经释放乙酰胆碱	肌肉松弛性麻痹	肉毒中毒
细胞毒素	白喉毒素（白喉棒状杆菌）	抑制细胞蛋白质的合成	肾上腺出血、心肌损伤、外周神经麻痹	白喉
	猩红热毒素（A群链球菌）	破坏毛细血管内皮细胞	猩红热皮疹	猩红热
肠毒素	肠毒素（霍乱弧菌）	激活腺苷环化酶，提高cAMP水平	小肠上皮细胞过度分泌，腹泻、呕吐	霍乱
	肠毒素（金黄色葡萄球菌）	作用于呕吐中枢	呕吐、腹泻	食物中毒

（2）内毒素（sterilization）：是革兰阴性菌细胞壁中的脂多糖成分，只有当细菌死亡裂解或菌体破坏后才能释放出来。

内毒素的化学成分为脂多糖。耐热，需加热160℃ 2~4小时才能破坏。内毒素免疫原性弱，不能用甲醛溶液脱毒制成类毒素。

内毒素对机体组织器官的选择性不强，引起的病理变化和临床表现基本相似。可引起发热反应、白细胞反应、内毒素血症与休克、弥散性血管内凝血（DIC）。

外毒素与内毒素的主要区别见表2-6。

表2-6 外毒素与内毒素的主要区别

区别要点	外毒素	内毒素
来源	革兰阳性菌和部分革兰阴性菌	革兰阴性菌
存在部位	多数分泌菌体外，少数菌溶解后释放	细胞壁成分，菌体裂解后释放
化学成分	蛋白质	脂多糖
稳定性	不耐热，加热60℃、30分钟被破坏	耐热，160℃、2~4小时被破坏
免疫原性	强，能刺激机体产生抗毒素。甲醛处理脱毒后，可制成类毒素	较弱，甲醛处理不能成为类毒素
毒性作用	强，对组织器官具有选择性的毒害作用，引起特殊临床症状	较弱，各种细菌内毒素的毒性作用大致相同，临床症状相似

（二）细菌的侵入数量

病原菌入侵机体能否引起疾病，除具有一定的毒力外，还与侵入的细菌数量有关。侵入机体的细菌量与病原菌的毒力强弱有关，一般是细菌毒力愈强，所需的菌量愈少；反之则需菌量愈大。如毒力强的鼠疫耶尔森菌，在无特异性免疫力的机体中，数个即可引起鼠疫；而毒力弱的沙门菌，宿主则需摄入数亿个才能引起宿主急性胃肠炎。

（三）细菌的侵入门户

病原菌除具有一定的毒力和足够数量外，还需经过适当的门户侵入机体才能引起疾病。不同细菌侵入机体的门户不同，一般一种致病菌只有一种侵入门户，如破伤风梭菌及其芽胞，必须侵入缺氧的深部创口才能致病，而志贺菌则需经口侵入肠道才能引起痢疾。有些病原菌可有多种侵入门户，如结核分枝杆菌可经呼吸道、消化道、皮肤创伤等多个侵入门户引起感染。

二、感染的发生与发展

（一）感染的概念

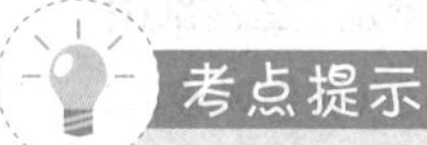

感染的概念、来源及传播方式

在一定条件下，病原菌突破机体防御功能，侵入机体，与机体相互作用而引起的不同程度的病理过程称为感染。

（二）感染的来源与传播方式

1. 感染的来源　感染按其来源可分为外源性感染和内源性感染两种。

（1）外源性感染：指来源于宿主体外的感染。其感染源主要有：病人、带菌者、患病或带菌动物等。

（2）内源性感染：指来源于病人自身的感染。引起该类病原菌多为体内正常菌群中的条件致病菌。

2. 传播方式　根据病原菌侵入门户的不同，其传播方式主要有：

（1）呼吸道感染：肺结核、白喉、百日咳等呼吸道传染病，由病人或带菌者通过咳嗽、喷嚏、大声说话等，将含有病原菌的飞沫或呼吸道分泌物散布到空气中，被易感者吸入而感染。

（2）消化道感染：伤寒、痢疾、霍乱等消化道传染病，大多是因为摄入被病人或带菌者排泄物污染的食物、饮水等而感染。

（3）皮肤黏膜创伤感染：引起皮肤化脓性感染的病原菌，可经皮肤黏膜的破损处侵入机体而感染。如金黄色葡萄球菌、A群链球菌等引起的感染。

（4）接触感染：淋病、梅毒、布鲁菌病等可通过人与人或人与带菌动物的密切接触而引起感染。

（5）节肢动物媒介感染：有些传染病可通过吸血昆虫叮咬传播。如鼠蚤叮人吸血可传播鼠疫。

（三）感染的类型

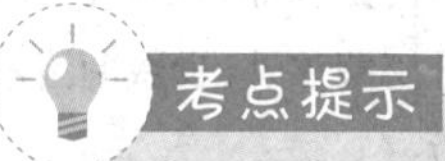

感染的主要类型

感染的发生、发展和结局取决于机体与病原菌的相互作用、相互较量的结果。根据两者力量对比，感染可分为隐性感染、显性感染和带菌状态3种类型。

1. 隐性感染　当机体的免疫力较强或侵入的病原菌数量少、毒力弱时，感染后对机体的损害较轻，不出现明显的临床症状，称为隐性感染或亚临床感染。隐性感染后机体可获得特异性免疫力，能抵御同种细菌的再次感染。

2. 显性感染　当机体的免疫力较弱或侵入的病原菌数量较多、毒力较强时,感染后对机体组织细胞产生不同程度的病理损害或生理功能的改变,出现明显的临床症状和体征,称为显性感染。显性感染如果是由体外的传染性病原菌引起,且又有可能再传染他人,则称为传染病。

(1) 根据病情缓急不同,可将显性感染分为:①急性感染:发病急,病程短,仅数日至数周。病愈后,病原菌从体内消失。如脑膜炎奈瑟菌、霍乱弧菌等引起的感染。②慢性感染:起病缓慢,病程长,可持续数个月至数年。引起慢性感染的病原菌多为细胞内寄生的病原菌。如结核分枝杆菌、麻风分枝杆菌等引起的感染。

(2) 根据感染部位及性质不同,又可将显性感染分为:①局部感染:病原菌侵入机体后,只局限在一定部位生长繁殖,引起局部病变。如金黄色葡萄球菌引起的疖、痈等。②全身感染:感染发生后,病原菌及其毒性代谢产物向全身扩散,引起全身症状。

全身感染在临床上常见的类型有:

考点提示

毒血症、菌血症、败血症的区别

1) 毒血症(toxemia):病原菌只在入侵的局部组织生长繁殖,细菌不侵入血流,但其产生的毒素进入血流,引起特殊的临床症状,称为毒血症。如白喉棒状杆菌、破伤风梭菌引起的毒血症。

2) 菌血症(bacteremia):病原菌在局部组织生长繁殖一时性或间断性侵入血流,但不在血中繁殖,称为菌血症。如伤寒早期的菌血症。

3) 败血症(septicemia):病原菌侵入血流,并在其中生长繁殖,产生毒素,引起严重的全身中毒症状(如高热、皮肤和黏膜瘀斑、肝脾大等),称为败血症。如化脓性链球菌引起的败血症。

4) 脓毒血症(pyemia):指化脓性细菌引起败血症时,细菌随血流播散至全身其他组织或器官,引起新的化脓病灶,称为脓毒血症。如金黄色葡萄球菌引起的脓毒血症,常导致多发性肝脓肿、肾脓肿等。

3. 带菌状态　机体在显性感染或隐性感染后,病原菌未立即消失,仍在体内继续存留一定时间,与机体免疫力处于相对平衡,称带菌状态。处于带菌状态的人称为带菌者。带菌者经常或间歇地排出病原菌,成为重要传染源之一。因此,及时检出带菌者并进行隔离和治疗,对于控制传染病的流行具有重要意义。

三、医院感染

考点提示

医院感染特点、危险因素及常见医院感染疾病

医院感染又称医院内感染或医院内获得性感染,是指医院各类人群(包括病人、探视者、陪护者及医院工作人员)在医院内获得的感染。

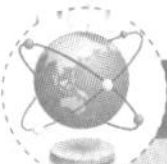

知识链接

医院内感染

据WHO报道,全世界医院感染率为3%~20%,平均为9%。美国医院感染率为5%,每年有7万~8万人因医院感染死亡,由此而额外支出的医疗费用约为40亿美元。据近年我国全国医院感染监控网监测统计报告,我国的医院感染率约为4.6%,每年发生的病例约500万,医疗费用达10亿元人民币。由此可见,医院感染的发生既增加了病人和国家经济负担,又加重了医疗护理任务。医院感染已成为当今世界医院面临的突出公共卫生问题,应当高度重视。

1. 医院内感染特点 ①感染对象：为一切在医院内活动的人群，但主要是住院病人。②感染发生的地点：必须在医院内。③感染发生的时间界限：指病人在住院期间和出院不久发生的感染，不包括入院前或入院时已处于潜伏期的感染。④感染的病原体：主要是条件致病菌，感染源以内源性感染为主，传染性较弱（表2-7）。⑤传播途径：以接触为主，如侵入性治疗技术。⑥病原体：较难确定，且常产生耐药性，治疗较为困难。

表2-7 医院感染常见病原体

感染部位	常见病原体
肺部感染	铜绿假单胞菌、肺炎克雷伯菌、肺炎链球菌、大肠埃希菌、流感嗜血杆菌等
泌尿道感染	大肠埃希菌、表皮葡萄球菌、变形杆菌、粪肠球菌、铜绿假单胞菌、肺炎克雷伯菌、白假丝酵母菌等
伤口感染	金黄色葡萄球菌、大肠埃希菌、甲型链球菌、变形杆菌、产气肠杆菌、脆弱类杆菌、真菌等
胃肠道感染	沙门菌、变形杆菌、宋氏志贺菌、金黄色葡萄球菌、白假丝酵母菌等
与输血有关的传染病	丙型肝炎病毒、人类免疫缺陷病毒、乙型肝炎病毒、梅毒螺旋体等

2. 医院感染的危险原因 ①感染对象免疫功能低下，如老年人、婴幼儿及患有免疫缺陷或其他疾病者。②各种诊疗技术，尤其是侵入性检查与治疗的广泛应用。③各种损伤机体免疫功能的治疗（如放疗、化疗）以及激素和抗生素的不适当使用等。

3. 常见的医院感染 ①肺部感染：常发生在一些慢性的严重影响病人防御功能的疾病，如肿瘤、慢性阻塞性肺气肿、长期卧床病人中，在医院感染中占23.3%~42%。②尿路感染：在医院感染中占20.8%~31.7%。③伤口感染：包括外科手术及外伤事件中的伤口感染，在医院感染中约占25%。④病毒性肝炎、皮肤及其他部位感染等。在临床护理时上述感染是预防医院感染的重点对象。

4. 医院感染的预防和控制

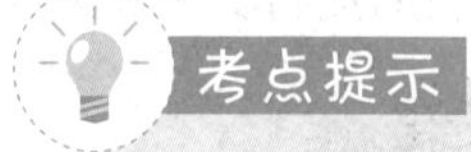

如何预防和控制医院感染

(1) 加强宣传工作，提高病人和医护人员对医院感染的认识，改善工作人员的卫生与健康条件。

(2) 严格执行医疗器械、器具的消毒工作技术规范，并达到《医院感染管理办法》要求：①进入人体组织、无菌器官的医疗器械、器具和物品必须达到无菌水平。②接触皮肤、黏膜的医疗器械、器具和物品必须达到消毒水平。③各种用于注射、穿刺、采血等有创操作的医疗器具必须一用一灭菌，一次性使用的医疗器械、器具不得重复使用等。

(3) 严格执行隔离技术规范，根据病原体传播途径，采取相应的隔离措施。同时要加强医务人员的职业卫生防护意识。

(4) 合理使用抗菌药物，抗菌药物使用不当是造成医院感染的重要原因，合理使用抗菌药物是降低医院感染率的有效手段。

除上述措施外，还应对医院重点部门，如急诊室、重症监护室、治疗室、婴儿室、手术室、检验科、供应室等密切检测和预报。一次性使用的医疗器具、医院污染物等均应按要求规范化管理和销毁。严格执行医院感染管控制度，能有效预防和控制医院感染。

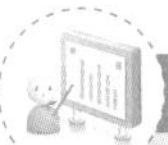

本章小结

细菌是一类个体微小、结构简单的原核单细胞微生物。根据形态分为球菌、杆菌、螺形菌3大类；细菌的结构有基本结构和特殊结构；革兰染色法可将其分为革兰阳性菌和革兰阴性菌两类。

细菌生长繁殖需要一定的条件，以无性二分裂方式增殖。不同细菌在不同培养基上培养后，可出现不同的生长现象；细菌在生长繁殖时会产生一些与医学相关的代谢产物；细菌也具有遗传与变异的特性，主要有形态结构变异、毒力变异和耐药性变异。细菌广泛存在于土壤、水、空气、人体体表及与外界相通的腔道中。正常菌群可转为条件致病菌；牢固树立无菌观念，正确进行消毒、灭菌等无菌操作，对防止环境污染具有重要意义。

细菌的致病因素由细菌的毒力、侵入数量及侵入机体的门户决定的。在一定条件下，病原菌突破机体防御功能，侵入机体引起不同程度的病理过程称为感染。感染可分为隐性感染、显性感染和带菌状态3种类型。全身感染又可分为毒血症、菌血症、败血症和脓毒血症等。随着医学科技水平的发展，控制医院感染及感染性疾病的发生，越来越成为各级医院突出的公共卫生问题。

（张金来）

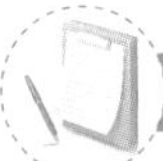

目标测试

一、选择题

A1/A2型题

1. 必须通过电子显微镜才可以观察到的结构是
   A. 荚膜　B. 鞭毛　C. 菌毛
   D. 芽胞　E. 胞质颗粒
2. 下列哪种结构的缺失会对细菌的生存产生影响
   A. 荚膜　B. 鞭毛　C. 菌毛
   D. 质粒　E. 核糖体
3. 下列哪种结构通过抵抗机体吞噬，从而实现增强细菌致病性的作用
   A. 荚膜　B. 鞭毛　C. 菌毛
   D. 芽胞　E. 胞质颗粒
4. 细菌个体繁殖方式属于
   A. 核酸复制　B. 菌丝断裂　C. 细胞出芽
   D. 无性二分裂　E. 有性繁殖
5. 与细菌致病性有关的细菌结构是
   A. 细胞壁、荚膜、性菌毛　B. 细胞膜、芽胞、鞭毛
   C. 荚膜、鞭毛、普通菌毛　D. 芽胞、性菌毛、核质
   E. 质粒、异染颗粒、核糖体
6. 下列培养基中，用于测定细菌动力的培养基是

A. 固体培养基　　B. 液体培养基　　C. 半固体培养基
D. 增菌培养基　　E. 鉴别培养基

7. 下列变异类型中,不属于形态结构变异的是
A. L型变异　　B. 菌落变异　　C. 荚膜变异
D. 鞭毛变异　　E. 芽胞变异

8. 具有黏附作用的细菌结构是
A. 脂多糖　　B. 鞭毛　　C. 性菌毛
D. 普通菌毛　　E. 芽胞

9. 正常情况下无细菌寄居的部位是
A. 口腔　　B. 鼻咽腔　　C. 血液
D. 泌尿生殖道　　E. 大肠

10. 杀灭芽胞最常用、最有效的方法是
A. 巴氏消毒法　　B. 高压蒸汽灭菌法　　C. 煮沸法
D. 焚烧法　　E. 紫外线照射

11. 乙醇最常用的消毒浓度是
A. 25%　　B. 50%　　C. 75%
D. 95%　　E. 100%

12. 下列致病因素与细菌侵袭力无关的是
A. 外毒素　　B. 血浆凝固酶　　C. 磷壁酸
D. 透明质酸酶　　E. 荚膜

13. 下列关于内毒素的特征描述,叙述正确的是
A. 只有革兰阴性菌产生　　B. 细菌在活状态下释放
C. 少数革兰阳性菌产生　　D. 抗原性强
E. 不耐热

14. 内毒素的主要成分是
A. 脂多糖　　B. 磷壁酸　　C. 麦芽糖
D. 肽聚糖　　E. 蛋白质

15. 目前已知毒性最强的物质是
A. 肉毒毒素　　B. 破伤风痉挛毒素　　C. 霍乱肠毒素
D. 白喉毒素　　E. 鼠疫杆菌内毒素

16. 小张是纤维内镜室的护士,病人使用后的纤维内镜应当使用的正确消毒灭菌的方式是
A. 酒精浸泡法　　B. 高压蒸汽灭菌法　　C. 戊二醛浸泡法
D. 煮沸法　　E. 焚烧法

17. 你现在是感染科实习的护士,对于科室里病人使用过的医疗器械和物品,应当采用正确的处理措施是
A. 先消毒,然后彻底清洗干净　　B. 先彻底清洗干净,然后再消毒灭菌
C. 先去污染,再消毒或灭菌　　D. 直接消毒或灭菌
E. 先预消毒,然后再彻底清洗干净,最后再行消毒或灭菌

18. 输液室的护士由于操作不当,无菌观念不强,使得输液后的病人出现了输液反应,

请问是由于细菌的什么成分进入机体而引起的反应

A. 毒素　　B. 致热原　　C. 细菌素

D. 侵袭性酶　　E. 色素

A3/A4 型题

(19~21 题共用题干)

张同学今天第一次到手术室实习,并且幸运地和带教老师一起担任了一台胆囊炎切除术的器械护士。

19. 术后,病人使用过的无菌巾及手术服,应当使用下列哪种消毒灭菌方式

A. 煮沸法　　B. 干烤法　　C. 焚烧法

D. 高压蒸汽法　　E. 巴氏消毒法

20. 该消毒灭菌方式的作用温度是

A. 100℃　　B. 160℃　　C. 220℃

D. 121.3℃　　E. 61.6℃

21. 该消毒灭菌方法,灭菌的标准时间为

A. 1~5 分钟　　B. 6~10 分钟　　C. 11~14 分钟

D. 15~20 分钟　　E. 21~25 分钟

(22~24 题共用题干)

病人,男性,12 岁,在修剪指甲时将脚上的脓水疱剪破,流出黄色汁液。寒战、高热 5 天不见好转,到医院就诊,经检查发现肝脏、肾脏有脓肿。

22. 该病人最可能的诊断是

A. 菌血症　　B. 毒血症　　C. 败血症

D. 脓毒败血症　　E. 全身感染

23. 该病人的主要致病菌是

A. 链球菌　　B. 金黄色葡萄球菌　　C. 白色葡萄球菌

D. 大肠埃希菌　　E. 破伤风杆菌

24. 该细菌的致病因素主要取决于

A. 细菌的数量　　B. 侵袭性酶　　C. 内毒素

D. 外毒素　　E. 黏附作用

B1 型题

(25~26 题共用备选答案)

A. 菌毛　　B. 荚膜　　C. 芽胞

D. 鞭毛　　E. 核糖体

25. 上述哪一项不属于细菌的特殊结构

26. 上述哪一项是作为判定物品灭菌是否彻底的标志

(27~28 题共用备选答案)

A. 败血症　　B. 毒血症　　C. 菌血症

D. 脓毒血症　　E. 内毒素血症

27. 病原菌在局部生长繁殖,但不侵入血流,而外毒素入血,引起特殊的中毒症状的表现为

28. 病原菌侵入血流,并在其中大量繁殖,产生毒素,引起严重的全身中毒症状

二、简答题

1. 简述革兰阴性细菌与阳性细菌细胞壁的主要区别。
2. 细菌的基本结构、特殊结构有哪些？具有怎样的生物学意义？
3. 简述影响消毒剂效果的因素。
4. 简述细菌的合成代谢产物及其医学意义。
5. 细菌的内毒素与外毒素有何主要区别？
6. 全身感染有哪些临床表现？

第三章　免疫学基础

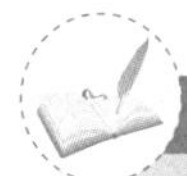

学习目标

1. 具有免疫学的基础知识和正确应用能力。
2. 掌握抗原、抗体、免疫系统、免疫应答、抗感染免疫的概念与功能。
3. 熟悉免疫球蛋白的特性、抗体产生的规律、细胞免疫的作用。
4. 了解免疫学发展简史、免疫调节剂体液中的抗微生物物质。
5. 学会运用免疫学原理辅助诊断及防治相关疾病。

第一节　概　　述

一、免疫的概念

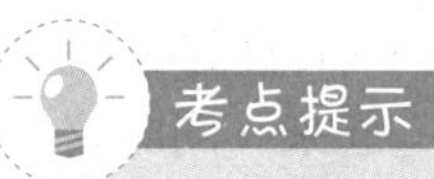

免疫的概念

1. 免疫(immunity)　免疫一词是由拉丁文"immunis"演变而来,原意为免除瘟疫。即通常所指机体抵抗病原生物及其有害代谢产物感染的能力,俗称抵抗力。随着人类对免疫机制研究的不断深入,发现机体免疫功能不仅能清除病原微生物,而且还能清除体内突变的肿瘤细胞和衰老死亡的自身细胞。因此,现代的免疫概念是指机体识别和清除抗原性异物,以维持自身生理平衡与稳定的功能。机体的免疫功能必须维持在适当水平,若过强或过弱将会导致机体疾病,即免疫在正常情况下对机体是有益的,在某些情况下也可造成机体组织损伤。

2. 医学免疫学(medical immunology)　是研究人体免疫系统的组成和功能、免疫应答的规律和效应、与免疫相关疾病的发生机制,以及用免疫学原理和技术诊断与防治疾病的一门生命科学。通过学习免疫学的基本理论、基础知识、基本技能,认识机体免疫系统的组成及其功能,理解免疫性疾病的发病机制,充分运用现代免疫学知识及有效手段,检测和防治传染病及免疫相关疾病,来提高人类健康水平。

二、免疫的功能

免疫的功能

根据抗原性异物的不同,机体免疫有3种功能:

1. 免疫防御　指机体清除外来抗原(如病原微生物及其代谢产物)的功能,即通常指的抗感染免疫,又称抵抗力。若此功能低下,会引起免疫缺陷而导致机体反复感染;反之,若此功能过于强烈或持续时间过长,则会导致机体组织损伤和生理功能紊乱而发生超敏反应。

2. 免疫稳定 是机体免疫系统通过免疫耐受和免疫调节机制,及时识别和清除衰老、凋亡、损伤的自身细胞,维持自身生理平衡与稳定的功能。若此功能发生异常,则可能对"自己"抗原加以清除,损伤自身的正常组织而引起自身免疫性疾病。

3. 免疫监视 指机体识别、杀伤、清除体内的突变细胞和病毒感染细胞的功能。免疫监视功能低下易患恶性肿瘤或持续性病毒感染。

三、免疫学发展简史

免疫学是一门既古老又新兴的科学,其发展经历了以下 4 个时期。

(一) 经验免疫学时期(公元 400 年至 18 世纪末)

早在公元 11 世纪,我国发明了人痘苗预防天花。在明代隆庆年间(1567—1572 年),人痘苗已在我国广泛应用,至 17 世纪先后传入俄国、朝鲜、日本、土耳其、英国等地,它是人类认识机体免疫的开端,为牛痘苗的发明奠定了基础。

(二) 经典免疫学时期(18 世纪末至 20 世纪中叶)

这一时期,人们对免疫功能的认识进入了科学实验时期。在此期间取得的代表性成就有:18 世纪末英国医生爱德华·琴纳(E. Jenner),发明了用牛痘苗预防天花,为预防医学开辟了新途径;19 世纪后期法国微生物学家巴斯德(Louis Pasteur)成功研制了炭疽杆菌减毒疫苗、狂犬病疫苗,为实验免疫学打下了基础,也为疫苗的发展开辟了新局面;1890 年德国学者 Emil von Behring 和日本学者北里(S.Kitasato)研制了白喉抗毒素,并成功应用于白喉病人的治疗,开创了人工被动免疫疗法的先河;1883 年俄国动物学家 Metchnikoff 发现了白细胞的吞噬作用并提出了细胞免疫学说。1897 年德国学者 Paul Ehrlich 提出了体液免疫学说,两种学说曾一度论战不休,直到 20 世纪初 A. Wright 和 Douglas 发现抗体可促进白细胞吞噬作用,才将两学说统一起来。同时这一时期建立了经典血清学技术。1896 年 Widal 建立了肥达反应,1898 年 Kraus 建立了沉淀反应,1900 年 Bordet 和 Gengou 建立补体结合试验,同年 Landsteiner 建立了 ABO 玻片凝集试验,为临床疾病的诊断提供有力的辅助依据。

(三) 近代免疫学时期(20 世纪中叶至 20 世纪 60 年代)

这一时期,人们对生物体的免疫反应性有了比较全面的认识,使免疫学开始研究生物问题,出现了全新的免疫学理论。1958 年澳大利亚学者 F.Burnet 结合当时分子遗传学研究的最新成果提出了克隆选择学说。该学说认为体内存在识别各种抗原的免疫细胞克隆,通过细胞受体选择相应的克隆并使之活化产生免疫应答,本学说对免疫学中的根本问题即抗原自我识别有了比较满意的解释,对免疫学中的其他重要问题,如免疫记忆、免疫耐受、自身免疫等现象也能作出合理的说明,故为多数学者所接受。此期间,免疫学技术也得到快速发展,建立了间接凝集反应和免疫标记技术,进一步促进了免疫学基础理论的研究和应用。

(四) 现代免疫学时期(20 世纪 60 年代至今)

20 世纪 60 年代以来,由于生物学、分子遗传学的进展,将免疫学推向飞速发展阶段。免疫学以基因、分子、细胞、器官及整体调节研究为基础,研究领域十分广泛,不断向基础和临床各学科渗透。这一时期对免疫细胞表面分子研究日益深入,揭示了免疫系统的组成和分化;主要组织相容性复合体及其产物在免疫调节、抗原提呈中的作用;进一步阐明了免疫球蛋白基因结构及重组规律;提出免疫网络学说并进行细胞因子和免疫细胞膜分子研究。

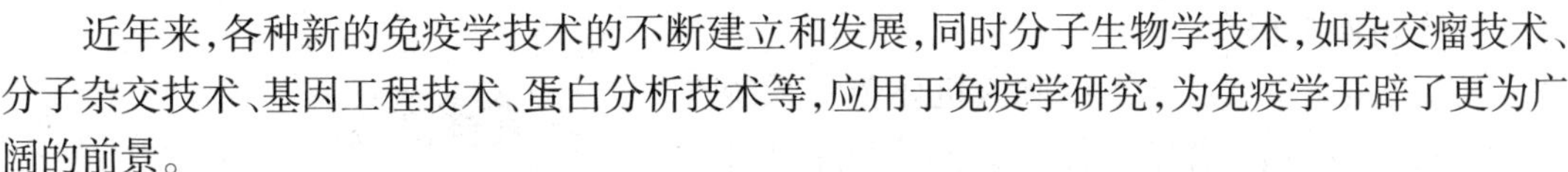

近年来,各种新的免疫学技术的不断建立和发展,同时分子生物学技术,如杂交瘤技术、分子杂交技术、基因工程技术、蛋白分析技术等,应用于免疫学研究,为免疫学开辟了更为广阔的前景。

附:

免疫学获得诺贝尔生理学或医学奖的科学家及主要工作

获奖时间	获奖者	主要成就
2011	Steinman(美国)	树状细胞及其在适应性免疫系统方面作用
	Bruce A. Beutler(美国)	先天性免疫系统的活性作用
	Jules A. Hoffmann(法国)	
1996	Peter C. Doherty(澳大利亚) Rolf M.Zinkemagel(瑞士)	MHC 限制性,即 T 细胞的双识别模式
1987	Tonegawa(日)	阐明抗体多样性的遗传学基础
1984	Kohler G(德国)	用杂交瘤技术制备单克隆抗体
1980	Baruj Benacerraf(美国)	发现细胞表面调节免疫反应的遗传学基础
	Jean Dausset(法国)	
	George D. Snell(美国)	
1972	Gerald M.Edelman(美国)	发现抗体的分子结构,阐明抗体的本质
	Rodney R.Porter(英国)	
1960	Frank Macfarlane Burnet(澳大利亚)	提出抗体生成的克隆选择学说
	Peter Brian Medawar(英国)	发现获得性免疫耐受性
1919	J. Bordet(比利时)	发现补体,建立补体结合试验
1913	C. Richet(法国)	发现过敏反应
1908	P.Ehrlich(德国)	提出体液免疫理论和抗体生成的侧链学说
	E Metchnikoff(俄国)	发现细胞吞噬作用,提出细胞免疫理论
1901	Emil von Behring(德国)	制成白喉抗毒素血清,开创免疫血清疗法

第二节 抗 原

一、抗原的概念和特性

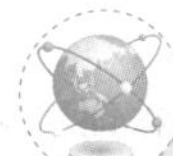
知识链接

认识抗原

日常生活中我们接触的一些物质,如细菌、病毒、花粉、某些食物(牛奶、鱼、虾)、某些药物(青霉素等)进入机体后,免疫系统就会对其进行识别并清除,这些物质是引起免疫应答的始动因素和必备条件,被称为抗原。通俗地说,免疫应答就是机体抵抗抗原的一场战争,而这场战争的发动者就是抗原,防御者是免疫系统。

(一) 抗原的概念

抗原(antigen,Ag)是指能刺激机体免疫系统产生特异性免疫应答,并能在体内或体外与免疫应答产物(抗体或效应T细胞)发生特异性结合的物质。

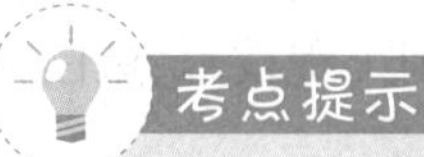

抗原的概念、特性及分类

(二) 抗原的特性

抗原具有两个基本特性(图3-1):①免疫原性:能刺激机体发生免疫应答、产生抗体及效应T细胞的特性。②抗原性:也称免疫反应性,抗原与其诱导产生的相应抗体或效应T细胞发生特异性结合的特性。

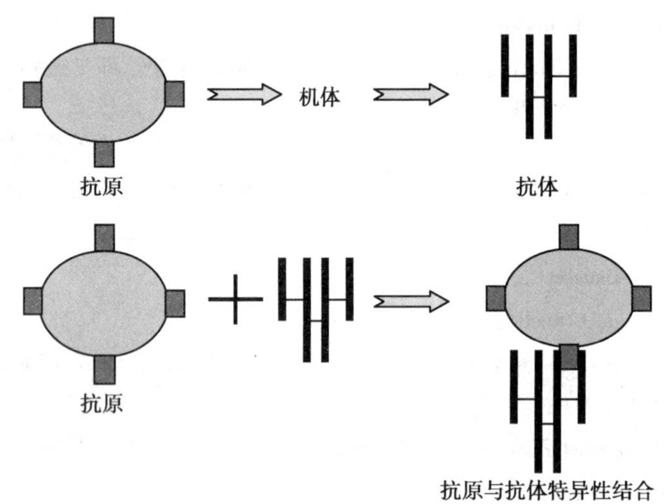

图3-1 抗原的特性示意图

同时具有免疫原性和抗原性的物质称完全抗原。如大多数的蛋白质、微生物、外毒素等。不具有免疫原性但有抗原性的物质称半抗原,又称不完全抗原。如多糖、脂类及某些药物。半抗原与载体蛋白质结合后,即具有了免疫原性,成为完全抗原。

(三) 特异性

特异性即专一性,是指抗原只能刺激机体产生针对该抗原的免疫效应物质,且仅能与相应的免疫效应物质发生特异性结合。如接种乙肝疫苗只能预防乙型肝炎,而不能预防甲型肝炎。特异性是免疫应答最基本的特点,亦是临床免疫学诊断与防治的理论依据。

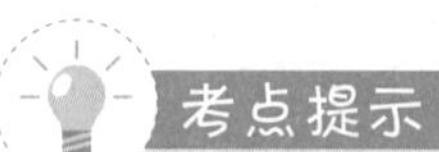

抗原的特异性及共同抗原、交叉反应的概念

抗原决定基,又称表位,是抗原分子中决定抗原特异性的特殊化学基团,一般由几个到十几个氨基酸构成。表位是决定抗原特异性的基础,它是与抗体、免疫活性细胞抗原受体特异性结合的部位。

天然的抗原(如细菌、病毒、细胞等)物质都含有多种抗原决定基,可刺激机体产生多种抗体。如两种抗原含有一种相同或相似的表位,能与同一抗体发生反应,则这两种抗原称为共同抗原;抗体或效应T细胞对具有相同或相似决定基的不同抗原的反应,称为交叉反应(图3-2)。

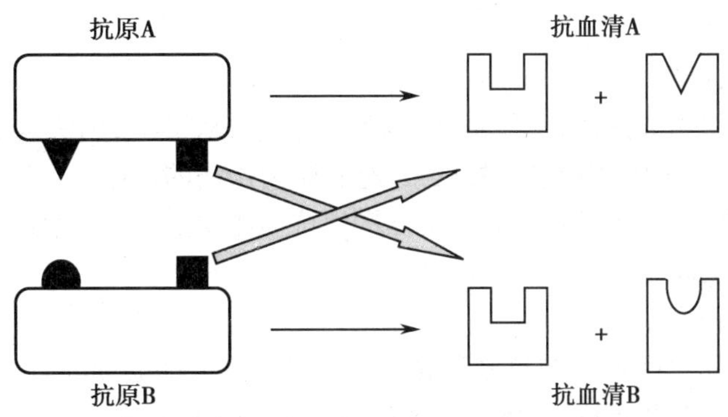

图 3-2 共同抗原与交叉反应示意图

二、决定抗原免疫原性的条件

(一) 异物性

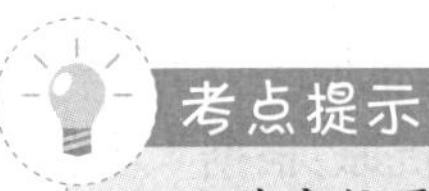

决定抗原免疫原性的条件

异物即非己物质，凡胚胎时期未与免疫活性细胞充分接触过的物质，皆视为异物。免疫系统能识别“自己”与“非己”，并只清除“非己”物质，因此异物性是构成抗原免疫原性的首要条件。具有异物性的物质主要有：①异种物质，生物间种族亲缘关系越远，分子结构差异越大，免疫原性越强。②同种异体物质，由于遗传差异，同种不同个体间组织细胞结构也存在差异，当这些物质进入另一个体，即可引起免疫反应。③自身物质，自身成分结构发生改变或胚胎期处于隐蔽的自身物质释放，可成为自身抗原。

(二) 理化性状

1. 分子大小与化学组成　抗原的相对分子质量一般在 10kDa 以上，且分子量越大，含有抗原表位越多，结构越复杂，则免疫原性越强。抗原物质必须具有分子结构的复杂性。如蛋白质中含有大量芳香族氨基酸尤其是酪氨酸时，免疫原性较强；如明胶分子量为 100kDa，但由直链氨基酸组成，稳定性差，则免疫原性很弱。

2. 分子构象和易接近性　表位是决定抗原分子与淋巴细胞抗原受体结合的关键，其空间构型与受体之间越吻合，免疫原性越强。表位在分子表面时，易与淋巴细胞抗原受体结合，抗原性强；若存在于大分子内部，则表现不出免疫原性。

此外，抗原的免疫原性与抗原的物理性状、种类、进入机体的方式以及遗传因素、机体的生理状况等有关。

三、医学上重要的抗原

(一) 微生物及其代谢产物

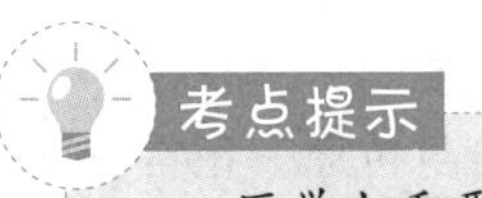

医学上重要的抗原

微生物化学组成非常复杂，是多种抗原的聚合体，免疫原性较强。因此，可制备相应疫苗来预防传染病的感染，也可根据相应抗体来诊断疾病。

细菌的外毒素是毒性极强的蛋白质，具有良好的免疫原性。外毒素经甲醛处理后失去毒性，保留免疫原性，称为类毒素。注射类毒素，可使机体产生特异性抗体(即抗毒素)，能有效中和外毒素。

(二) 动物免疫血清

临床治疗疾病使用的抗毒素，是将类毒素给马注射，从马血清中提取的。将这种动物来源的抗毒素注入人体，可中和相应的外毒素，起到防治疾病的作用。但这种抗毒素对人来说是异种抗原，因而具有免疫原性，可刺激机体产生抗马血清抗体，反复使用可引发超敏反应，故注射前应做过敏试验。

(三) 异嗜性抗原

存在于不同种属之间的共同抗原称异嗜性抗原(heterophile antigen)。如A族溶血性链球菌与肾小球基底膜有共同抗原，感染该菌后可引起急性肾小球肾炎；立克次体与变形杆菌之间存在着共同抗原，利用变形杆菌代替立克次体来检测可疑病人体内立克次体的抗体，辅助诊断立克次体病。

(四) 同种异型抗原

指同一种属不同个体间所存在的不同抗原，人类的同种异型抗原主要有：

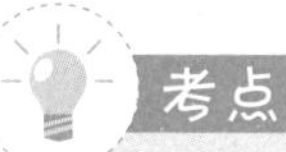

考点提示

同种异型抗原的概念及举例

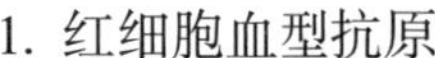

1. 红细胞血型抗原

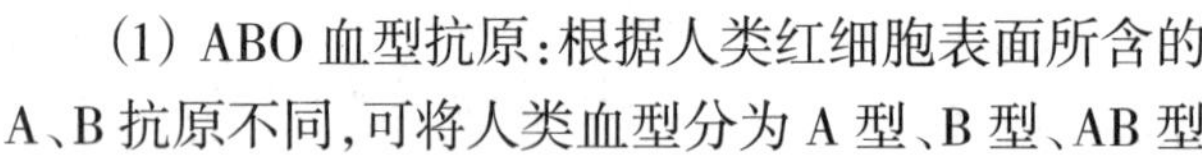

(1) ABO血型抗原：根据人类红细胞表面所含的A、B抗原不同，可将人类血型分为A型、B型、AB型和O型4种。血型不符的个体间相互输血，可引起严重输血反应。

(2) Rh血型抗原：人类红细胞膜表面具有D抗原者为Rh$^+$，缺乏D抗原者为Rh$^-$。体内已经产生D抗体的Rh$^-$母体孕育Rh$^+$胎儿时，可引起新生儿严重溶血症或流产、死胎。

知识链接

人类白细胞抗原与移植排斥反应

人类白细胞抗原(HLA)具有高度多态性，能反映出个体高度的特异性，可作为人类个体的识别码。无亲缘关系个体之间几乎不可能出现两个HLA表型完全相同的个体，故HLA的匹配程度决定了器官移植的成败。进行组织或器官移植时，受者和供者之间HLA相容程度越高，则移植排斥反应的发生率就越低，移植成功率就越高。

2. 人类白细胞抗原(human leucocyte antigen，HLA)　主要组织相容性复合体(MHC)是一组决定移植组织是否相容、与免疫应答密切相关、紧密连锁的基因群。哺乳动物都具有MHC，不同动物的MHC及其编码的抗原有不同的命名。人类的主要组织相容性抗原称为人类白细胞抗原(HLA)，参与免疫应答、移植排斥反应及免疫调节。HLA表达异常与人类某些疾病的发生密切相关。

(五) 自身抗原

1. 隐蔽的自身抗原　正常情况下某些自身物质与免疫系统相隔离，称为隐蔽抗原。如甲状腺球蛋白、眼葡萄膜色素、精子、脑组织和眼晶状体蛋白等。由于外伤、感染或手术等原因，使隐蔽抗原释放成为自身抗原，诱导特异性自身免疫应答。

2. 修饰的自身抗原　在感染、电离辐射或化学药物等影响下，自身组织细胞抗原发生改变成为自身抗原，刺激机体引起自身性免疫应答。

（六）肿瘤抗原

1. 肿瘤特异性抗原　指只存在于某种特定肿瘤细胞表面的抗原，如黑色素瘤的抗原。

2. 肿瘤相关抗原　指与某种肿瘤的发生有关，但不是该肿瘤细胞所特有的抗原物质。正常时机体内可少量存在，在某种肿瘤发生时，其含量明显增加。如肝细胞癌变时，体内的甲胎蛋白（AFP）含量明显增加。某些病毒感染人体后也会引发恶性肿瘤，如某些乙型肝炎的感染者会导致原发性肝癌。

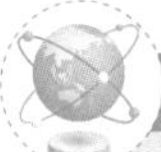

知识链接

胚胎抗原

在胚胎发育阶段由胚胎组织产生的正常成分称为胚胎抗原，胚胎后期减少，出生后逐渐消失，或仅存留极微量。当细胞癌变时，此类抗原可重新合成并大量表达，如肝癌细胞产生的甲胎蛋白（AFP）及结肠癌细胞表达的癌胚抗原（CEA），可作为肿瘤血清标志物用于肿瘤的临床诊断，其含量的上升可作为肿瘤诊断、复发及判断预后的辅助性指标。

四、免疫佐剂

免疫佐剂是指与抗原一起或预先注入机体后，可增强机体对该抗原的免疫应答或改变免疫应答类型的物质。

免疫佐剂的种类主要有：①微生物及其产物：如短小棒状杆菌、卡介苗（BCG）等。②无机化合物：如明矾、氢氧化铝等。③油剂：如弗氏佐剂等。

免疫佐剂的生物学作用：①增强抗原的免疫原性，可使原本无免疫原性或免疫原性弱的物质变为有效的完全抗原。②增强体液免疫应答能力，提高机体初次和再次免疫应答产生的抗体效价。③可改变抗体产生的类型。④刺激抗原提呈细胞的功能，促进淋巴细胞增殖分化。

第三节　免疫球蛋白

一、抗体与免疫球蛋白的概念

1. 抗体（antibody，Ab）　是指B淋巴细胞受抗原刺激后增殖分化为浆细胞，由浆细胞产生的并能与相应抗原特异性结合的免疫球蛋白。

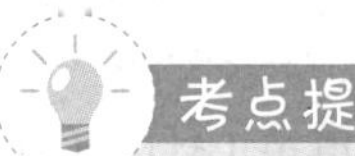

考点提示

抗体和免疫球蛋白的概念及两者的关系

2. 免疫球蛋白（immunoglobulin，Ig）　具有抗体活性及化学结构与抗体相似的球蛋白统称为免疫球蛋白。抗体是免疫球蛋白，而免疫球蛋白不一定都是抗体。抗体属于生物学功能概念，免疫球蛋白则属于化学结构概念，如多发性骨髓瘤病人的血液中有大量与抗体结构相似但不具备抗体功能的球蛋白，这些球蛋白是骨髓瘤细胞分泌的，只能称为免疫球蛋白，不能称为抗体。

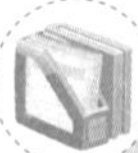

案例

病人,男,18岁。因在建筑工地被钉子扎入足底就诊,外科急诊进行伤口清创术,为防止病人感染破伤风,注射破伤风抗毒素进行紧急预防。

问题:为什么注射破伤风抗毒素可防止病人感染破伤风?

二、免疫球蛋白的结构与功能

(一)免疫球蛋白的结构

考点提示

免疫球蛋白的基本结构、水解片段及生物学功能

1. 基本结构 免疫球蛋白分子的基本结构是由二硫键连接的四条肽链组成的对称结构,称为单体。其中两条相同的长链称为重链(H链),由450~550个氨基酸残基组成,两条相同的短链称为轻链(L链),由214个氨基酸残基组成(图3-3)。

免疫球蛋白的重链和轻链不是简单的直线结构,其肽链反复高度盘绕折叠,形成了具有特定功能的高度复杂的立体区域。

(1)可变区(V区):氨基端轻链的1/2和重链的1/4的区域内氨基酸的组成和排列顺序高度可变,称为可变区(V区),能与抗原特异性结合。

(2)恒定区(C区):羧基端轻链的1/2和重链的3/4的区域氨基酸数量、种类和排列顺序都相对稳定,称为恒定区(C区),其中重链的3个恒定区从氨基端向羧基端排列为CH1、CH2、CH3,分别具有不同的功能。

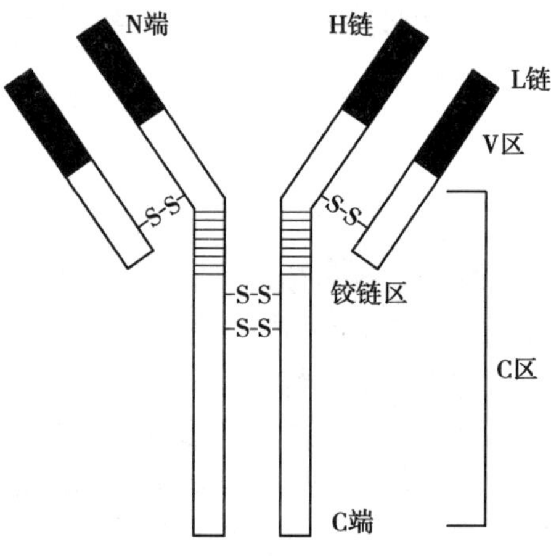

图3-3 免疫球蛋白基本结构

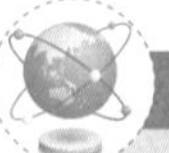

知识链接

免疫球蛋白结构的发现

1959年,美国生物化学家Gerald Edelman和英国生物化学家Rodney Porter通过研究阐明了免疫球蛋白单体是由一对轻链和一对重链借二硫键连接在一起,发现了可变区和恒定区,可变区的Fab段能与抗原特异性结合,为进一步研究抗体奠定了基础。

(3)铰链区:位于重链CH1、CH2之间的区域上,该区含有大量的脯氨酸,富有弹性,可使免疫球蛋白分子由T型变为Y型,暴露CH2,便于结合补体。

2. 水解片段 用木瓜蛋白酶水解IgG单体,可在铰链区二硫键的氨基侧切断,得到两个相同的抗原结合片段(Fab段)和一个可结晶片段(Fc段),Fab段包含了轻链和重链的可变区,是与抗原分子结合的片段。Fc具有激活补体、结合细胞、通过胎盘和黏膜的功能(图3-4)。

3. 分类 根据重链恒定区结构的差别,将免疫球蛋白分为5类,分别是IgM、IgG、IgA、IgD、IgE。IgG、IgD、IgE和血清型IgA均由单体组成;SIgA(分泌型)是由连接链(J链)连接2个单体和1个分泌片构成;IgM是由连接链(J链)连接5个单体构成(图3-5)。

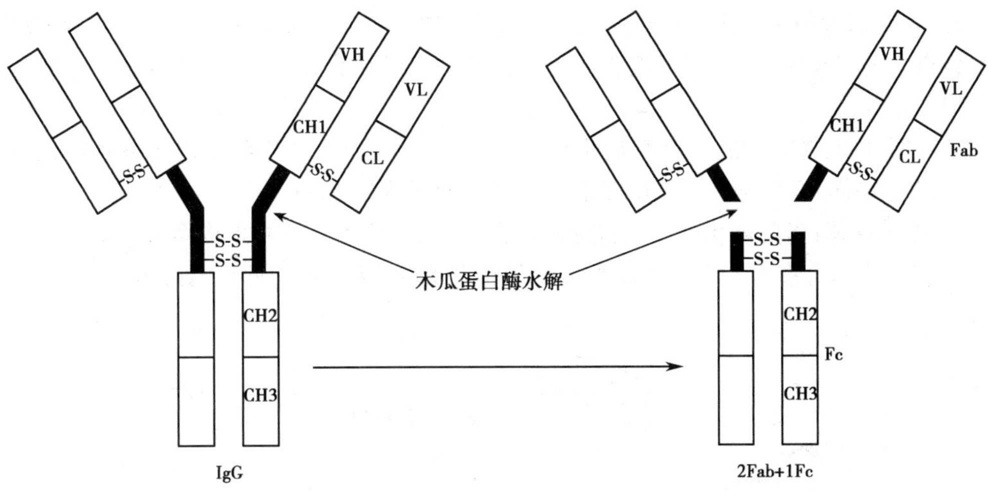

图 3-4 免疫球蛋白水解片段

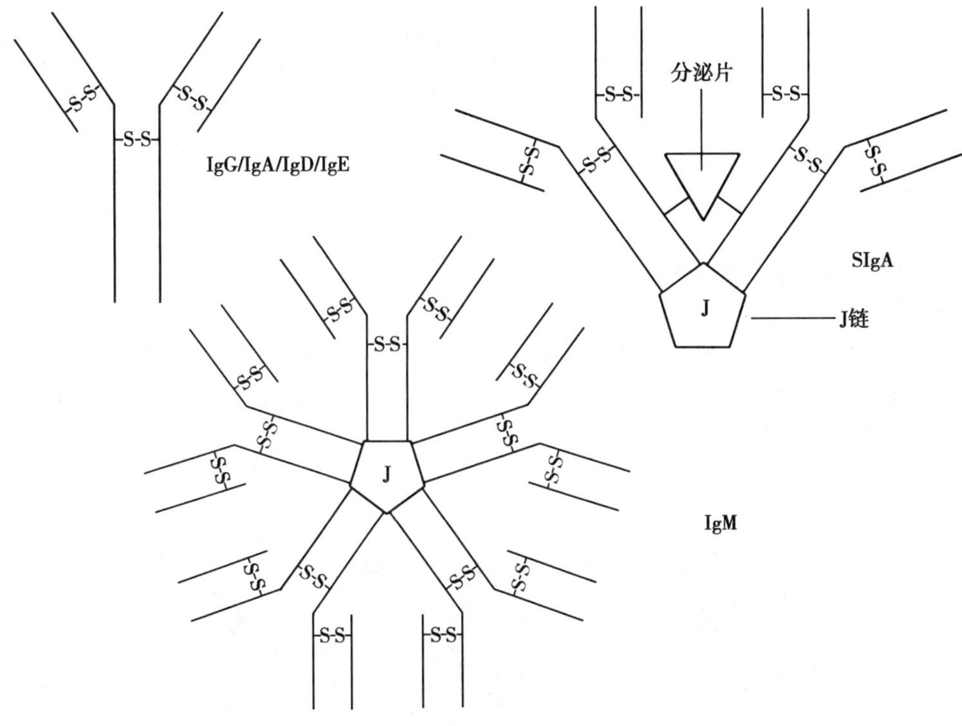

图 3-5 5 类免疫球蛋白的结构

(二) 免疫球蛋白的生物学功能

1. Fab 段的生物学功能　Fab 段能够特异性结合抗原，其结合部位在 V 区。抗体与相应抗原特异性结合后所发挥的生物学效应因抗原的性质而不同。

(1) 中和作用：外毒素和病毒都是通过与易感细胞受体结合的方式进入细胞而发挥毒害、感染作用的，当与相应的抗体结合后，外毒素、病毒上与易感细胞受体结合的位点被抗体所封闭，不能进入细胞内，丧失了毒害和感染细胞的作用。

(2) 抑制细菌吸附:细菌吸附到黏膜上皮上才能定居,继而繁殖。分布于黏膜表面的SIgA类与细菌特异性结合,可以阻止细菌与黏膜细胞的结合,阻断了细菌的定居,加快了细菌的排除。

2. Fc段的生物学功能　有些抗原在与相应抗体结合后,其生物学性质并不能改变,需要Fc段结合补体、吞噬细胞和NK细胞等,才能将抗原破坏清除。

(1) 激活补体:当抗体与细胞型抗原特异性结合后,抗体分子发生构型变化,由T型变为Y型,暴露补体结合点CH2区,结合补体继而激活补体,溶解抗原细胞(图3-6)。

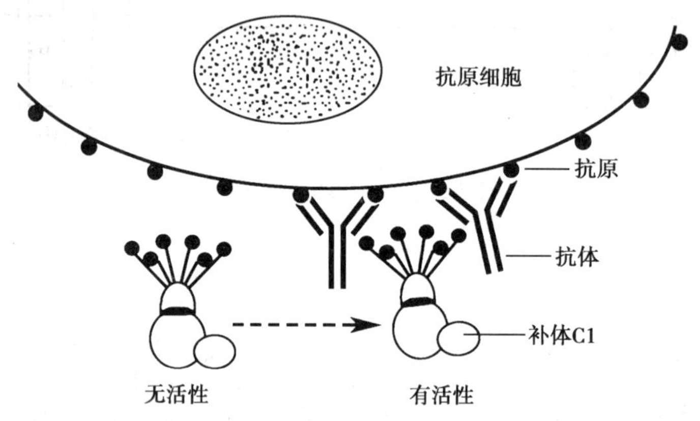

图3-6　抗体激活补体示意图

(2) 结合细胞:在单核吞噬细胞、NK细胞膜上有IgG的Fc受体,在肥大细胞或嗜碱性粒细胞膜上有IgE的Fc受体,抗体与其相应受体结合发挥不同的作用。

(3) 抗体调理作用:在单核吞噬细胞膜上有IgG的Fc受体,当细菌与相应抗体IgG特异性结合后,IgG的Fc段即可与单核吞噬细胞上的Fc受体结合,激活细胞内的调控机制,增强吞噬细胞对细菌的吞噬消化作用(图3-7)。

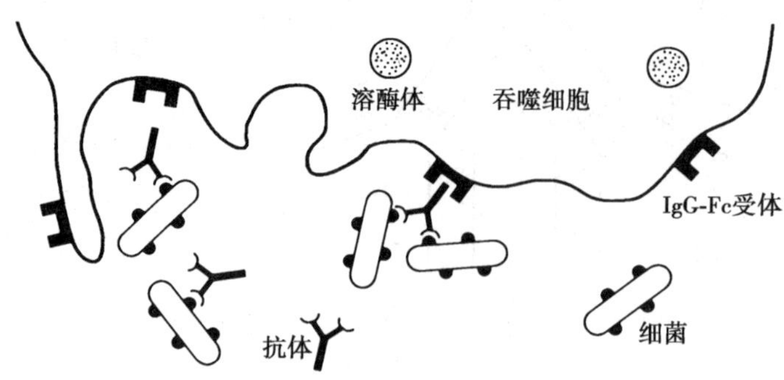

图3-7　抗体的调理作用示意图

1) 参与ADCC:抗体依赖性细胞介导的细胞毒作用(ADCC),即由IgG的Fc段与自然杀伤细胞(NK细胞)表面的Fc受体结合,介导NK细胞直接杀伤靶细胞(图3-8)。

2) 介导Ⅰ型超敏反应:在肥大细胞或嗜碱性粒细胞表面有IgE的Fc受体,IgE的Fc段与肥大细胞或嗜碱性粒细胞表面IgE的Fc受体结合,可引起Ⅰ型超敏反应。

(4) 穿过胎盘和黏膜：IgG 是人类唯一能通过胎盘的免疫球蛋白，母体的 IgG 通过其 Fc 段与胎盘滋养层细胞表面的相应受体结合而转移到滋养层细胞内，然后进入血液，使得新生儿出生后就有了同母体基本相同的抗体水平，能够赋予新生儿约 6 个月的抗感染免疫力。黏膜固有层中的浆细胞产生的双体 IgA 进入黏膜上皮细胞并连接分泌片形成完整的分泌型 IgA 并转运到黏膜表面的分泌液中，是呼吸道、消化道等黏膜局部免疫的主要因素。

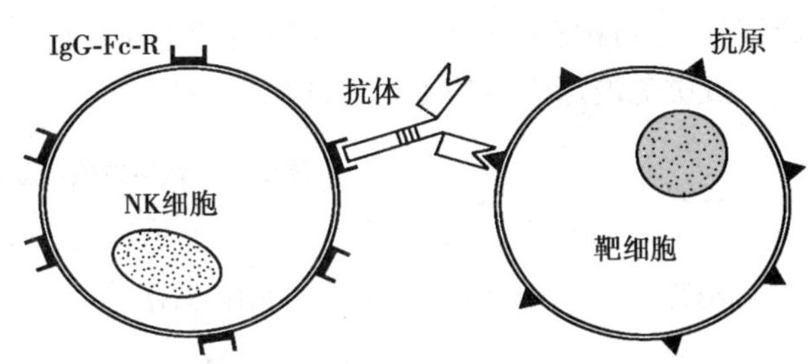

图 3-8 抗体参与 ADCC 示意图

三、五类免疫球蛋白的特性

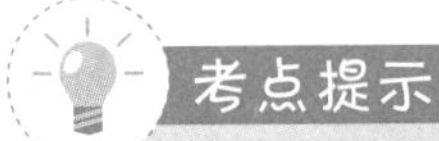

五类免疫球蛋白的特性

1. IgG 是人体内五类免疫球蛋白中含量最高、半衰期最长(20~23 天)的免疫球蛋白，人体出生后的第 3 个月开始合成，3~5 岁时接近成人水平。IgG 占血清免疫球蛋白总量的 75%，分布于全身各个组织和体液中，也是唯一能够通过胎盘的免疫球蛋白，是机体抗感染的主要抗体。抗病毒、细菌的抗体及抗毒素主要为 IgG。

2. IgM 是个体发育过程中最早合成和分泌的抗体，胚胎发育晚期的胎儿即能合成。IgM 由 5 个单体构成，分子量最大，称为巨球蛋白，因此激活补体、凝集抗原作用均强大，主要分布于血液，占血清免疫球蛋白总量的 10%。脐带血中特异性 IgM 水平升高，提示胎儿发生宫内感染。IgM 也是初次体液免疫应答最早出现的抗体，血清中检出特异性 IgM，则提示近期发生感染，可用于感染的早期诊断。天然的 ABO 血型抗体为 IgM。

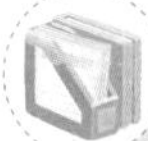

案例

产妇小张正常分娩一健康男婴，医生和家人都建议她产后尽早给新生儿哺乳，却遭到断然拒绝，原来小张担心哺乳后自己体型会发生改变，无法恢复理想体重。

问题：1. 小张的做法正确吗？为什么？

2. 新生儿可从母亲初乳中获得什么？其作用是什么？

3. IgA 分为血清型和分泌型两种，血清型 IgA 主要为单体，存在于血清中，占血清免疫球蛋白总量的 10%~15%。分泌型 IgA(SIgA)由呼吸道、消化道、泌尿生殖道等处黏膜中的浆细胞产生，广泛分布于黏膜和外分泌液中，是机体局部黏膜抗感染的重要因素。人体出生后 4~6 个月开始合成，12 岁左右达成人水平。儿童局部黏膜分泌型 IgA 合成不足，容易患呼吸道和胃肠道感染。母亲初乳中含有 SIgA，是获得自然被动免疫的重要途径，应大力提倡母乳喂养。

4. IgD 血清中含量很少，占血清免疫球蛋白总量的 0.2%~0.3%，是 B 淋巴细胞的重要抗原受体，血液中 IgD 功能尚不清楚。

5. IgE 血清中含量极低，约占血清中免疫球蛋白总量的 0.02%，能与肥大细胞和嗜碱性粒细胞表面 IgE 的 Fc 受体结合，引发Ⅰ型超敏反应。此外，IgE 可能与机体抗寄生虫免疫有关。

五类免疫球蛋白的主要特性见表 3-1。

表 3-1 五类免疫球蛋白的比较

	IgG	IgA	IgM	IgD	IgE
存在形式	单体	单体、双体	五聚体	单体	单体
血清比例(%)	75~85	10~15	5~10	<0.3	<0.02
合成时间	出生后 3 个月	4~6 个月	胚胎末期	较晚	较晚
半衰期(天)	20~23	6	5	3	2
生物学特性	抗感染免疫的主要抗体；能穿过胎盘	SIgA 黏膜局部抗感染作用，初乳中含有	早期重要的抗感染抗体	功能尚未清楚	介导Ⅰ型超敏反应；抗寄生虫感染

第四节 免疫系统

免疫系统由免疫器官、免疫细胞和免疫分子组成，其作用是执行免疫功能。

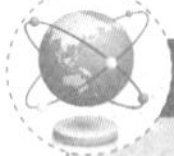

知识链接

免疫系统——人体的卫士

身体健康是我们快乐生活的保障，人体内的免疫系统就像忠诚的卫士一样时刻保护着我们的机体。一旦病原微生物入侵，免疫系统会立即产生一系列的复杂应答过程，清除病原微生物，保护我们的身体安全。

一、免疫器官

免疫器官分为中枢免疫器官和外周免疫器官两大类。

考点提示

中枢与外周免疫器官的组成及功能

(一) 中枢免疫器官

中枢免疫器官是免疫细胞发生、分化、发育和成熟的场所，人类中枢免疫器官包括骨髓和胸腺。

1. 骨髓　是造血器官，也是各种免疫细胞的发源地。骨髓中的多能干细胞分化为髓样干细胞和淋巴干细胞。前者发育为红细胞系、粒细胞系、单核吞噬细胞系等，后者发育为淋巴细胞系。其中一部分淋巴干细胞在骨髓继续发育成为 B 淋巴细胞，离开骨髓后进入外周免疫器官定居。另一部分淋巴干细胞则进入胸腺继续发育。

2. 胸腺　位于胸腔纵隔上方、胸骨后面。出生时重 10~15g，以后增长迅速，至青春期体积最大，为 35~40g，以后逐渐退化萎缩。来自骨髓的淋巴干细胞进入胸腺，在胸腺微环境的影响下，95% 的细胞凋亡，只有 5% 的细胞分化成熟为具有免疫活性的 T 淋巴细胞，离开胸腺后进入外周免疫器官定居。

(二) 外周免疫器官

外周免疫器官是免疫细胞定居和发生免疫应答的部位，包括脾脏、淋巴结和黏膜相关淋巴组织。

1. 淋巴结　人体有500~600个淋巴结(图3-9),主要功能是清除各个组织器官中的抗原物质,如病原微生物、肿瘤细胞等。淋巴结内除有T淋巴细胞、B淋巴细胞外,还有大量的巨噬细胞。在淋巴结内T细胞约占淋巴细胞总数的75%,B细胞约占淋巴细胞总数的25%,当接受抗原刺激后,能活化、增殖、分化,发生免疫应答。其中的T、B淋巴细胞也能随淋巴液进入血液,透过毛细血管壁进入组织,然后随淋巴液再回到淋巴结,进行淋巴细胞再循环。

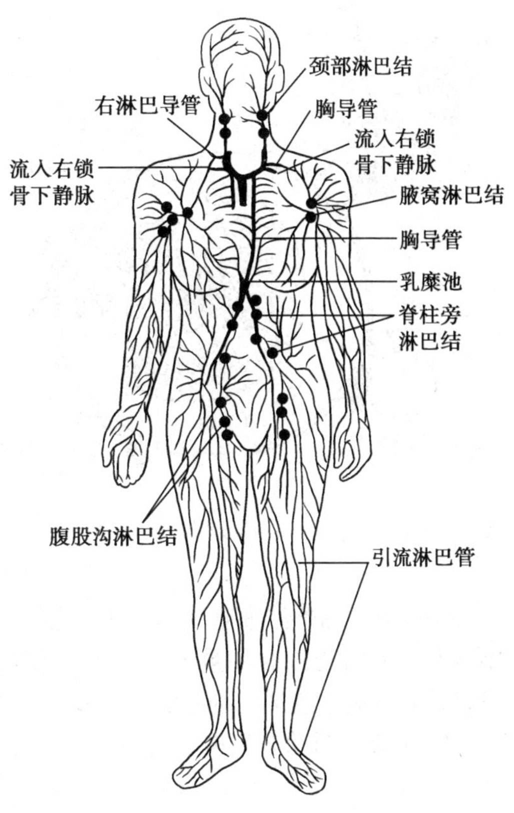

图3-9　人体的淋巴系统

2. 脾脏　是人体最大的外周免疫器官。脾脏主要清除血液内抗原物质以及自身衰老死亡的细胞。其中B细胞约占淋巴细胞总数的60%,T细胞约占淋巴细胞总数的40%。来自血液的抗原物质进入脾脏刺激T、B淋巴细胞活化、增殖、分化,发生免疫应答并被清除。切除脾脏会降低机体的免疫力。

3. 黏膜相关淋巴组织　主要包括扁桃体、阑尾、呼吸道、消化道及泌尿生殖道黏膜下分散的淋巴组织等。这些组织中均分布有各类免疫细胞,包括T、B淋巴细胞,是全身免疫系统的重要组成部分。

二、免疫细胞

免疫细胞是指与免疫有关的细胞,包括T淋巴细胞、B淋巴细胞、NK细胞和抗原提呈细胞等。其中T淋巴细胞、B淋巴细胞在抗原刺激下能够活化、增殖、分化、发生免疫应答,产生效应T淋巴细胞和抗体,故又称为免疫活性细胞。

(一) T淋巴细胞

T淋巴细胞是骨髓中的淋巴干细胞进入胸腺,在胸腺微环境作用下,分化发育成熟的淋巴细胞,故称为胸腺依赖性淋巴细胞。T淋巴细胞介导细胞免疫应答。

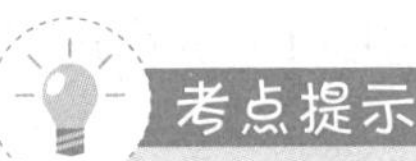

T淋巴细胞的来源、功能、主要表面标志及分类

1. 主要表面标志

(1) T淋巴细胞抗原受体(TCR):TCR是T淋巴细胞膜上特异性识别抗原的结构,T淋巴细胞通过TCR与抗原物质特异性结合,构成启动免疫应答的信号。

(2) CD4:存在于部分T淋巴细胞表面,这些T淋巴细胞被称为$CD4^+$ T淋巴细胞,CD4与抗原提呈细胞表面的MHC-Ⅱ类分子结合,协助TCR接受抗原。

(3) CD8:表面有CD8的T淋巴细胞称为$CD8^+$ T淋巴细胞。CD8与抗原细胞膜上的MHC-Ⅰ类分子结合,参与$CD8^+$ T淋巴细胞的活化增殖(图3-10)。

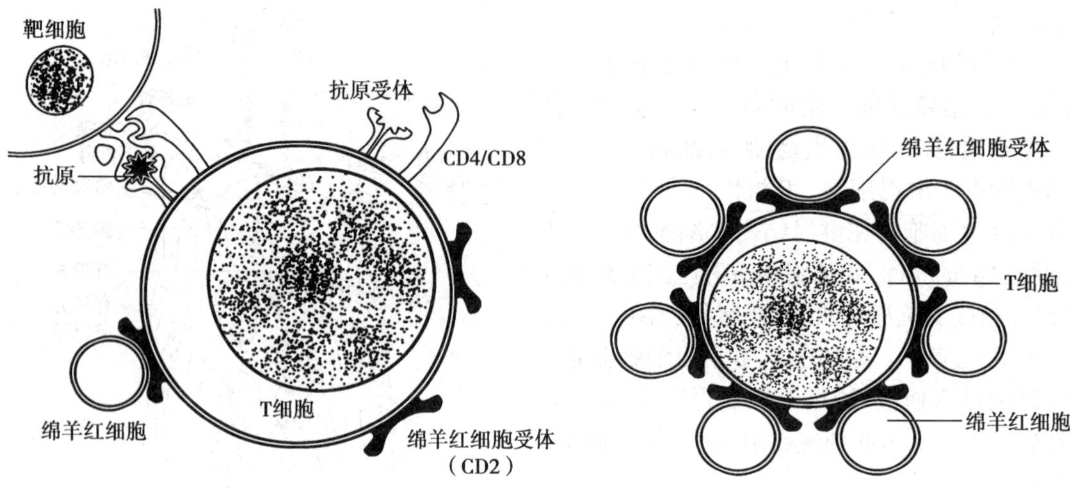

图 3-10 T 淋巴细胞表面分子　　图 3-11 E 玫瑰花环

(4) CD2(绵羊红细胞受体)：CD2 能与绵羊红细胞结合，仅 T 淋巴细胞上有，是 T 淋巴细胞区别于 B 淋巴细胞的重要标志。采用 T 淋巴细胞与绵羊红细胞混合形成的 E 花环试验可以检测血液中 T 淋巴细胞的数量和比例(图 3-11)。

2. 分类　目前多根据其表面标志和功能进行分类。

(1) 按 T 淋巴细胞表面 CD 分子不同分为

1) $CD4^+$ T 淋巴细胞：细胞表面表达 CD4 分子，受自身 MHC-Ⅱ类分子限制，活化后分化为 Th 细胞。

2) $CD8^+$ T 淋巴细胞：细胞表面表达 CD8 分子，受自身 MHC-Ⅰ类分子限制，活化后分化为细胞毒性 T 细胞(CTL)。

(2) 按功能不同分为

1) 辅助 T 细胞(Th)：分为 Th1 和 Th2，Th1 主要分泌细胞因子和介导Ⅳ型超敏反应，Th2 细胞主要是促进淋巴细胞发生免疫应答。

2) 细胞毒性 T 细胞(CTL)：能对具有 MHC-Ⅰ类分子的靶细胞抗原发生免疫应答，并特异性地溶解杀伤靶细胞。

3) 调节性 T 细胞(Treg)：通过抑制 $CD4^+$ T 细胞和 $CD8^+$ T 细胞的活化与增殖，达到免疫的负调节作用。

(二) B 淋巴细胞

B 淋巴细胞是由骨髓中的淋巴干细胞在骨髓的微环境作用下发育成熟的，故称为骨髓依赖性淋巴细胞。B 淋巴细胞介导体液免疫应答。

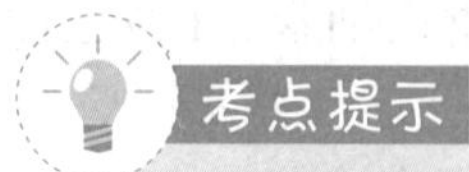

> **考点提示**
>
> B 淋巴细胞的来源、功能及表面标志

1. 主要表面标志

(1) B 淋巴细胞表面有抗原受体(BCR)：该受体是 B 淋巴细胞膜表面的免疫球蛋白(SmIg)，它能与抗原物质特异性结合，激活 B 细胞，启动免疫应答。每一个 B 淋巴细胞表面只含一种抗原受体，只能识别并结合相应的抗原决定基，从而产生针对该抗原决定基的抗体(图 3-12)。

(2) IgGFc 受体(FcγR) 多数 B 细胞表面上有能与 IgG 的 FC 段结合的受体，由于 FcγR

可与 IgG 抗体与抗原形成的免疫复合物结合,可抑制对 B 细胞的活化,对体液免疫起负调节作用。该受体非 B 细胞特征标志,也存在于巨噬细胞等免疫细胞上。

(3) 补体 C3b 受体　能与补体 C3b 结合,作用与 FcγR 相似。C3b 受体除在 B 细胞和吞噬细胞表面表达外,在红细胞和血小板表面亦有表达,存在于红细胞和血小板表面的 C3b 受体可介导免疫黏附。

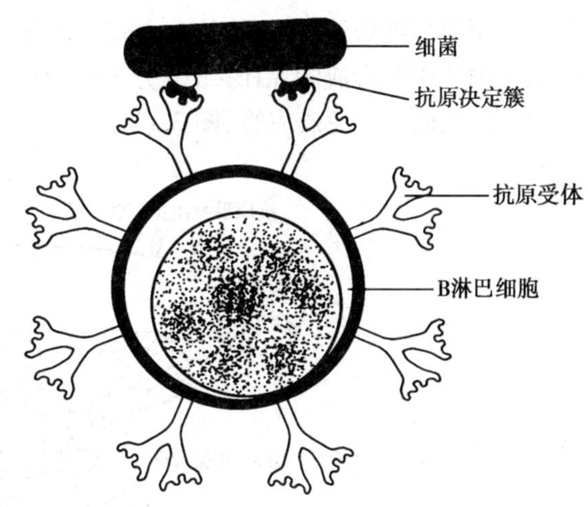

图 3-12　B 淋巴细胞抗原受体

2. 分类　依照分化抗原 CD5 的存在与否,分为 B1 细胞和 B2 细胞两个亚群。B1 细胞表面存在 CD5 分子,主要分布于胸腔、腹腔以及肠壁的固有层,产生低亲和力的抗体,参与黏膜免疫应答,不形成记忆细胞;B2 细胞表面不表达 CD5 分子,即通常所指的 B 淋巴细胞,抗原刺激后可产生高亲和力的各类抗体,可形成记忆细胞,是体液免疫的重要细胞。

人类 T 淋巴细胞与 B 淋巴细胞的比较见表 3-2。

表 3-2　人类 T 淋巴细胞与 B 淋巴细胞的比较

要点	T 淋巴细胞	B 淋巴细胞
来源	胸腺	骨髓
分布	淋巴结中占 75%、脾脏中占 40%	淋巴结中占 25%、脾脏中占 60%
表面标志	TCR、CD4、CD8、CD2	BCR(mIg)、MHC 分子、CD32
分类	$CD4^+$T 细胞、$CD8^+$T 细胞	B1 细胞、B2 细胞
功能	介导细胞免疫、参与辅助体液免疫	介导体液免疫、参与抗原提呈

(三) NK 细胞

为自然杀伤细胞,NK 细胞占外周血淋巴细胞的 5%~10%。其表面无抗原受体,无需抗原刺激活化就能直接杀伤抗原靶细胞,具有早期、直接、广泛等特点。所以在无特异性抗体和效应 Tc 细胞形成之前,即可有效地杀伤带病毒的靶细胞,发挥早期抗病毒感染作用。NK 细胞膜上有 IgG 的 Fc 受体,与抗原靶细胞结合的 IgG 还可以通过 Fc 段结合到 NK 细胞上,激发 NK 细胞活性,杀伤靶细胞。这种需要抗体辅助的杀细胞作用,称为抗体依赖性细胞介导的细胞毒作用,简称 ADCC 作用。

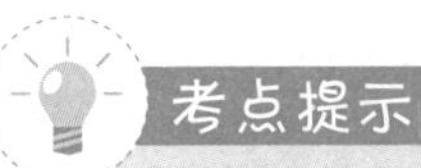

NK 细胞的作用

(四) 抗原提呈细胞

抗原提呈细胞(antigen presenting cell,APC)是指一些能捕获、加工处理抗原并将处理后的抗原肽传递给 T 淋巴细胞的细胞。主要包括单核吞噬细胞、树突状细胞、B 淋巴细胞。

考点提示

抗原提呈细胞(APC)的概念及种类

抗原提呈细胞经吞噬、胞饮等方式摄取抗原，并对抗原进行加工处理，降解为抗原肽，抗原肽与内体中新合成的 MHC-Ⅱ类分子结合形成复合物转运至细胞表面，供 $CD4^+$ Th 细胞识别、结合，从而引发免疫应答（图 3-13）。

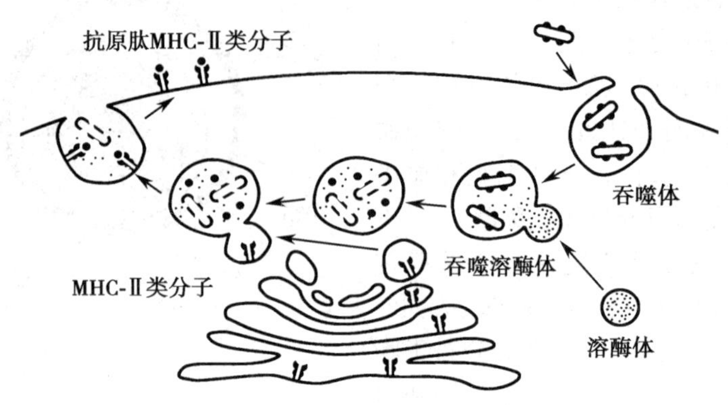

图 3-13 抗原提呈细胞提呈抗原过程

三、免疫分子

免疫分子包括抗体、细胞因子和补体等多种参加免疫应答的生物活性物质。它们既是免疫应答的效应分子，又是免疫应答过程中各个环节相互调节和相互作用的物质，在整个免疫应答过程中起着十分重要的作用，几种细胞因子的来源及作用见表 3-3。

表 3-3 几种细胞因子的来源及作用

细胞因子	产生细胞	生物学作用
白细胞介素 -1（IL-1）	单核巨噬细胞及其他基质细胞	促进 T、B 细胞活化、增殖； 增强 NK 细胞、巨噬细胞活性； 介导炎症反应；引起发热反应
白细胞介素 -2（IL-2）	活化 T 细胞、NK 细胞	促进 T、B 细胞增殖分化； 增强 NK 细胞、Tc 细胞活性； 诱导 LAK 形成
干扰素（IFN）	白细胞、成纤维细胞、活化 T 细胞、NK 细胞	抗病毒、抗肿瘤；参与免疫调节； 增强 NK 细胞、巨噬细胞的活性； 促进 T、B 细胞活化
肿瘤坏死因子（TNF）	单核巨噬细胞、活化 T 细胞	杀伤、抑制瘤细胞；抗病毒；参与免疫调节；促进炎症反应；引起发热反应；引发恶病质
集落刺激因子（CSF）	活化 T 细胞、单核巨噬细胞、血管内皮细胞及成纤维细胞	促进造血干细胞向各种免疫细胞分化； 诱导干细胞体外培养形成集落
趋化因子	白细胞等	介导细胞迁移；调节血细胞发育、胚胎期器官发育、血管形成、细胞凋亡；参与肿瘤的发生、发展及移植排斥反应等
生长因子（GF）	多种细胞	调节细胞生长、分化；调节免疫功能

第五节 免疫应答

一、免疫应答的概念及基本过程

（一）免疫应答的概念

免疫应答(immune response)是指免疫系统接受抗原物质刺激后，免疫细胞对抗原的识别、自身活化、增殖、分化及产生特异性免疫效应的全过程。T淋巴细胞介导的免疫应答称为细胞免疫应答，B淋巴细胞介导的免疫应答称为体液免疫应答。通过免疫应答，机体及时地清除了抗原性异物，维持机体的生理平衡和稳定，如抗感染和抗肿瘤等，但在某些情况下，免疫应答也可对机体造成伤害，引起超敏反应或其他免疫性疾病。

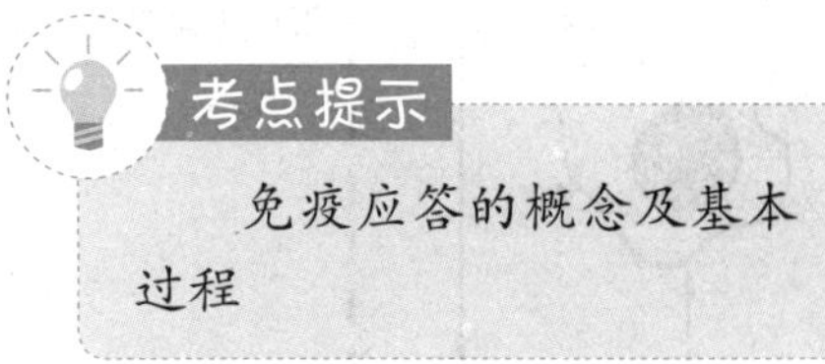

（二）免疫应答的基本过程

免疫应答过程复杂，将其分为3个阶段。

1. 感应阶段(提呈、识别抗原阶段) 该阶段包括抗原提呈细胞(APC)提呈抗原和T、B淋巴细胞表面受体识别抗原两个步骤。

(1) APC提呈抗原：APC摄取抗原，在细胞内将抗原加工处理成抗原肽，抗原肽与细胞内的MHC分子结合为复合物表达在APC细胞的表面，供Th淋巴细胞受体识别结合。

(2) T、B淋巴细胞表面受体识别抗原：B淋巴细胞通过表面的抗原受体(BCR)特异性识别并结合抗原。T淋巴细胞需要双识别，先是T淋巴细胞通过其表面的CD4或CD8识别抗原提呈细胞膜上的MHC-Ⅱ或Ⅰ类分子，然后T淋巴细胞的抗原受体才能识别MHC-Ⅱ或Ⅰ类分子上的抗原肽，即MHC限制性(图3-14)。

2. 反应阶段(淋巴细胞活化、增殖阶段) 指T、B淋巴细胞接受抗原刺激后活化、增殖和分化的阶段。T淋巴细胞接受抗原刺激后活化、增殖、分化，最终形成大量的效应T细胞，包括$CD4^+$的效应Th1、Th2细胞和$CD8^+$效应CTL细胞。B淋巴细胞接受抗原刺激后开始活化，并在Th细胞分泌的细胞因子如白细胞介素的作用下分裂增殖，同时细胞的形态及功能发生转化，最终形成了大量的能合成并分泌抗体的浆细胞。此阶段中，部分T、B细胞中途停止增殖分化，转化为记忆细胞，长期生存。当记忆细胞再次遇到相同抗原时，可迅速增殖分化为效应T细胞或浆细胞，发挥免疫效应。

3. 效应阶段(效应T细胞和抗体等发挥免疫作用的阶段) 包括浆细胞分泌抗体发挥体液免疫效应和效应T细胞及其释放的细胞因子发挥细胞免疫效应阶段(图3-15)。

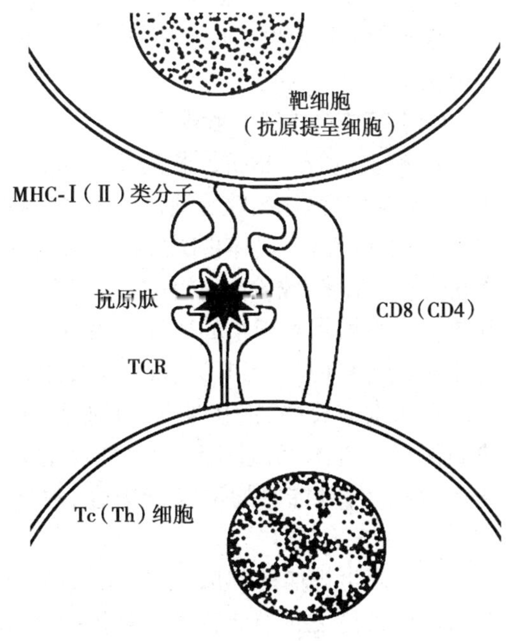

图3-14 T淋巴细胞的双识别

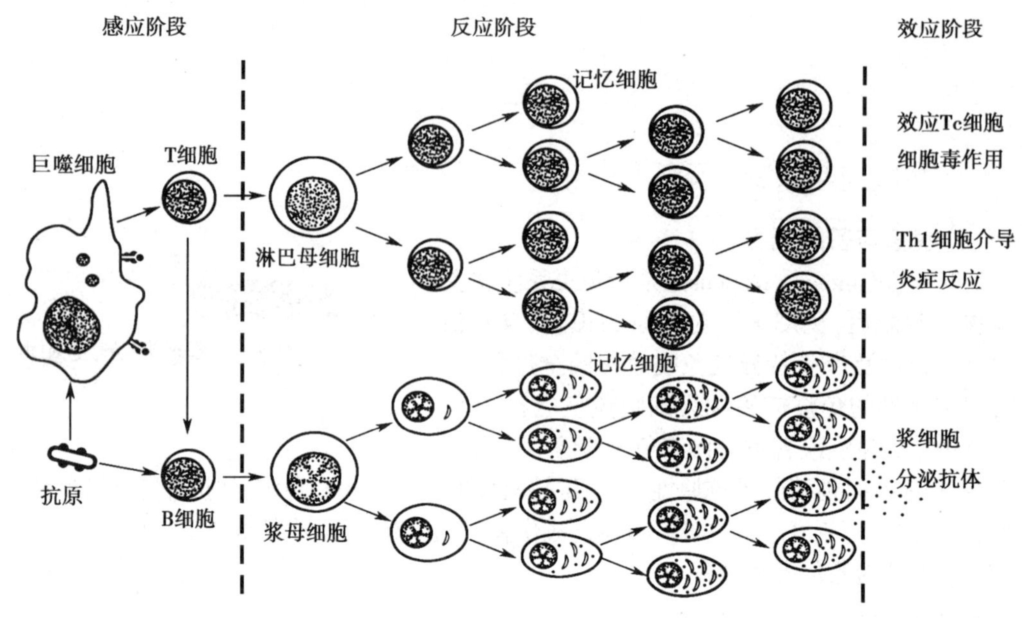

图 3-15 免疫应答基本过程示意图

二、体液免疫

体液免疫是指由 B 淋巴细胞介导的特异性免疫应答。主要是通过 B 淋巴细胞接受抗原刺激后产生的抗体来发挥免疫效应。其基本过程为:与抗原结合的 B 淋巴细胞在 Th2 淋巴细胞的辅助下活化、增殖、分化为浆细胞和记忆细胞,浆细胞合成并分泌抗体发挥免疫效应。记忆细胞寿命长,对相应的抗原保持识别功能,同类抗原再次进入机体后,记忆细胞能够迅速发生免疫应答产生体液免疫效应。体液免疫主要针对体液中细胞外的抗原物质发挥免疫效应。

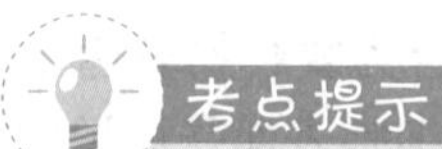

体液免疫的概念、抗体产生的一般规律及临床意义

(一) 抗体产生的一般规律

1. 初次应答 指抗原物质第一次进入机体引起的体液免疫应答。其特点是潜伏期长(1~2 周);抗体含量少、效价低;抗体在体内维持时间短;主要为 IgM 类抗体,亲和力低。

2. 再次应答 机体再次接触相同抗原所产生的体液免疫应答。其特点是潜伏期短,(1~2 天);抗体含量多、效价高;抗体在体内维持时间长;主要为 IgG 类抗体,亲和力高。初次应答和再次应答均是先产生 IgM,后产生 IgG。IgM 维持时间短,当 IgM 含量达到高峰开始下降时才开始产生 IgG。当 IgG 达高峰时,IgM 基本消失(图 3-16)。

在初次应答中,潜伏期长,不能及时产生抗体,对抗原的清除能力弱,故病原微生物第一次侵入机体,引起疾病的可能性就大。在再次应答中,机体对抗原的免疫应答快,迅速产生抗体,对抗原的清除能力强,故病原微生物再次侵入机体,则引起疾病的可能性较小。

抗体产生规律的临床意义:①指导预防接种,制订最佳计划免疫方案。②血液中 IgM 升高可作为传染病早期感染诊断依据之一。③检测抗体含量变化可了解病程及评估疾病转归。

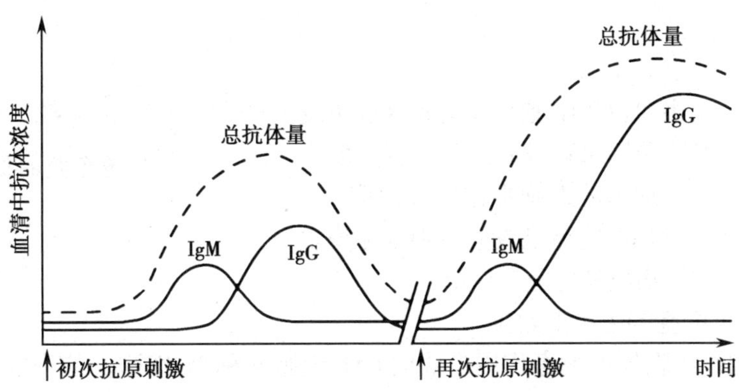

图 3-16 抗体产生一般规律示意图

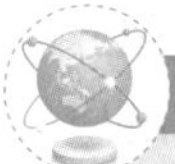
知识链接

百白破计划免疫方案

目前我国主要通过接种百白破三联疫苗来预防破伤风的发生。全程接种4次，即3、4、5月龄及24月龄时分别接种疫苗。第一次接种疫苗后机体产生初次应答，产生的抗体以IgM为主，维持时间短，亲和力低；再次接种，机体可产生再次应答，迅速出现高浓度、高亲和力、维持时间较长的抗体。因此，接种百白破三联疫苗需在3、4、5月龄接种，并在24月龄时再加强一次。

（二）体液免疫的生物学效应

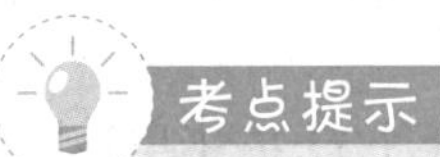
考点提示

体液免疫的生物学效应

抗体与相应抗原结合后，对抗原的影响因抗原的性质而不同，有些抗原可以因与抗体结合直接失去生物学活性，如外毒素、病毒等，有些抗原与抗体结合后，其生物学性质不受影响，还需要联合其他免疫成分才能将其清除。

1. 中和毒素　外毒素与相应抗体特异性结合后，抗体封闭了外毒素与细胞膜受体结合的位点，外毒素失去了结合细胞的能力，难以进入到细胞内，无法发挥毒性作用。

2. 中和病毒　病毒是一种细胞内寄生的微生物，在细胞外无法繁殖，当病毒与相应抗体结合后，抗体可阻断病毒进入易感细胞，使病毒失去感染能力。

3. 抑制细菌吸附　细菌吸附于黏膜上才能定居，继而繁殖，这是细菌感染的第一步。分布于黏膜表面的SIgA类与细菌特异性结合，可以阻止细菌与黏膜细胞的结合，阻断了细菌定居，发挥抗感染的作用。

4. 调理作用　细菌与相应抗体结合后，细菌并不能死亡，抗体的Fc段能够结合到吞噬细胞的Fc受体上，从而促进吞噬细胞对细菌的吞噬。

5. 介导ADCC作用　细胞型抗原与相应抗体IgG特异性结合后，抗体并不能直接杀伤细胞型抗原，IgG的Fc段可与NK细胞膜上的Fc受体结合，激活NK细胞，杀伤抗原靶细胞。

6. 激活补体　细胞型抗原与相应抗体IgG特异性结合后，抗体构型由T变为Y型，暴露补体结合点CH2，结合补体，进而激活补体，形成膜攻击复合物，溶解抗原细胞。

三、细胞免疫

考点提示

细胞免疫的概念、作用

细胞免疫是指由T淋巴细胞介导的特异性免疫应答。T淋巴细胞接受抗原刺激后活化增殖为效应T细胞，通过效应Tc细胞的细胞毒作用及效应Th1细胞分泌细胞因子发挥细胞免疫效应。细胞免疫主要针对细胞内的抗原物质发挥免疫作用。

（一）效应T细胞的生物学效应

1. 效应CTL细胞的细胞毒作用　效应CTL细胞又称Tc细胞。首先以其表面的CD8分子与抗原细胞表面的MHC-Ⅰ类分子结合，然后再以其抗原受体与抗原细胞表面的抗原决定基特异性结合，引起效应CTL细胞分泌穿孔素击穿靶细胞膜，释放颗粒酶进入靶细胞内，水解蛋白质和DNA，致使靶细胞死亡。CTL细胞杀伤抗原细胞时，自身不被损伤，可以反复杀伤多个靶细胞(图3-17)。此作用具有特异性、MHC限制性和高效性的特点。

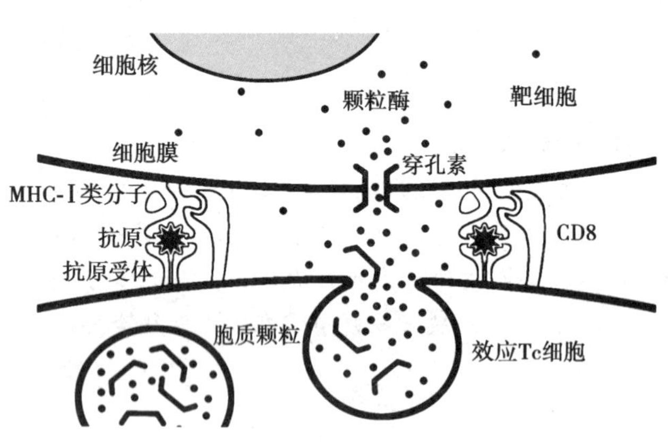

图3-17　效应Tc细胞的细胞毒作用

2. 效应Th1细胞介导的炎症反应　效应Th1细胞与相应抗原特异性结合后，通过释放细胞因子发挥作用。

(1) 干扰素(IFN-γ)：活化单核巨噬细胞，增强其吞噬能力；活化NK细胞的活性。

(2) 白细胞介素2(IL-2)：促进Tc细胞增殖分化为效应Tc细胞；刺激Th细胞增殖、分化，分泌IL-2、IFN-γ和TNF-β；增强NK细胞和巨噬细胞的杀伤活性。

(3) 肿瘤坏死因子(TNF-β)：产生炎症作用和杀伤靶细胞；抗病毒作用；激活中性粒细胞。

在这些因子的作用下，局部组织形成了以淋巴细胞和单核吞噬细胞浸润为主的慢性炎症反应，在清除抗原的同时也损伤了组织。

（二）细胞免疫的作用

1. 抗感染　由于某些病原微生物在机体细胞内寄生，存在于体液中的抗体不能进入细胞内对病原微生物发挥作用。所以对细胞内寄生的病原微生物，如结核分枝杆菌，麻风分枝杆菌，病毒及某些真菌等主要通过细胞免疫来清除。

2. 抗肿瘤　效应Tc细胞可直接杀伤带有相应抗原的肿瘤细胞，Th细胞分泌的细胞因子可直接或间接杀伤肿瘤细胞，同时增强巨噬细胞和NK细胞的杀肿瘤效应。所以细胞免疫在抗肿瘤中起着极为重要的作用。

3. 免疫病理损伤　细胞免疫应答在器官移植排斥反应中起主要作用，降低细胞免疫应答功能可以减轻器官移植排斥反应。此外，Ⅳ型超敏反应也是由病理性细胞免疫应答引起的。

体液免疫与细胞免疫比较见表3-4。

表 3-4 体液免疫与细胞免疫比较

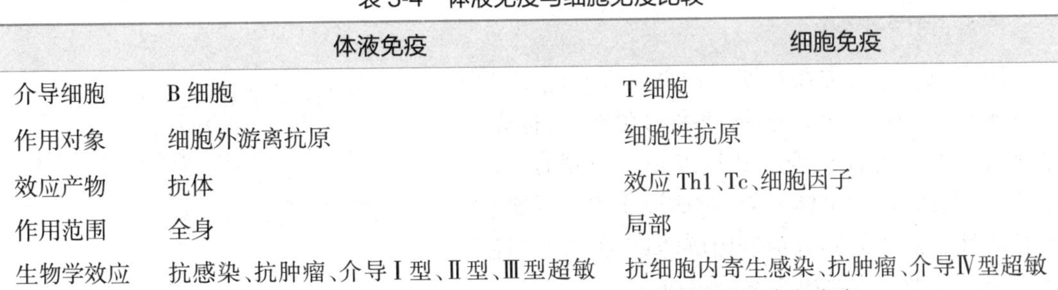

	体液免疫	细胞免疫
介导细胞	B 细胞	T 细胞
作用对象	细胞外游离抗原	细胞性抗原
效应产物	抗体	效应 Th1、Tc、细胞因子
作用范围	全身	局部
生物学效应	抗感染、抗肿瘤、介导Ⅰ型、Ⅱ型、Ⅲ型超敏反应及某些自身免疫病	抗细胞内寄生感染、抗肿瘤、介导Ⅳ型超敏反应及某些自身免疫病

四、免疫耐受

免疫耐受是指机体免疫系统接受某种抗原刺激后产生的特异性无应答状态。免疫耐受和免疫抑制是两个完全不同的概念，免疫耐受是特异性的，只针对某种特定的抗原，而免疫抑制是非特异性的，对各种抗原的刺激均无应答性。

免疫耐受的形成主要是由抗原和机体两方面的因素决定的。

1. 抗原方面　小分子非聚合物抗原容易形成免疫耐受。抗原经静脉注射最易引起免疫耐受，腹腔注射次之，皮下、肌内注射最不易引起免疫耐受。

2. 机体方面　免疫耐受与机体免疫系统发育成熟程度有关，免疫系统越成熟，越不容易产生免疫耐受。胚胎期由于免疫系统发育不够成熟，所以最易产生免疫耐受，成年期则很难产生免疫耐受。长期使用免疫抑制剂容易使机体产生免疫耐受。

合理进行免疫耐受的人工诱导，对自身免疫病、超敏反应和器官移植排斥反应的防治具有重要意义。

五、免疫调节

免疫调节是维持机体免疫功能处于正常状态的关键，机体主要通过以下几方面来调节免疫应答：

1. 抗原、抗体的调节　抗原是启动免疫应答的首要条件，抗原的性质、剂量、途径等对免疫应答的类型、强度、持续时间等具有重要的影响。抗体是免疫应答的产物，抗体通过协同清除抗原、抑制 B 淋巴细胞活性等方式来抑制免疫应答，即抗体的负反馈作用。

2. 免疫细胞的调节　免疫应答的调节，主要是由各种免疫细胞间的相互作用来完成的，如抗原提呈细胞通过提呈抗原启动免疫应答。Th2 淋巴细胞分泌多种细胞因子，激活各种免疫细胞，促进免疫应答，某些免疫调节细胞可分泌多种细胞因子，抑制免疫应答。

3. 神经 - 内分泌系统的调节　人体作为一个统一的有机体，免疫系统受到神经 – 内分泌系统的影响。神经 - 内分泌系统通过分泌释放各种激素影响免疫应答，如果人的神经 – 内分泌系统功能失调，会导致免疫功能下降或异常，发生感染、肿瘤、免疫性疾病。

第六节　抗感染免疫

抗感染免疫是机体抵抗病原生物感染的一系列防御功能，包括固有免疫和适应性免疫，二者相互配合，共同发挥抗感染的作用。

一、固有免疫

固有免疫是人类在长期的种系发育和进化过程中逐渐形成的抵抗病原生物侵害的功能，又称先天性免疫或非特异性免疫。其特点是生来就有，可以遗传；人人都有，无个体差异；对病原生物广泛抵抗，无特异性。机体的固有免疫由屏障结构、吞噬细胞、体液中的抗微生物物质3部分组成。

考点提示

固有免疫的概念、特点及组成

（一）屏障结构

1. 皮肤黏膜屏障　完整健康的皮肤黏膜能够抵抗病原生物侵入，呼吸道黏膜的纤毛也能排除病原体，汗液中的乳酸、胃液中的胃酸、酸性的阴道分泌液均具有杀菌作用。皮肤黏膜表面的正常菌群对病原微生物也具有拮抗作用，能阻止或限制外来微生物的定居和繁殖。

2. 血脑屏障　主要由软脑膜、脑毛细血管壁和壁外胶质膜组成。能阻止病原生物及其代谢产物从血液进入大脑或脑脊液，从而保护中枢神经系统。小儿血脑屏障发育不完善，因此，较成人更易发生颅内感染。

3. 胎盘屏障　由母体子宫内膜的基蜕膜和胎儿绒毛膜滋养层细胞共同组成。能防止病原生物及代谢物从母体进入胎儿体内，保护胎儿免受感染。在妊娠的前3个月胎盘屏障发育尚不完善，孕妇如感染某种病原生物，可经胎盘进入胎儿体内，导致胎儿畸形、流产、死胎等。

（二）吞噬细胞

病原生物突破皮肤黏膜屏障进入组织后，机体的吞噬细胞可发挥吞噬作用，杀伤进入体内的病原体。

考点提示

吞噬细胞的种类、吞噬过程与结果

1. 吞噬细胞的种类　包括血液中的单核细胞、中性粒细胞和组织中的巨噬细胞。

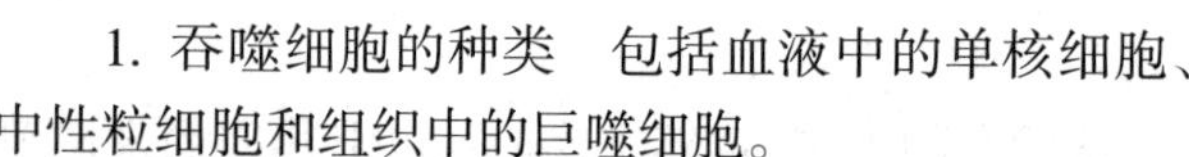

2. 吞噬过程

(1) 吞噬细胞与病原体接触：可以是偶然相遇，也可以是趋化作用吸引。

(2) 吞入病原体：可通过两种方式吞入，对于较大的病原体颗粒如细菌，吞噬细胞能伸出伪足将其捕捉后摄入细胞内，形成吞噬体，此称吞噬；对于小的病原体颗粒如病毒，吞噬细胞与其接触后细胞膜内陷，将其吞入，此称吞饮。

(3) 杀死、破坏病原体：细胞内的吞噬体与溶酶体融合，形成吞噬溶酶体，溶酶体内的杀菌素、溶菌酶等将病原体杀死，然后消化降解。最后吞噬溶酶体与细胞膜融合排出残渣。

3. 吞噬的结果　吞噬活动发生后，其结果并非总是对机体有利，有时也可造成一定的损害。

(1) 完全吞噬：吞噬病原体后，病原体被完全消化、破坏。

(2) 不完全吞噬：某些病原体（如结核分枝杆菌）虽被吞噬或吞饮，却不被杀灭。这些病原体可在吞噬细胞内繁殖，引起吞噬细胞死亡；也可借用吞噬细胞作为保护体，避免了药物及血清中抗菌物质对它们的清除；病原体还可随吞噬细胞游走，导致全身扩散或引起更广泛感染。

(3) 损伤组织：在吞噬过程中，吞噬细胞向胞外释放大量溶酶体酶，可破坏损伤邻近组织。

(4) 提呈抗原:吞噬细胞吞入病原微生物后,对病原微生物进行消化降解,将抗原肽与MHC 分子结合并表达于吞噬细胞膜上,激发免疫应答。

(三) 体液中的抗微生物物质

体液中的一些分子也具有非特异性抗感染作用,这些分子主要有补体、干扰素、溶菌酶、乙型溶素等,其中最重要的是补体。

1. 补体(complement,C) 是指存在于人和脊椎动物血清与组织液中的一组具有酶活性的蛋白质。补体的成分较复杂,故又称为补体系统。它是人和某些动物在长期的种系进化过程中形成的非特异性免疫成分,也在特异性免疫中发挥效应。

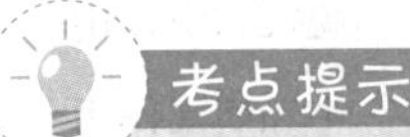

补体的概念、激活途径与生物学作用

(1) 补体的组成:包括 30 多种可溶性蛋白和膜结合蛋白,主要成分为 C1~C9,D、B、P 因子等。补体各成分大多为肝细胞和巨噬细胞合成,其化学成分均为糖蛋白。补体占血清球蛋白总量的 10%~15%,其中 C3 含量最高。其含量相对稳定,在某些疾病情况下可有变动。

(2) 补体的性质:理化性质极不稳定,紫外线照射,机械震荡,56℃ 30 分钟,乙醇、强酸、强碱等化学物质均可使补体蛋白质变性而丧失活性,称为补体的灭活。补体在 0~10℃时活性仅可保存 3~4 天,因此研究或检测补体必须用新鲜血清或应保存在 -20℃以下。

(3) 补体系统的激活:正常情况下补体无活性,在某些条件下,各补体成分按一定顺序,以连锁的酶促反应方式依次活化,并表现出各种生物学活性。补体系统的激活有经典途径、MBL 途径、旁路途径 3 种途径。它们的激活物质、激活顺序、参与成分等都有所不同(表 3-5),但最终均能形成同样的效应物即膜攻击复合体(MAC),使靶细胞溶解、死亡。

表 3-5 补体系统激活途径的比较

区别要点	经典途径	MBL 途径	旁路途径
激活物质	抗原 - 抗体复合物	病原体表面甘露糖残基	病原体表面多糖
参与成分	C1~C9	C2~C9	C3,B、D、P 因子,C5-C9
参与离子	Ca^{2+},Mg^{2+}	Ca^{2+},Mg^{2+}	Mg^{2+}
激活顺序	C1,C4,C2,C3,C5-C9	C4,C2,C3,C5-C9	C3,C5-C9
C3 转化酶	$C_{\overline{4b2b}}$	$C_{\overline{4b2b}}$	$C_{\overline{3bBb}}$
作用特点	在体液免疫的效应阶段发挥作用	在感染早期发挥非特异性免疫效应	在感染早期发挥非特异性免疫效应

补体的激活受体内多种因素调节,以防止补体成分过度消耗或活化范围过大而造成组织损伤。

(4) 补体系统的生物学作用:补体系统激活后具有多种生物学效应,不仅参与非特异性防御反应,也参与特异性免疫反应。补体系统的功能可分为两大方面:①溶细胞作用:补体激活后,在靶细胞膜上形成膜攻击复合体 MAC(C56789),该复合物能嵌入细胞膜内,可在靶细胞膜表面形成许多孔道,导致靶细胞破裂溶解。补体溶解的细胞有:肿瘤细胞、自身抗原细胞、吸附外来抗原的细胞(如吸附药物的血细胞)、病毒感染的细胞等。②补体活性片段的作用:补体在激活过程中所产生的许多蛋白水解片段,也能发挥调理作用、炎症反应等多种生物学效应(表 3-6)。

表 3-6　补体的主要生物学作用

补体成分	生物学作用	作用机制
C56789	细胞毒作用	嵌入细胞膜中，使细胞膜穿孔、细胞内容物流出
C3b	调理作用	两端分别与微生物、吞噬细胞结合，促进吞噬作用
C3b	免疫黏附作用	将免疫复合物黏附到红细胞上，便于被吞噬清除
C3b、C4b	中和病毒作用	封闭病毒与易感细胞结合位点
C5a	炎症介质作用	使肥大细胞释放组胺，致平滑肌收缩，毛细血管扩张
C3a、C5a、C567	趋化作用	吸引中性粒细胞至炎症部位

值得注意的是，补体既可作为效应分子，又有效应放大机制，在某些情况下，补体的过度激活也可引起自身组织损伤。

2. 溶菌酶　由巨噬细胞产生的一种碱性蛋白质，广泛分布于血清及泪液、唾液、鼻涕等多种分泌液中，其作用是溶解破坏革兰阳性菌的细胞壁成分—肽聚糖，使细菌裂解，从而杀伤细菌。

中性粒细胞、巨噬细胞中也有溶菌酶，对吞噬杀菌有重要意义。在抗体与补体的参与下，溶菌酶也可溶解某些革兰阴性菌。

3. 干扰素(IFN)　由病毒感染的细胞或效应 T 细胞等产生的一种糖蛋白，作用于邻近细胞后能诱导细胞产生抗病毒蛋白，抑制病毒的复制，从而能保护易感细胞，限制病毒的扩散。另外，干扰素还可激活 NK 细胞、Tc 细胞和单核吞噬细胞。

4. 乙型溶素(β- 溶素)　是存在于血清中的碱性多肽，凝血时血小板可大量释放，对革兰阳性菌细胞膜起破坏作用。

二、适应性免疫

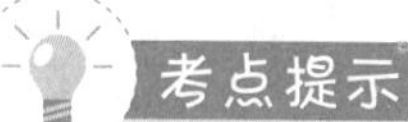

适应性免疫的概念、特点及组成

适应性免疫又称特异性免疫，是个体在生活过程中，受某种病原微生物等抗原物质刺激引起的免疫应答，或被直接输入特异性抗体等免疫物质所形成的免疫力。其特点是后天获得，不能遗传，有明显的针对性、记忆性和个体差异，故又称为获得性免疫。机体的适应性免疫包括体液免疫和细胞免疫。

(一) 体液免疫抗感染的特点

1. 是通过抗体来清除病原微生物，参与的抗体类型是 IgG、IgM、SIgA，在抗感染中起主要作用的是 IgG。

2. 既可发挥直接抗感染作用(中和细菌外毒素，中和病毒)；也可发挥间接抗感染作用(抗体与病原体结合后，联合补体、吞噬细胞等将病原体清除)。

3. 主要对细胞外的病原体和小的组织碎片起作用，对胞内微生物和真菌、寄生虫等较大的病原体较难发挥抗感染作用。

(二) 细胞免疫抗感染的特点

1. 是通过效应细胞发挥作用。$CD8^{+}$Tc 能直接杀伤靶细胞；$CD4^{+}$Th1 能释放淋巴因子，通过激活巨噬细胞、NK 细胞杀伤受感染的靶细胞。

2. 产生免疫效应缓慢,需48~72小时才能发挥作用。

3. 主要针对细胞内病原微生物的感染和大的组织碎片发挥作用,如病毒、真菌、结核分枝杆菌、沙门菌、军团菌等。

本章小结

免疫是机体识别和排除抗原性异物,维持自身生理平衡与稳定的功能。免疫功能包括免疫防御、免疫稳定和免疫监视。抗原是指能刺激机体免疫系统产生特异性免疫应答,并能在体内或体外与免疫应答产物(抗体或效应T细胞)发生特异性结合的物质。抗体是B淋巴细胞受抗原刺激后增殖分化为浆细胞,由浆细胞产生的并能与相应抗原特异性结合的免疫球蛋白。免疫球蛋白是具有抗体活性及化学结构与抗体相似的球蛋白。抗体是免疫球蛋白,而免疫球蛋白不一定都是抗体。免疫系统由免疫器官、免疫细胞和免疫分子组成,其作用是执行免疫功能。

免疫应答是指免疫系统接受抗原物质刺激后,免疫细胞对抗原的识别、自身活化、增殖、分化及产生特异性免疫效应的全过程。T淋巴细胞介导的免疫应答称为细胞免疫应答,B淋巴细胞介导的免疫应答称为体液免疫应答。抗感染免疫是机体抵抗病原生物感染的一系列防御功能,包括固有免疫和适应性免疫,二者相互配合,共同发挥抗感染的作用。

(张晓红　王传生)

目标测试

一、选择题

A1/A2型题

1. 类毒素的性质
   A. 有免疫原性、有毒性　　B. 无免疫原性、无毒性
   C. 有免疫原性、无毒性　　D. 有毒性、无免疫原性
   E. 以上均是

2. 存在于不同种属之间的共同抗原称为
   A. 异种抗原　　B. 交叉抗原　　C. 超抗原
   D. 异嗜性抗原　　E. 同种异体

3. 动物来源的破伤风抗毒素对人而言是
   A. 半抗原　　B. 抗体　　C. 抗原
   D. 既是抗原又是抗体　　E. 抗原或抗体

4. 属于自身抗原的是
   A. ABO血型抗原　　B. 肺炎球菌荚膜多糖　　C. 类脂
   D. 眼晶状体蛋白　　E. Rh血型

5. 接触牛痘疫苗后产生对天花的抵抗性,这反映了
   A. 抗原的特异性　　B. 抗原的交叉反应　　C. 病毒的超感染
   D. 先天免疫　　E. 抗原的免疫原性

6. 抗原的特异性取决于
A. 抗原的大小
B. 抗原的物理性状
C. 抗原的种类
D. 抗原表面的特殊化学基团
E. 抗原表面的化学基团
7. 下列五类 Ig 的特性错误的是
A. IgG 是唯一通过胎盘的免疫球蛋白
B. SIgA 多为双聚体
C. IgM 分子量最大
D. 免疫应答过程中产生最早的是 IgG
E. IgE 可介导Ⅰ型超敏反应
8. 半衰期最长的 Ig 是
A. IgM
B. IgE
C. IgG
D. IgA
E. IgD
9. 新生儿通过自然被动免疫从母体获得的主要 Ig 是
A. IgG 和 IgM
B. IgD 和 SIgA
C. SIgA 和 IgG
D. IgM 和 IgE
E. IgG 和 IgD
10. 3~6 个月婴儿易患呼吸道感染主要是因为哪类 Ig 不足
A. IgM
B. IgG
C. IgE
D. SIgA
E. IgD
11. 免疫接种后首先产生的抗体是
A. IgM
B. IgG
C. IgE
D. IgA
E. IgD
12. 关于抗体的表述错误的是
A. 免疫球蛋白就是抗体
B. 抗体主要存在于血液、体液、黏膜表面及其分泌液中
C. 抗体是能与相应抗原特异性结合的球蛋白
D. 抗体都是免疫球蛋白
E. 抗体有浆细胞产生
13. 再次应答具有下列特点
A. 潜伏期较短
B. 维持时间短
C. 抗体种类以 IgM 为主
D. 抗体种类以 IgG 为主
E. 抗体效价低
14. 下列哪项是外周免疫器官
A. 胸腺
B. 脾脏
C. 骨髓
D. 肝脏
E. 肾脏
15. 哪一个是中枢免疫器官
A. 扁桃体
B. 淋巴结
C. 胸腺
D. 肠淋巴组织
E. 阑尾
16. 具有吞噬病原微生物、加工提呈抗原和分泌多种细胞因子功能的细胞是
A. 中性粒细胞
B. Th 细胞
C. B 细胞

D. 巨噬细胞　　E. Tc 细胞

17. 人类 B 细胞分化成熟的场所是
A. 胸腺　　B. 骨髓　　C. 脾脏
D. 淋巴结　　E. 阑尾

18. 机体内最大的免疫器官是
A. 胸腺　　B. 骨髓　　C. 淋巴结
D. 脾脏　　E. 阑尾

19. NK 细胞的细胞毒作用有时需下列何种抗体参与
A. IgD　　B. IgA　　C. IgM
D. IgG　　E. IgE

20. 免疫系统的组成是
A. 胸腺、骨髓　　B. 免疫器官、免疫细胞
C. 免疫器官、免疫分子　　D. 免疫器官、免疫细胞、免疫分子
E. 淋巴结、脾脏

21. 直接特异杀伤靶细胞的是
A. 巨噬细胞　　B. 中性粒细胞　　C. NK 细胞
D. Tc 细胞　　E. Th 细胞

22. 能与绵羊红细胞直接结合形成花环的细胞是
A. B 细胞　　B. 中性粒细胞　　C. NK 细胞
D. T 细胞　　E. 巨噬细胞

23. 不符合初次应答中抗体产生的特点是
A. 诱导期长　　B. 抗体效价低　　C. 维持时间短
D. 抗体类型主要是 IgA　　E. 抗体类型主要是 IgM

24. 下属细胞中能产生抗体的是
A. T 细胞　　B. B 细胞　　C. 浆细胞
D. NK 细胞　　E. 单核细胞

25. 关于抗体的生物学效应表述错误的是
A. 中和毒素　　B. 调理作用　　C. 激活补体
D. 抗细胞内寄生物感染　　E. ADCC 作用

26. Th1 以何种方式发挥细胞免疫效应
A. 产生抗体　　B. 细胞毒作用　　C. ADCC 作用
D. 分泌淋巴因子　　E. 调理作用

A3/A4 型题

（27~28 题共用题干）

新生儿亮亮出生 7 个月了，之前 6 个月身体一直非常健康。今天因突然出现高热、咳嗽来医院就诊，经医生诊断为急性上呼吸道感染。家长认为对孩子照顾得非常周到，对其突然发病疑惑不解。

27. 新生儿出生 6 个月之内不易发病的主要原因是
A. 母体胚胎时传递给新生儿的 IgD，可维持成人水平达 6 个月
B. 母体胚胎时传递给新生儿的 IgA，可维持成人水平达 6 个月

C. 母体胚胎时传递给新生儿的IgM,可维持成人水平达6个月
D. 母体胚胎时传递给新生儿的IgG,可维持成人水平达6个月
E. 母体胚胎时传递给新生儿的IgE,可维持成人水平达6个月

28. 新生儿出生6个月至3岁期间容易发生呼吸道感染的主要原因是
A. 母体供给的IgG减少,新生儿合成的IgD尚未达到成人水平
B. 母体供给的IgG减少,新生儿合成的IgD、SIgA尚未达到成人水平
C. 母体供给的IgG减少,新生儿合成的IgE尚未达到成人水平
D. 母体供给的IgG减少,新生儿合成的IgM尚未达到成人水平
E. 母体供给的IgG减少,新生儿合成的IgD尚未达到成人水平

(29~30题共用题干)

为预防脊髓灰质炎,我国计划免疫程序规定小儿出生后2、3、4个月和4岁,分别接种三价脊髓灰质炎疫苗。

29. 上述计划免疫程序的根据是
A. 补体激活规律　　B. 抗体产生的规律　　C. 调理作用
D. ADCC作用　　E. 中和作用

30. 再次接种产生的主要抗体是
A. IgD　　B. IgA　　C. IgM
D. IgG　　E. IgE

B1型题

(31~35题共用备选答案)
A. 自身抗原　　B. 同种异型抗原　　C. 超抗原
D. 共同抗原　　E. 异嗜性抗原

31. 在某些情况下能刺激机体产生免疫应答的自身物质是
32. 只需极低浓度即可激活多克隆T细胞的物质是
33. 一类与种属无关的存在人、动物和微生物之间的共同抗原是
34. 存在于不同抗原之间的结构相同或相近的抗原决定基是
35. ABO血型抗原属于

(36~39题共用备选答案)
A. IgM　　B. IgG　　C. IgE
D. IgA　　E. IgD

36. 分子量最大
37. 血清含量最高
38. 血清半衰期最长
39. 寄生虫感染时滴度明显升高

(40~42题共用备选答案)
A. Th细胞　　B. Tc细胞　　C. B细胞
D. NK细胞　　E. 嗜碱性粒细胞

40. 分泌穿孔素特异性溶解靶细胞的细胞是
41. 表面具有高亲和力IgE受体的细胞是
42. 可参与ADCC作用的细胞是

二、简答题

1. 抗原的免疫原性强弱是由哪些因素决定的?
2. 简述 Ig 的基本结构和生物学活性。
3. 简述 IgG 的特性和功能。
4. 简述免疫应答的基本过程。
5. 比较初次免疫应答和再次免疫应答抗体产生的规律。

第四章　临床免疫

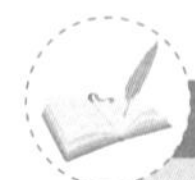

学习目标

1. 具有应用超敏反应、免疫学检验和免疫学防治知识的能力。
2. 掌握Ⅰ、Ⅳ型超敏反应发生机制和常见疾病、抗原－抗体检测原理和类型、免疫预防方法和特点。
3. 熟悉Ⅱ、Ⅲ型超敏反应发生机制和常见疾病。
4. 了解细胞免疫功能检测方法、免疫治疗方法。
5. 能正确完成Ⅰ超敏反应诊断及其防治、人工主动免疫和人工被动免疫、常见抗原-抗体检测操作。

第一节　超敏反应

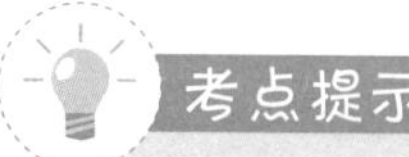

考点提示

超敏反应的概念

超敏反应（hypersensitivity）是机体受到某些抗原刺激时所出现的以生理功能紊乱或组织细胞损伤为主的异常适应性免疫应答。超敏反应俗称变态反应或过敏反应。

引起超敏反应的抗原称为变应原，它可以是异种抗原、同种异型抗原、自身抗原、异嗜性抗原等。接触变应原的人群中，只有少部分发生超敏反应，这部分人多有家族史，临床上称过敏体质。变应原可通过呼吸道、消化道、注射和皮肤接触等途径进入机体，引起超敏反应。

根据超敏反应的发生机制及临床特点，可将超敏反应分为4型：Ⅰ型超敏反应、Ⅱ型超敏反应、Ⅲ型超敏反应、Ⅵ型超敏反应。

一、Ⅰ型超敏反应

考点提示

Ⅰ型超敏反应的发生机制

Ⅰ型超敏反应，又称过敏反应，因其发生迅速，故又称为速发型超敏反应。

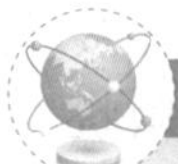
知识链接

面包师的痛苦遭遇

19世纪,欧洲一个小镇来了一位叫格林的面包师。他烤出的面包颜色金黄、香味袭人,深受居民喜爱,人们排着长队等候买他的面包。但是过了不久,格林不烤面包了,镇上的人们很奇怪,纷纷询问为什么?格林说,他一接触面粉就哮喘,而脱离与面粉的接触后,哮喘就会好转,因此,他不敢再烤面包了。后来人们发现,不少面包师都容易患哮喘病,于是,人们就把这种哮喘称作“面包师”哮喘。现在人们清楚了,格林患哮喘病是因为他对面粉产生了过敏反应。

(一) 变应原

能引起Ⅰ型超敏反应的变应原主要有某些药物及化学物质,如青霉素、磺胺类、普鲁卡因、有机碘等;吸入性物质,如粉尘颗粒、尘螨、真菌孢子、昆虫毒液、动物皮毛等;食物蛋白,如奶、蛋、鱼虾、蟹贝类等;某些酶类,如细菌酶类物质、尘螨中的半胱氨酸蛋白等。

(二) 发生机制

Ⅰ型超敏反应的发生机制分为两个阶段(图4-1)。

1. 致敏阶段　变应原初次经呼吸道黏膜、消化道黏膜或皮肤进入机体,刺激机体产生针对变应原的IgE类抗体;IgE的Fc段与机体肥大细胞或嗜碱性粒细胞膜表面的Fc受体结

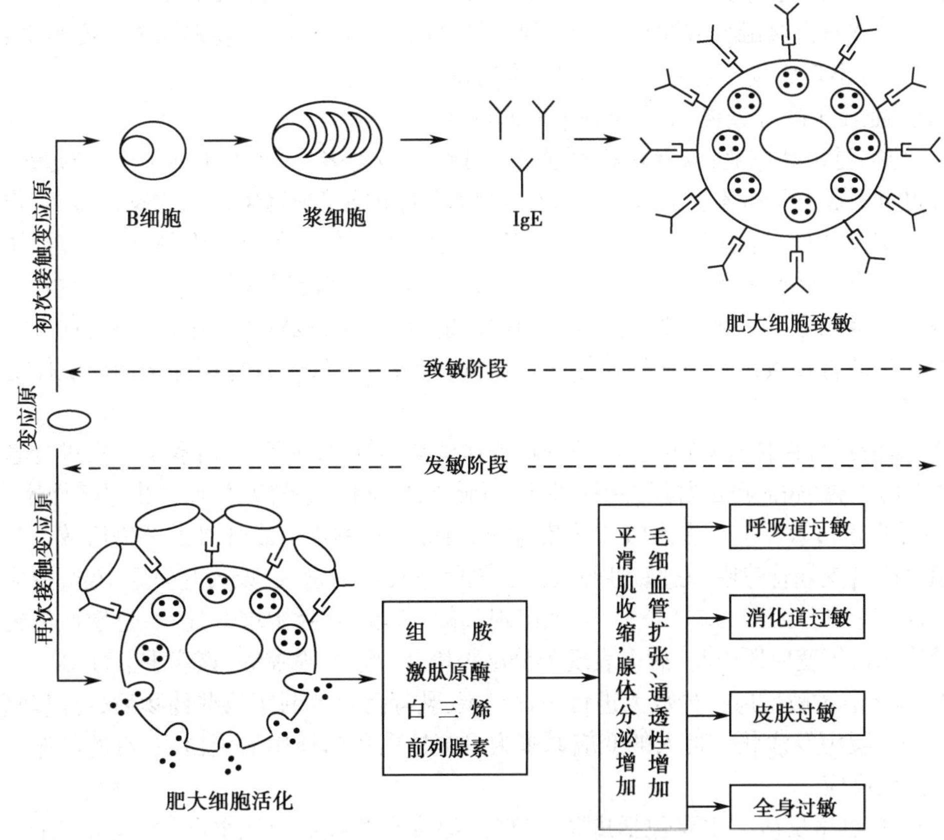

图4-1　Ⅰ型超敏反应的发生机制

合，使机体对变应原处于致敏状态，此阶段机体不表现出任何症状。致敏状态一般在机体接受变应原刺激后 10~12 天形成，可持续半年至数年不等，如无相同变应原再次刺激，致敏状态将逐渐消失。

2. 发敏阶段　处于致敏状态的机体如再次接触相同变应原，变应原与肥大细胞或嗜碱性粒细胞表面两个或两个以上的 IgE 结合，并使膜表面的 IgE 分子通过变应原发生交联。IgE 分子一旦交联，便可导致肥大细胞或嗜碱性粒细胞脱出颗粒，释放组胺、激肽原酶等生物活性介质，同时新合成白三烯、前列腺素等生物活性介质，这些生物活性介质迅速引起平滑肌收缩、腺体分泌增加、毛细血管扩张且通透性增加等，导致其生理功能紊乱，从而出现临床症状。如呼吸道平滑肌痉挛引起呼吸困难；胃肠道平滑肌痉挛和腺体分泌亢进，引起腹痛、腹泻；毛细血管扩张且通透性增加，引起组织水肿、血压下降甚至休克。

（三）特点

1. 发生快，消退也快。
2. 通常只导致机体生理功能紊乱，极少引起组织损伤。
3. IgE 介导肥大细胞、嗜碱性粒细胞释放活性介质引起局部或全身反应。
4. 主要病理改变是平滑肌收缩、腺体分泌增加、毛细血管扩张。
5. 有明显个体差异和遗传倾向。

（四）常见疾病

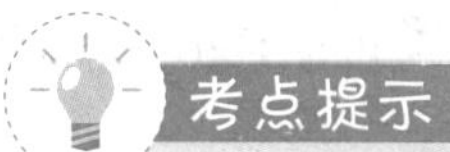

Ⅰ型超敏反应常见疾病

1. 全身过敏性反应　是最严重的一种过敏反应，临床上常见的有药物过敏性休克和血清过敏性休克。通常在再次接触变应原后数秒到数分钟之内发生，病人可出现胸闷、气急、呼吸困难、脸色苍白、肢冷脉细、血压下降等表现，重者可在短时间内死亡。

(1) 药物过敏性休克：以青霉素引起过敏性休克最为多见，此外头孢菌素、链霉素、普鲁卡因等也可引起。青霉素在弱碱性（pH7.2~7.6）环境下能迅速降解产生青霉烯酸、青霉噻唑醛酸等半抗原物质，这些半抗原能与机体组织蛋白结合成为完全抗原，从而刺激机体产生 IgE，使机体处于致敏状态。当再次接触青霉素时，能迅速引起Ⅰ型超敏反应，严重者出现过敏性休克甚至死亡。临床发现少数人在初次注射青霉素时也发生过敏性休克，这可能与其曾经使用过被青霉素污染的注射器等医疗器械，或吸入空气中青霉菌孢子而使机体处于致敏状态有关。

(2) 血清过敏性休克：临床上用动物免疫血清如破伤风抗毒素、白喉抗毒素进行紧急治疗或预防时，有些病人可因曾经注射过相同的血清，机体已被致敏，从而发生过敏性休克。

2. 呼吸道过敏反应　多因吸入花粉、尘螨、真菌、动物皮毛或呼吸道感染所致。常见的呼吸道过敏有支气管哮喘和过敏性鼻炎。支气管哮喘多为食入、吸入变应原引起，造成支气管平滑肌痉挛、呼吸道变应性炎症，病人出现胸闷、哮喘、呼吸困难等症状；过敏性鼻炎多为吸入植物花粉等变应原引起，病人表现为分泌物增多、流涕、喷嚏等，该病季节性明显。

3. 消化道过敏反应　少数人进食鱼、虾、蛋、乳等食物或服用某些药物后，可出现恶心、呕吐、腹痛、腹泻等症状。食入的变应原多为可抵抗消化酶作用的蛋白质，有的可伴有皮肤或全身过敏反应。

4. 皮肤过敏反应　主要包括皮肤荨麻疹、湿疹和神经血管性水肿，一般可在 15~20 分钟或数小时后消失。可由药物、食物、花粉、肠道寄生虫、理化因素刺激等引起。

（五）防治原则

1. 查明变应原并避免接触　是预防Ⅰ型超敏反应最有效的方法。

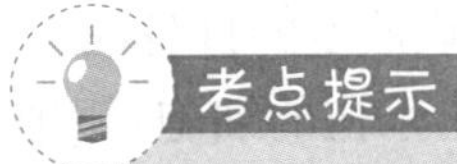

Ⅰ型超敏反应的防治原则

(1) 询问病史：询问病人及家庭成员有无过敏史，如已查明病人对某种物质过敏，则应避免再次接触。

(2) 皮肤试验：皮肤试验是临床检测变应原最常见的方法，以皮内试验应用最为广泛。具体方法是：取可疑变应原稀释后，取 0.1ml 在受试者前臂掌侧作皮内注射，15~20 分钟后观察结果，若注射局部皮肤出现红晕、风团，且直径 >1cm，则为皮试阳性，表示受试者接触该物质可发生超敏反应。临床常用的皮内试验有青霉素皮试、抗毒素血清皮试等。

2. 脱敏治疗　是将特异性变应原制成不同浓度的提取液，给病人反复注射，剂量由小到大，浓度由稀到浓，以提高病人对该种变应原的耐受能力。经脱敏治疗的病人，再次接触大剂量的该变应原时可不出现过敏或症状减轻。对不同变应原进行脱敏，其方法有所不同。

(1) 异种免疫血清脱敏治疗：适合于抗毒素皮试阳性但又必须注射者。方法是小剂量、短间隔（20~30 分钟）、多次皮下注射抗毒素。经此处理后再大剂量注射抗毒素时可不发生过敏反应。其作用机制是小剂量抗毒素进入体内，只与一部分致敏细胞上的 IgE 结合，仅释放少量的生物活性介质，不足以引起明显的临床反应。这样，在短时间内，通过少量、多次注射抗毒素，使致敏细胞上的 IgE 大部分甚至全部被结合消耗掉，机体暂时处于脱敏状态。这时，再大剂量注射抗毒素不会发生超敏反应。但这种脱敏是暂时的，经一段时间后机体又可重新致敏。

(2) 特异性变应原脱敏治疗：适合于已查明对某种物质过敏，但又难以避免接触该物质的个体，如花粉、尘螨等。方法是小剂量、间隔时间逐渐延长（每周 2 次至每 2 周 1 次）、多次皮下注射特定变应原进行脱敏。其作用机制是改变变应原进入机体的途径，诱导机体产生大量特异性 IgG 类抗体，该类抗体与再次进入机体的变应原结合，可阻止变应原与致敏细胞上的 IgE 结合，从而阻断Ⅰ型超敏反应的发生。此法常用于外源性哮喘和荨麻疹等治疗。

3. 药物治疗　超敏反应的治疗，应根据超敏反应的发生机制，针对其发生的主要环节选择不同的药物，抑制、阻断干扰或超敏反应的进程，从而达到治疗的目的。

(1) 抑制生物活性介质的合成和释放：如阿司匹林可抑制前列腺素等介质的释放。色甘酸钠可稳定肥大细胞膜，抑制肥大细胞脱颗粒，从而减少活性介质的释放。

(2) 拮抗生物活性介质：如苯海拉明、氯苯那敏、异丙嗪等能与组胺竞争靶细胞上的组胺受体而拮抗组胺的作用。

(3) 改变效应器官的反应性：如肾上腺素不仅可解除支气管痉挛，还可使外周毛细血管收缩而升高血压，在抢救过敏性休克时具有重要作用。葡萄糖酸钙、氯化钙、维生素 C 可解除痉挛、降低毛细血管通透性、减轻皮肤黏膜的炎症反应。

二、Ⅱ型超敏反应

Ⅱ型超敏反应是发生于细胞膜上的抗原 - 抗体反应，其结果是导致细胞破坏，故又称为细胞毒型或细胞溶解型超敏反应。

考点提示

Ⅱ型超敏反应的发生机制

（一）变应原

正常组织细胞、改变的自身细胞和被抗原或半抗原结合的自身组织细胞，均可成为Ⅱ型超敏反应中被攻击杀伤的细胞（靶细胞）。靶细胞表面的变应原主要有：①正常存在于血细胞表面的同种异型抗原，如ABO血型抗原、Rh抗原。②感染或理化因素所致改变的自身抗原。③结合在自身组织细胞表面的药物半抗原或抗原-抗体复合物（免疫复合物）。④外源性抗原与正常组织细胞之间具有的共同抗原，如链球菌胞壁的成分与心脏瓣膜、关节组织之间的共同抗原。

（二）发生机制

针对靶细胞的抗体IgG和IgM与靶细胞表面变应原结合，主要通过3条途径破坏靶细胞：①激活补体，产生膜攻击复合物，溶解靶细胞。②激活单核巨噬细胞，通过调理作用，杀伤靶细胞。③激活NK细胞，产生ADCC作用，杀伤靶细胞（图4-2）。

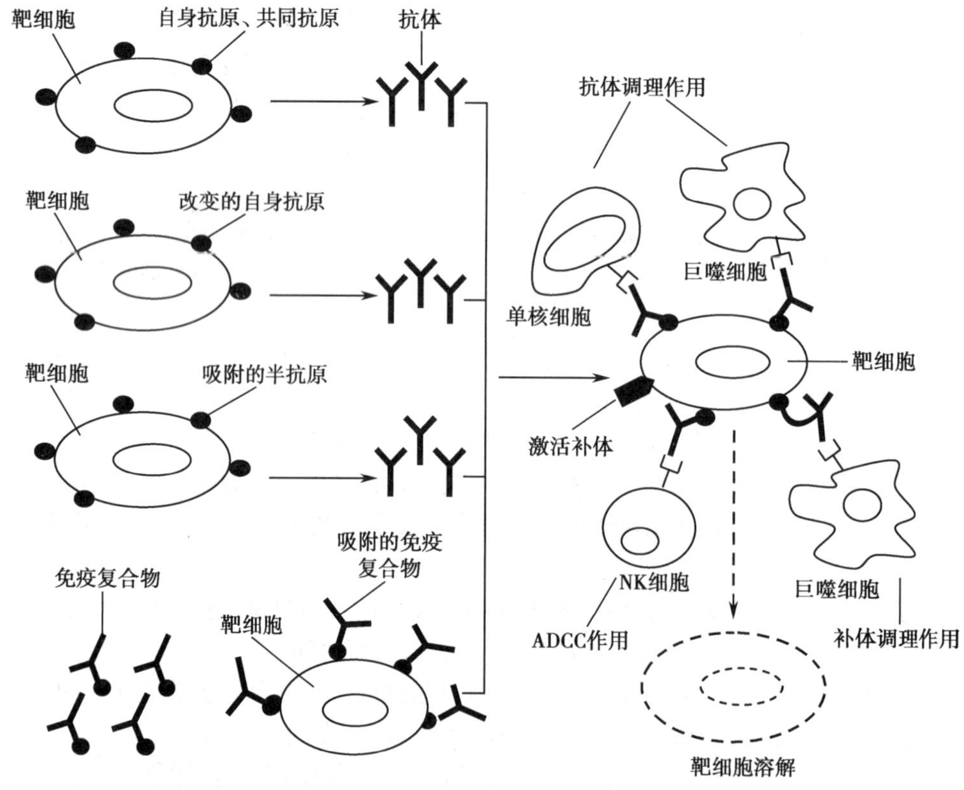

图4-2 Ⅱ型超敏反应的发生机制

（三）特点

1. 反应发生在靶细胞膜上，导致靶细胞溶解，靶细胞主要是血细胞。
2. 有补体参加，参加的抗体主要是IgG、IgM。
3. 通过激活补体、调理作用和ADCC作用使靶细胞溶解。

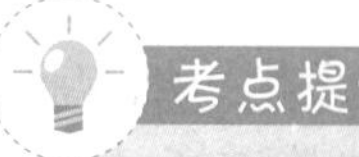

Ⅱ型超敏反应常见疾病

（四）常见疾病

1. 输血反应　多发生于ABO血型不符的错误

输血。如将A型供血者的血误输给B型受血者，由于A型红细胞表面有A抗原，受血者血清中有天然抗A抗体(IgM)，两者结合后可使红细胞溶解破坏而引起溶血反应。所以，在临床上要求必须同型输血。

2. 新生儿溶血症　常因母子间Rh血型不同引起。母亲为Rh^-，胎儿为Rh^+，分娩时若胎儿Rh^+红细胞进入母体，可刺激母体产生IgG类型的抗Rh^+抗体。若第二胎又为Rh^+，母体内的抗Rh^+抗体可通过胎盘进入胎儿，并与胎儿Rh^+红细胞结合，导致胎儿红细胞溶解。母子间ABO血型不符也可以引起新生儿溶血症，但症状较轻。

3. 自身免疫性溶血性贫血　如服用甲基多巴类药物或某些病毒(如EB病毒)感染后，红细胞膜表面的成分可发生改变，成为自身抗原，刺激机体产生自身抗体，该种抗体与具有自身抗原的红细胞结合后，可引起红细胞溶解。

4. 药物过敏性血细胞减少症　一些药物如磺胺、安替比林、奎尼丁为半抗原，能吸附于红细胞、白细胞、血小板、粒细胞膜上而成为完全抗原，刺激机体产生抗体，抗体与血细胞膜上的抗原结合后，引起血细胞破坏。

三、Ⅲ型超敏反应

Ⅲ型超敏反应是可溶性抗原与刺激机体产生的抗体(IgG、IgM、IgA)结合形成中等大小可溶性免疫复合物，沉积于毛细血管壁等组织，通过激活补体，吸引中性粒细胞及其他细胞，引起血管及其周围组织炎症反应和损伤，故又称为免疫复合物型或血管炎型超敏反应。

(一) 变应原

引起Ⅲ型超敏反应的变应原按其来源不同可分为两类：①内源性抗原，如类风湿关节炎的变性IgG、系统性红斑狼疮的自身组织抗原及肿瘤抗原等。②外源性抗原，如病原微生物、异种血清、寄生虫等。

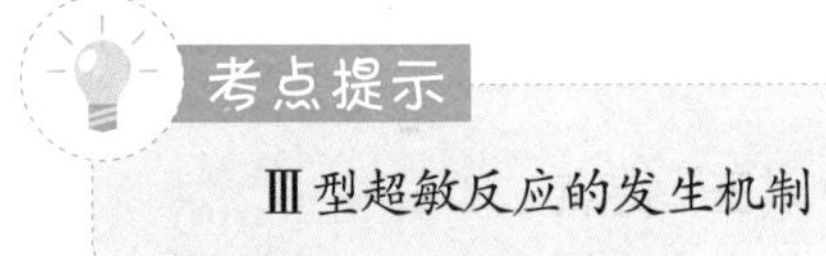

(二) 发生机制

1. 中等大小可溶性免疫复合物的形成与沉积　抗原与抗体结合形成的复合物称为免疫复合物，其性质和大小与抗原-抗体分子的相对比例密切相关：当可溶性抗原与抗体比例合适时，形成大分子不溶性免疫复合物，易被吞噬细胞清除；当可溶性抗原量大大超过抗体量或抗体量大大超过可溶性抗原量时，形成小分子可溶性免疫复合物，易被肾小球滤过而排出体外；当可溶性抗原量稍多于抗体量时，形成中等大小可溶性免疫复合物，这种免疫复合物既不易被吞噬细胞吞噬，也不能经肾小球滤过，较长时间存在于血液循环中，随血流沉积于血压较高且血流缓慢的毛细血管，如肾小球、关节滑膜、皮下等处的毛细血管。

2. 免疫复合物沉积引起的组织损伤　沉积于毛细血管的免疫复合物激活补体，产生C3a、C5a、C567、C3b等，通过以下机制引起血管及其周围炎症反应和组织损伤。

(1) 过敏毒素作用：C3a、C5a可引起肥大细胞、嗜碱性粒细胞脱颗粒，释放组胺等生物活性介质，使毛细血管扩张、通透性增加，局部产生炎症反应。

(2) 趋化作用：C5a、C567能趋化大量中性粒细胞聚集在免疫复合物沉积部位，中性粒细胞清除吞噬免疫复合物的同时释放大量溶酶体酶，造成局部组织损伤。

(3) 血小板凝聚形成血栓：免疫复合物和C3b可使血小板聚集并激活内源性凝血机制形成微血栓，导致局部组织缺血、出血、坏死等局部炎症反应(图4-3)。

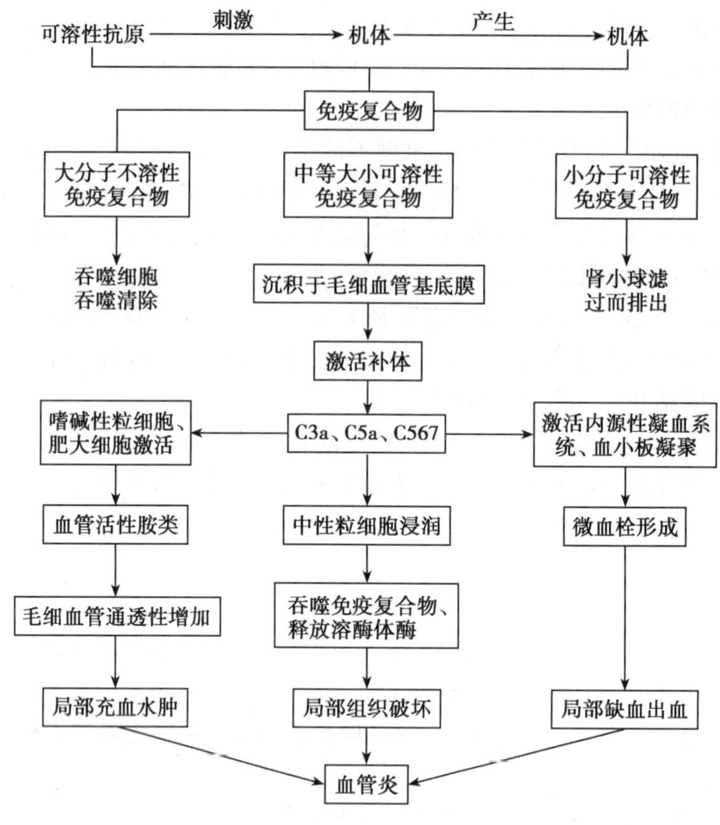

图 4-3 Ⅲ型超敏反应的发生机制

(三) 特点

1. 变应原多为可溶性抗原。
2. 由中等大小可溶性免疫复合物沉积于小血管基底膜引起。
3. 参与的抗体是 IgG、IgM、IgA，有补体参加。
4. 主要病理变化是以中性粒细胞浸润为主的小血管及其周围组织炎症。

(四) 常见疾病

1. 局部免疫复合物病

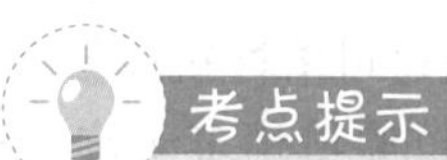

Ⅲ型超敏反应常见疾病

(1) Arthus 反应　系 1903 年 Arthus 和 Breton 两人在给家兔反复皮下注射正常马血清 5~6 周后，发现注射局部皮肤出现红肿、出血和坏死，称为 Arthus 反应。这是抗原在局部与产生的相应抗体结合，形成免疫复合物沉积，引起局部血管炎所致。

(2) 类 Arthus 反应　反复使用胰岛素、生长激素及狂犬疫苗时，于注射后数小时内注射部位可出现红肿、出血和坏死等类似 Arthus 反应现象，称类 Arthus 反应，这种反应可在几天后逐渐消退恢复。

2. 全身免疫复合物病

(1) 免疫复合物型肾小球肾炎：常发生于 A 群链球菌感染后 2~3 周，多数为急性扁桃体炎后。链球菌感染后机体产生相应抗体，链球菌抗原与相应抗体结合，形成的免疫复合物沉积于肾小球毛细血管基底膜，导致基底膜炎症反应，病人可出现蛋白尿、血尿和水肿等临床表现。其他病原体如葡萄球菌、肺炎双球菌、乙型肝炎或疟原虫感染后也可引发此种肾小球肾炎。

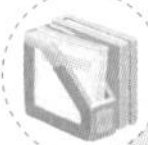
案例

病人李某，男，35岁。主诉乏力、水肿1周余，3周前曾有咽痛病史。化验：尿中查见大量红细胞、白细胞，蛋白(+++)，管型(++)。血中循环免疫复合物测定强阳性。补体CH50和C3明显下降。诊断：急性肾小球肾炎。

问题：1. 所患疾病和3周前咽痛史有无关系？

2. 为什么循环免疫复合物测定强阳性，而补体含量下降？

(2) 血清病：通常在初次大量注射抗毒素(马血清)1~2周后发生，主要临床症状是发热、全身荨麻疹、淋巴结肿大、关节肿痛、一过性蛋白尿等。其原因是病人体内抗毒素抗体已经产生而抗毒素尚未完全排除，二者结合形成中等大小的可溶性免疫复合物所致。

(3) 类风湿关节炎：病因尚未查明，可能由于某种因素使自身IgG发生变性成为自身抗原，刺激机体产生抗变性IgG的自身抗体，这种自身抗体以IgM为主，称为类风湿因子(RF)。自身抗体与变性IgG形成免疫复合物，反复沉积于小关节滑膜，引起关节损伤。

四、Ⅳ型超敏反应

Ⅳ型超敏反应属于T细胞介导的免疫应答，没有抗体和补体参与，所导致的组织损伤是以单个核细胞浸润为主的炎症反应。由于该型超敏反应的发生比Ⅰ、Ⅱ、Ⅲ型缓慢，一般于再次接触变应原后24~72小时出现炎症反应，故又称为迟发型超敏反应。

(一) 变应原

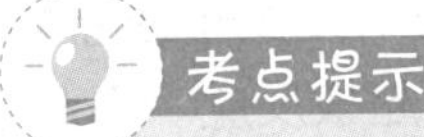
考点提示

Ⅳ型超敏反应的发生机制

主要有胞内寄生菌(结核杆菌、布氏杆菌等)、病毒、真菌(白念珠菌、毛癣菌等)、寄生虫(疟原虫、弓形虫、猪囊虫等)等以细胞形式存在的抗原以及多种化学物质(二硝基氟苯、油漆、燃料、铬、环氧树脂、多种化妆品等)、药物(青霉素、磺胺类、氯丙嗪等)与组织蛋白结合形成的抗原。

(二) 发生机制

Ⅳ型超敏反应与细胞免疫应答机制基本一致。前者主要引起机体组织损伤，后者则以清除病原体或异物为主，两者可以同时存在。一般来说，应答越强烈，炎症损伤越严重。

1. T细胞致敏阶段　当变应原进入机体后，刺激T细胞转化为致敏淋巴细胞：$CD4^{+}$Th1和$CD8^{+}$Tc。此时机体处于致敏状态，这一阶段需2~3周。

2. 致敏T细胞效应阶段　当机体再次接触相同变应原时，致敏T细胞中的$CD8^{+}$Tc能释放穿孔素和颗粒酶直接使靶细胞裂解或凋亡，引起组织损伤；$CD4^{+}$Th1能释放多种细胞因子如IL-2、IFN-γ等，使病变部位出现以淋巴细胞、单核细胞浸润为主的炎症反应，活化的单核巨噬细胞释放溶酶体酶导致局部组织损伤(图4-4)。

(三) 特点

1. 发生缓慢(24~72小时)，消退也慢。
2. 由T细胞介导，无需抗体和补体参与。
3. 病理特征是以单核细胞、淋巴细胞浸润为主的炎症反应。

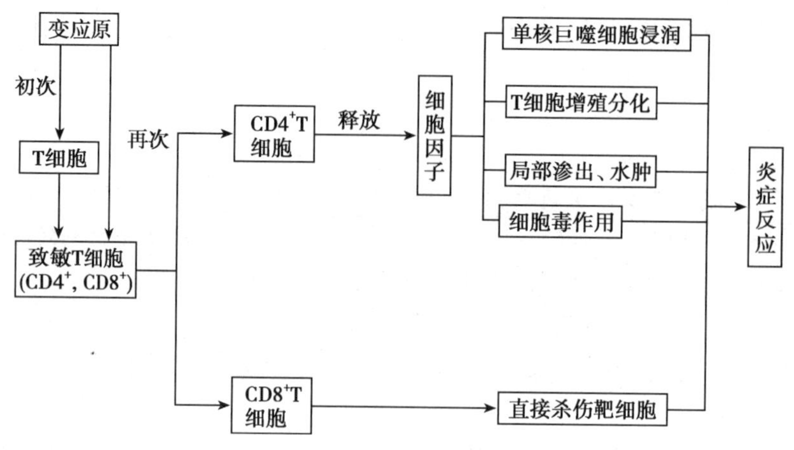

图 4-4 Ⅳ型超敏反应的发生机制

4. 大多无个体差异。

(四) 常见疾病

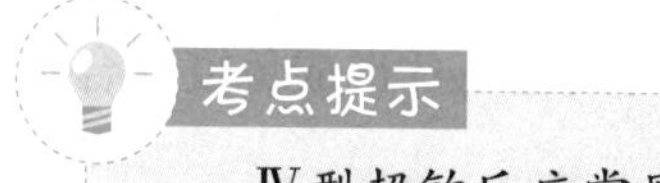

1. 传染性超敏反应 当胞内寄生菌(如结核分枝杆菌)、病毒或某些真菌感染时,病原体可刺激机体产生Ⅳ型超敏反应,这种超敏反应是在传染过程中发生的,因此又称为传染性超敏反应。如结核分枝杆菌、麻风分枝杆菌、布氏杆菌、大部分真菌和病毒均可引起传染性超敏反应。

2. 接触性皮炎 某些个体在皮肤接触某些小分子物质后 24 小时左右,出现皮炎,48~72 小时达到高峰,局部皮肤出现红肿、硬结、水泡,严重者出现剥脱性皮炎。其发病机制为小分子物质与皮肤角质蛋白结合形成完全抗原,刺激 T 细胞致敏,再次接触后在皮肤局部引起Ⅳ型超敏反应。引起接触性皮炎的常见物质有油漆、农药、染料、药物、化妆品等。

3. 移植排斥反应 在进行同种异体组织器官移植时,如果供体与受体之间的组织相容性抗原不一致,供体组织器官进入到受体后,可刺激受体产生致敏淋巴细胞,引起Ⅳ型超敏反应,数周后移植物被排斥、坏死、脱落。

四型超敏反应各具特征(表 4-1)。临床实际中超敏反应常为混合型,但以某一型为主,或在疾病发展的不同阶段由不同型超敏反应所主宰。另外,一种抗原在不同条件下也可引起不同类型的超敏反应,如青霉素可引起Ⅰ型过敏性休克,当结合于血细胞表面则引起Ⅱ型超敏反应;如与血清蛋白质结合可能出现Ⅲ型超敏反应,而青霉素油膏局部应用时可引起Ⅳ型超敏反应。

表 4-1 四型超敏反应的比较

型别	参与成分	发生机制	临床常见类型
Ⅰ型 (速发型)	药物等变应原 IgE、肥大细胞、嗜碱性粒细胞	IgE 及 Fc 段与肥大细胞和嗜碱性粒细胞结合,其 Fab 段与变应原特异性结合,使上述细胞活化,释放和产生生物活性介质,作用于效应器官,使之出现功能紊乱	1. 全身过敏性反应 2. 呼吸道过敏反应 3. 消化道过敏反应 4. 皮肤过敏反应

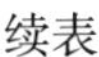

续表

型别	参与成分	发生机制	临床常见类型
Ⅱ型（细胞毒型）	靶细胞变应原 IgG、IgM、补体巨噬细胞 NK 细胞	抗体与靶细胞结合后，通过补体作用、调理作用、ADCC 作用损伤靶细胞	1. 输血反应 2. 新生儿溶血症 3. 自身免疫性溶血性贫血 4. 药物过敏性血细胞减少症
Ⅲ型（血管炎型）	可溶性变应原 IgG、IgM、IgA 补体、中性粒细胞、血小板	中等大小可溶性 IC 沉积于血管基底膜，激活补体、吸引中性粒细胞释放溶酶体酶，导致组织损伤	1. 局部免疫复合物病 2. 全身免疫复合物病 3. 血清病 4. 类风湿关节炎
Ⅳ型（迟发型）	药物、靶细胞变应原、T 细胞、巨噬细胞	致敏 T 细胞再次接触相同变应原所导致的细胞免疫，表现为单个核细胞浸润为主要特征的炎症	1. 传染性超敏反应 2. 接触性皮炎 3. 移植排斥反应

第二节 免疫学检测

免疫学检测即用免疫学方法检测病原体、疾病相关因子或评估机体免疫功能状态。免疫学检测包括抗原或抗体检测、免疫功能检测等。

一、抗原或抗体检测

（一）抗原或抗体检测的原理

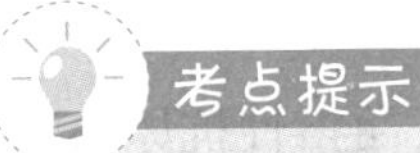

考点提示

抗原或抗体检测原理

抗原或抗体检测的原理是在一定条件下（温度、pH、离子浓度等），抗原与相应抗体在体外可发生特异性结合，并出现肉眼可见现象。利用抗原或抗体检测的原理可进行抗原或抗体的定性检测或定量检测。定性检测是指可用已知的抗原检测未知的抗体，也可用已知的抗体检测未知的抗原，如用已知乙肝病毒的抗体与病人血清反应来判断病人体内是否存在乙肝病毒，从而诊断乙型肝炎；定量检测是指根据特异性抗原-抗体反应程度的不同可对某些物质进行定量检测，如用肥达反应检测病人体内的伤寒抗体含量。

（二）抗原或抗体检测的类型

考点提示

抗原或抗体检测的类型

1. 凝集反应　颗粒性抗原与相应抗体在一定条件下（温度、pH、离子浓度等）出现的肉眼可见的凝集现象。常见的凝集反应有：直接凝集反应，间接凝集反应，反向间接凝集反应，间接凝集抑制反应，协同凝集反应等。

（1）直接凝集反应：颗粒性抗原与相应抗体直接结合出现的凝集反应（图 4-5）。直接凝集反应有玻片凝集反应和试管凝集反应。玻片凝集反应是一种定性实验，将含有已知抗体的诊断血清与待检菌液（或红细胞）在玻片上混合，数分钟后如出现凝集现象则为阳性。此法简单、快速，常用于细菌的鉴定和分型、人类 ABO 血型测定等。试管凝集反应为半定量实验，用于测定待检血清中某种抗体的相对含量。将待检血清用生理盐水作倍比稀释，在加入等量已知抗原液，血清最高稀释度仍出现明显凝集者为血清效价。血清效价越高，说明该待

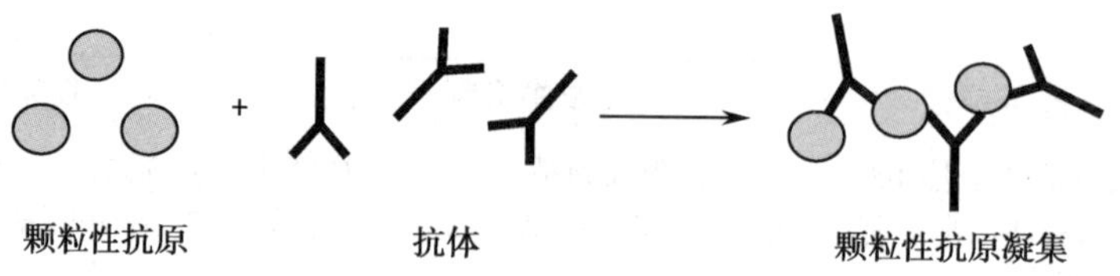

图 4-5 直接凝集反应示意图

检血清抗体含量越高。此法常用于协助临床诊断或流行病学调查，如辅助诊断伤寒、副伤寒的肥达反应。

(2) 间接凝集反应：某些可溶性抗原与相应抗体反应后并不能出现肉眼可见的现象，如将可溶性抗原吸附于某种与免疫无关的颗粒表面(载体颗粒)，使可溶性抗原转变为颗粒性抗原(致敏颗粒)，然后再与相应抗体反应则可出现凝集现象，因此将该实验称为间接凝集反应(图 4-6)。该法可用于类风湿关节炎、钩端螺旋体病等的辅助诊断。

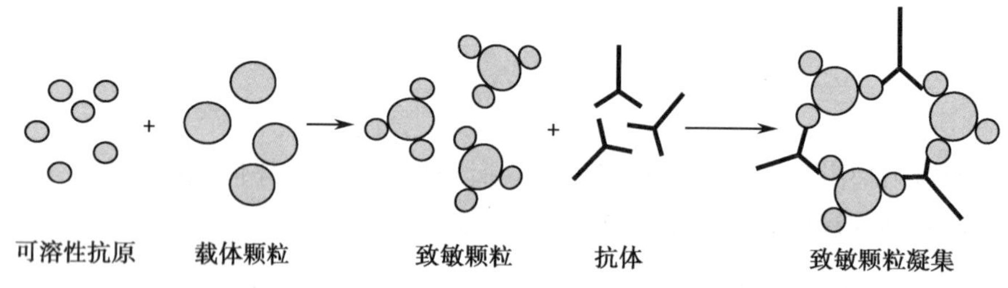

图 4-6 间接凝集反应示意图

2. 沉淀反应 可溶性抗原与相应抗体在一定条件下形成的肉眼可见的沉淀现象。沉淀反应大多用半固体琼脂凝胶作为介质进行，当可溶性抗原与抗体在凝胶中扩散并相遇时，在比例合适处可形成肉眼可见的白色沉淀。如单向免疫扩散。单向免疫扩散是将一定量的已知抗体混合于琼脂凝胶中制成琼脂板，在琼脂板中打孔并将待测可溶性抗原加入孔中，抗原扩散后便可在孔周的一定位置形成白色沉淀环。抗原浓度越大，扩散范围越广，则形成的白色环越大，环的直径与抗原量呈正相关(图 4-7)。该法可用于测定机体血清中 Ig 和补体的含量。

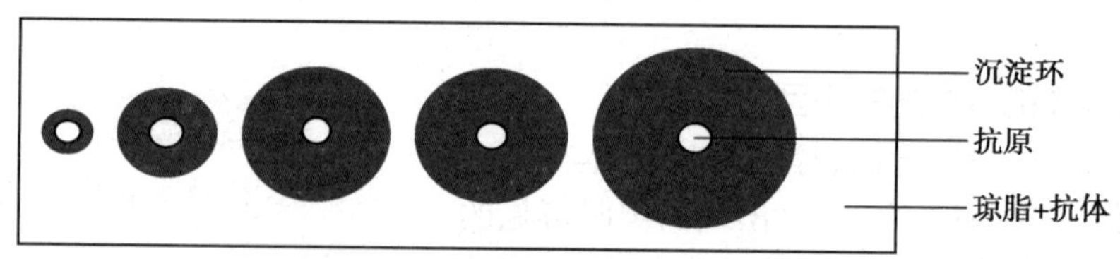

图 4-7 单向琼脂扩散试验示意图

3. 免疫标记技术 是用荧光素、酶、放射性核素等物质标记抗原或抗体再进行的抗原-抗体反应。常用的方法有免疫荧光技术、酶免疫技术和放射免疫技术。临床应用较为广泛的是酶免疫技术中的酶联免疫吸附试验(ELISA)，如酶联免疫吸附试验双抗夹心法。双抗夹心法用于检查抗原，它是用已知抗体包被在酶联检测板上，加入待检标本，标本中若含有相应抗原即与酶联检测板上包被的抗体结合，洗涤去除未结合成分，加入该抗原特异的酶标记抗体，洗去未结合的酶标记抗体，加底物后显色(图 4-8)。

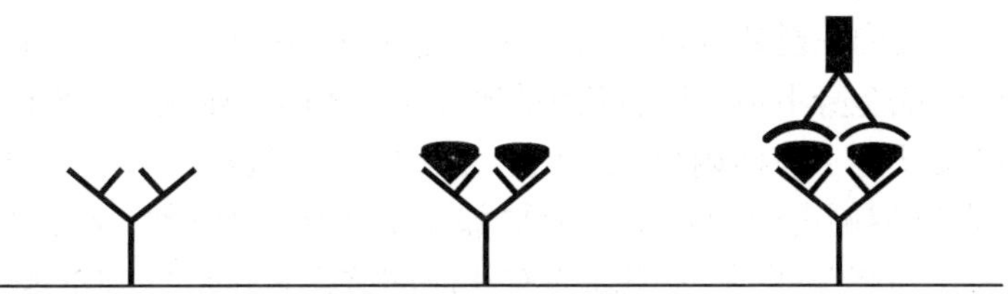

图 4-8 酶联免疫吸附试验示意图(双抗夹心法)

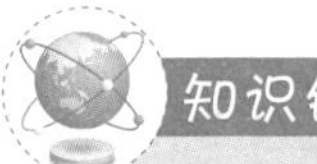

检测高手—免疫标记技术

如果一个人感染了艾滋病,或吸食毒品,或服用了兴奋剂,我们如何去检测?有人认为这很容易,用一般检验方法就可以了,其实不然。因为他们进入人的机体后只有极微量存在,所以用一般检测方法是很难检测出来的。而免疫标记技术为这种检测提供了可能。免疫标记技术是用荧光素、放射性同位素、酶等标记抗体或抗原进行的抗原-抗体反应,并借助于荧光显微镜、射线测量仪、酶标检测仪等精密仪器检测,具有非常高度的灵敏性,可检测出毫微克至微微克,甚至毫微微克的超微量物质。因此,免疫标记技术为微量蛋白质、小分子药物及肿瘤标志物等的测定提供了一个高度灵敏的检测手段,可称之为检测领域的高手。

二、免疫功能检测

免疫功能检测主要包括细胞免疫功能检测和体液免疫功能检测。

(一) 细胞免疫功能检测

1. 淋巴细胞转化试验　为体外检测方法。当T细胞受非特异性有丝分裂原如植物血凝素(PHA)、刀豆蛋白(ConA)、美洲商陆(PWM)等刺激在体外共同培养时,T细胞受刺激后可能转化为淋巴母细胞,出现蛋白质和核酸合成增加、细胞变大、细胞质扩大、核仁明显、染色体松散等。T细胞转化率正常值为70%,常用于检测机体细胞免疫功能和判断恶性肿瘤病人的疗效和预后(图 4-9)。

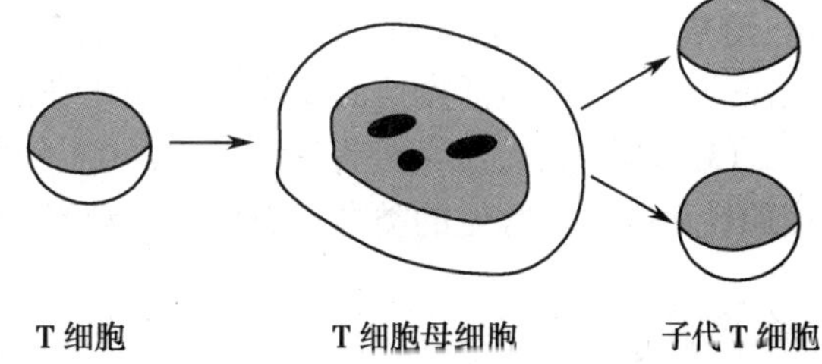

图 4-9 淋巴细胞转化试验示意图

2. 特异性抗原皮肤试验　为体内检测方法。主要有结核菌素、白念珠菌素、皮肤毛癣菌素等皮试抗原。皮内注射定量抗原后于24~48小时观察结果,少数则要48~72小时判定结果。如用于检测机体对结核杆菌免疫的OT试验。

3. 植物血凝素皮肤试验　为体内检测方法。将PHA注射于前臂屈侧皮内,6~12小时后局部出现红斑和硬结,24~48小时达高峰。PHA皮肤试验敏感性高,安全可靠,临床常用于检测机体的细胞免疫功能。

(二) 体液免疫功能检测

1. Ⅰ型超敏反应皮肤试验　为体内检测方法。将常见的变应原,如青霉素、免疫血清以及植物花粉浸液等，作皮内注射或划痕后，在 20 分钟内引起红斑及丘疹，且超过 1cm 或无红肿但注射部位有痒感，或全身不适反应者均为阳性，说明体内有相应的 IgE 存在。

2. 中和反应皮肤试验　为体内检测方法。是体内毒素抗毒素的中和试验。将微量外毒素注射于受试者前臂屈侧皮内，24~48 小时局部皮肤红肿者为阳性，表示受试者对此种外毒素无免疫力；若无反应者为阴性，表明体内有相应的抗毒素可以中和毒素，机体对此种外毒素有免疫力。临床常用的有检测白喉及猩红热有无免疫力的锡克及狄克试验。

第三节　免疫学防治

免疫学防治是指应用免疫学原理对疾病进行预防和治疗，它包括免疫预防和免疫治疗两方面。

一、免疫预防

免疫预防是人为地给机体输入抗原或抗体等，使机体获得某种特异性免疫力的方法，它包括人工主动免疫和人工被动免疫两种。

（一）人工主动免疫

人工主动免疫（artifical active immunization）又称人工自动免疫，是给机体输入疫苗等抗原物质，经过一定时间，使机体自动产生特异性免疫力的方法。

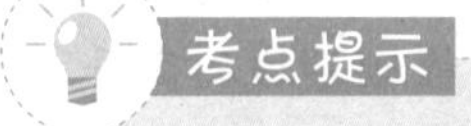

人工主动免疫所用制剂及特点

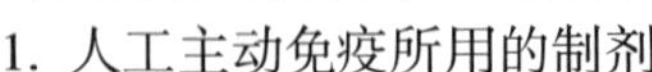

1. 人工主动免疫所用的制剂

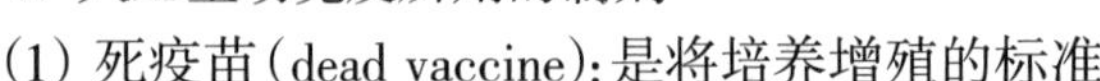

（1）死疫苗（dead vaccine）：是将培养增殖的标准株微生物经灭活后制备而成的疫苗。常见的死疫苗有伤寒、乙型脑炎、百日咳、霍乱等。死疫苗在机体内不能增殖，产生的免疫力低，故需要多次应用。但死疫苗有安全、易保存和运输的优点。

（2）活疫苗（live vaccine）：是用减毒或无毒的活微生物制备而成。常见的活疫苗有卡介苗、麻疹、风疹、脊髓灰质炎疫苗等。活疫苗在机体内能增殖，产生的免疫力较死疫苗高，故只需应用一次。但活疫苗的安全性不如死疫苗，需低温保存，且保存时间不长。

（3）类毒素：将细菌外毒素用 0.3%~0.4% 的甲醛溶液处理，使其毒性消失而仍保留其免疫原性而制成。常见的类毒素有白喉类毒素、破伤风类毒素等。

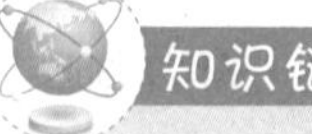

知识链接

疫苗的发明

天花是最早被人类文字记载的烈性病毒性传染病，其传染性强，病死率高，当时人类对这种病无医治办法。公元 18 世纪，英国乡村医生琴纳发现乡村里的牛患了与天花相似的病，那些挤奶女工在接触到牛身上的疱疹时受到感染，身上也会长出小一些的疱疹，这就是牛痘，而感染过牛痘的人不再感染天花。1796 年 5 月 14 日，琴纳从一位患牛痘的挤奶女工手指的疱疹中提取出一些液体，滴到一位 8 岁男孩的手臂刀口处。2 个月后，他给这名儿童又接种天花病毒，结果该儿童没有出现任何天花的症状，至此世界上第一个疫苗——牛痘疫苗正式诞生了。

2. 人工主动免疫的特点　人工主动免疫输入的物质是抗原，它进入机体后需经过一定的时间才能使机体产生抗体或致敏淋巴细胞，产生免疫效果较慢，因此主要用于传染病的预防。但输入的抗原能较长时间刺激机体产生免疫力，故人工主动免疫效果维持较长久，一般可维持数个月至数年。

（二）人工被动免疫

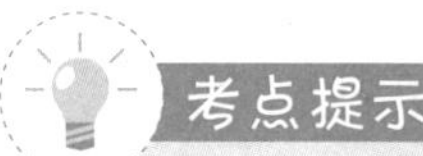

人工被动免疫所用制剂及特点

人工被动免疫（artifical passive immunization）是给机体输入抗体等制剂，使机体立即获得某种特异性免疫力的方法。

1. 人工被动免疫所用的制剂

（1）抗毒素：抗毒素是用外毒素或类毒素免疫健康的马匹，待马匹体内产生了高效价抗外毒素或类毒素抗体后，采血分离血清，提取免疫球蛋白制成。抗毒素具有中和外毒素毒性的作用，可用于治疗或紧急预防外毒素所致的疾病。抗毒素本质就是抗体，但由于其来源于动物，可使某些人发生超敏反应，因此，注射抗毒素前必须进行皮试。

（2）丙种球蛋白：是从正常人大量混合血浆或健康产妇胎盘血中分离制成的免疫球蛋白浓缩剂。该制剂中含有的抗体种类和含量因不同地区和人群的免疫状况而不同，主要用于免疫功能较低的个体。

（3）人特异性免疫球蛋白　来源于恢复期病人的血清、接受类毒素和疫苗免疫者的血清，含有高效价特异性抗体。如：抗狂犬病毒免疫血清、抗乙型肝炎免疫血清等，用于预防相应的传染病；2003 年 SARS 流行期间，有人尝试以 SARS 病人恢复期血清治疗 SARS 病人，取得一定的疗效。

2. 人工被动免疫的特点　人工被动免疫输入的是具有免疫作用的抗体等物质，它进入机体后立即产生免疫效果，因此主要用于传染病的治疗和紧急预防。由于输入的抗体在体内存留时间短，故人工被动免疫效果维持较短，一般可维持 2~3 周，见表 4-2。

表 4-2　人工主动免疫与人工被动免疫的比较

项目	人工主动免疫	人工被动免疫
输入物质	抗原	主要是抗体
产生免疫力时间	慢（2~3 周）	快（输入即生效）
免疫力维持时间	数个月至数年	2~3 周
主要用途	预防	治疗或紧急预防

（三）计划免疫

计划免疫是根据特定传染病的疫情监测和人群免疫状况分析，按照规定的免疫程序有计划地进行人群免疫接种，以提高人群免疫水平，达到控制或消灭相应传染病的重要措施。

我国儿童计划免疫的基础疫苗有 5 种（表 4-3）：即卡介苗、百日咳 - 白喉 - 破伤风（百白破）混合疫苗、三价脊髓灰质炎活疫苗、麻疹疫苗和乙型肝炎疫苗。2007 年，国家扩大了计划免疫免费提供的疫苗种类，又新增了 8 种疫苗：甲型肝炎疫苗、乙脑疫苗、流脑多糖疫苗、风疹疫苗、腮腺炎疫苗、钩体病疫苗、流行性出血热疫苗和炭疽疫苗。

表 4-3　我国推荐的儿童计划免疫程序

年龄	疫苗
出生时	卡介苗、乙肝疫苗
出生 1 个月	乙肝疫苗
出生 2 个月	三价脊髓灰质炎疫苗
出生 3 个月	三价脊髓灰质炎疫苗　百白破三联制剂
出生 4 个月	三价脊髓灰质炎疫苗　百白破三联制剂
出生 5 个月	百白破三联制剂
出生 6 个月	乙肝疫苗
出生 8 个月	麻疹疫苗
1.5~2 岁	百白破三联制剂
4 岁	三价脊髓灰质炎疫苗
7 岁	麻疹疫苗　白破二联制剂
12 岁	卡介苗(农村)

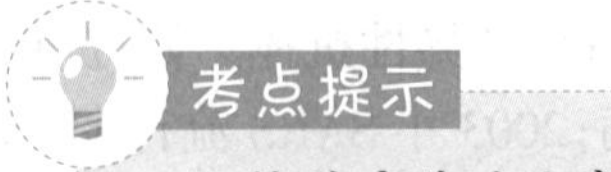

预防接种时应认真遵照使用说明,注意制品是否过期、变质或失效。接种后有时会发生不同程度的局部或全身反应。一般症状较轻,1~2 天后即恢复正常,个别反应剧烈,甚至出现过敏性休克、接种后脑炎等。为避免意外,有下列情况之一者不宜作免疫接种:①免疫功能缺陷、特别是细胞免疫功能低下者。②高热、严重心血管疾病、肝肾病、活动性结核、活动性风湿热、急性传染病,甲亢、严重高血压、糖尿病及正在应用免疫抑制剂者。③妊娠期及月经期。④湿疹及其他严重皮肤病病人不宜作皮肤划痕性接种。

二、免疫治疗

免疫治疗是指针对机体低下或亢进的免疫状态,利用免疫学原理,人为地增强或抑制机体的免疫功能以达到治疗疾病的治疗方法。免疫治疗分为免疫调节、免疫重建、免疫替代,其中免疫调节又可分为免疫增强和免疫抑制疗法。

(一) 免疫调节

免疫调节是通过使用免疫调节物质,人为地干预机体的免疫功能,使机体免疫功能达到或接近正常水平,包括免疫增强疗法和免疫抑制疗法。免疫增强疗法多用于免疫功能低下的病人,常用制剂有细胞因子制剂如 IL-2、微生物制剂如卡介苗、化学合成制剂如左旋咪唑、中草药如人参等。免疫抑制疗法多用于免疫功能亢进的病人,常用制剂有抗生素如环孢素、激素如肾上腺糖皮质激素、烷化剂如环磷酰胺、抗代谢药如硫唑嘌呤、单克隆抗体如抗 MHC 单抗等。

(二) 免疫重建

免疫重建是将造血干细胞或淋巴细胞移植给免疫缺陷的个体,使后者的免疫功能全部或部分得到恢复,它包括骨髓移植和免疫效应细胞输注。骨髓移植是指取病人自身或健康人的骨髓输注给病人，让骨髓中的干细胞进入病人体内，定居、分化、增殖，帮助病人恢复造血能力和产生免疫力。常用的骨髓移植主要有自体骨髓移植、异体骨髓移植和干细胞移植；免疫效应细胞输注有两种方式：一种方式是将正常供者的致敏淋巴细胞输给受者，使其在受者体内增殖并产生免疫力；另一种方式是取出自体淋巴细胞，经体外增殖、激活后回输到体内，常用于肿瘤的治疗。

(三) 免疫替代

免疫替代是因机体缺乏某种免疫活性物质，通过给机体输入该物质，从而维持机体的免疫功能。如对先天性性联无 γ- 球蛋白血症病人，持续输入正常人免疫球蛋白，可在较长时间内维持其生命。

本章小结

超敏反应是机体受到某些抗原刺激时所出现的异常适应性免疫应答，根据其发生机制及临床特点分为 4 型。Ⅰ型超敏反应由 IgE 介导，引起平滑肌收缩、腺体分泌增加、毛细血管扩张且通透性增加等。Ⅱ型超敏反应主要由 IgG 和 IgM 介导，引起靶细胞损伤。Ⅲ型超敏反应主要由 IgG、IgM、IgA 介导，引起血管及其周围组织炎症反应和损伤。Ⅳ型超敏反应由 T 细胞介导，导致以单个核细胞浸润为主的炎症反应。

免疫学检测包括抗原 - 抗体检测、免疫功能检测。抗原 - 抗体检测的类型有凝集反应、沉淀反应和免疫标记技术。免疫功能检测包括细胞免疫功能和体液免疫功能检测。

免疫学防治包括免疫预防和免疫治疗两方面。免疫预防是人为地给机体输入抗原或抗体等，使机体获得某种特异性免疫力的方法，分为人工主动免疫和人工被动免疫。免疫治疗是指人为地增强或抑制机体的免疫功能以达到治疗疾病的治疗方法，分为免疫调节、免疫重建、免疫替代。

（王传生）

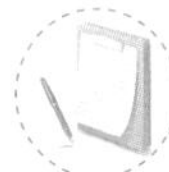

目标测试

一、选择题

A1/A2 型题

1. 关于超敏反应的叙述，正确的是
   A. 是过强的免疫应答　B. 均可导致组织损伤
   C. 均有抗体参加　D. 均有补体参加
   E. 可无变应原参与
2. 介导Ⅰ型超敏反应的抗体主要是
   A. IgG　B. IgD　C. IgE
   D. IgM　E. IgA
3. 不属于Ⅰ型超敏反应特点的是
   A. 发生快，消退快　B. 绝大多数为组织损伤
   C. 参与的抗体是 IgE　D. 有明显的个体差异性

E. 效应细胞是肥大细胞、嗜碱性粒细胞

4. 属于Ⅰ型超敏反应的疾病是

A. 接触性皮炎　B. 新生儿溶血症　C. 系统性红斑狼疮

D. 过敏性休克　E. 类风湿关节炎

5. 防止对某种食物再次过敏的最好方法是

A. 脱敏　B. 食用后,服用抗过敏药

C. 进行过敏反应试验　D. 避免食用这种食物

E. 食用烹调好的这种食物

6. 脱敏治疗可用于

A. 冷空气过敏　B. 食物过敏　C. 青霉素过敏

D. 接触性皮炎　E. 破伤风抗毒素皮试阳性者

7. 关于Ⅱ型超敏反应机制,错误的叙述是

A. 激活补体溶解靶细胞　B. ADCC 作用杀伤靶细胞

C. 调理作用吞噬靶细胞　D. 中性粒细胞释放溶酶体酶

E. 抗体直接杀伤靶细胞

8. 细胞毒型超敏反应是指

A. Ⅰ型　B. Ⅱ型　C. Ⅲ型

D. Ⅳ型　E. 各型

9. 关于Ⅱ型超敏反应的特点,不正确的是

A. 导致靶细胞溶解　B. 参与的抗体是 IgE

C. 常损害血细胞　D. 有补体参与

E. 单核巨噬细胞、NK 细胞、中性粒细胞参与

10. 由于 ABO 血型不符而引起的输血反应属于

A. Ⅰ型超敏反应　B. Ⅱ型超敏反应　C. Ⅲ型超敏反应

D. Ⅳ型超敏反应　E. 各型超敏反应

11. 新生儿溶血症最可能发生于

A. Rh 阳性母亲再次妊娠,胎儿血型为 Rh 阳性

B. Rh 阳性母亲首次妊娠,胎儿血型为 Rh 阳性

C. Rh 阴性母亲再次妊娠,胎儿血型为 Rh 阴性

D. Rh 阴性母亲再次妊娠,胎儿血型为 Rh 阳性

E. Rh 阴性母亲初次妊娠,胎儿血型为 Rh 阴性

12. 关于Ⅲ型超敏反应的叙述,正确的是

A. 中等大小的可溶性免疫复合物引起

B. 免疫复合物沉积于毛细血管壁

C. 通过激活补体导致组织损伤

D. 病损器官组织较固定

E. 以上均是

13. 属于Ⅲ型超敏反应的疾病是

A. 新生儿溶血症　B. 输血反应　C. 类风湿关节炎

D. 接触性皮炎　E. 青霉素过敏性休克

14. T细胞介导的超敏反应是
A. Ⅰ型超敏反应　B. Ⅱ型超敏反应　C. Ⅲ型超敏反应
D. Ⅳ型超敏反应　E. 以上都不是
15. 关于Ⅳ型超敏反应正确的是
A. 以中性粒细胞浸润为主的炎症
B. 发生后4小时达到反应高峰
C. 有补体参与
D. 有抗体参与
E. 以单个核细胞浸润为主的炎症
16. 抗原-抗体检测的基本原理是
A. 抗原与抗体可发生特异性结合
B. 抗原与抗体结合是可逆的
C. 抗原与抗体结合为非共价键
D. 抗原与抗体结合是可见的
E. 抗原与抗体结合受电解质、酸碱度和温度影响
17. 凝集反应和沉淀反应的本质区别在于
A. 所用溶液不同　B. 支持物不同
C. 检测的抗体不同　D. 检测的抗原物理性质不同
E. 辅助试剂不同
18. 淋巴细胞转化试验用于测定
A. 对疾病的易感性　B. 体液免疫功能
C. 细胞免疫功能　D. 对抗原刺激的反应性
E. 以上均不是
19. 对死疫苗叙述有误的是
A. 病原体灭活制成　B. 免疫力低　C. 不良反应小
D. 易保存　E. 只需接种一次
20. 对活疫苗叙述有误的是
A. 用减毒或无毒活病原体制成
B. 一般只需接种一次
C. 比死疫苗更安全
D. 不易保存
E. 不良反应较大
21. 注射哪种物质属于人工主动免疫
A. 破伤风抗毒素　B. 青霉素　C. 卡介苗
D. 白喉抗毒素　E. 人免疫球蛋白
22. 人工被动免疫的特点是
A. 输入的是抗原　B. 产生免疫力慢
C. 免疫力维持时间长　D. 主要用于疾病预防
E. 输入的是抗体
23. 注射青霉素引起过敏性休克，血压下降，是由血管活性物质引起的生物学效应，这

种休克的发生是由哪种效应所致

A. 支气管平滑肌收缩 B. 腺体分泌增加 C. 毛细血管扩张

D. 血管通透性增加 E. 以上全部是

24. 糖尿病病人由于反复注射胰岛素,在注射局部出现红肿、出血、坏死等剧烈的炎症,应是

A. 类风湿关节炎 B. 类 Arthus 反应

C. 血清病 D. 免疫复合物型肾小球性肾炎

E. SLE

25. 使用化妆品后 24 小时出现面部水肿,渗出,痒痛,应属于

A. Ⅰ型超敏反应 B. Ⅱ型超敏反应 C. Ⅲ型超敏反应

D. Ⅳ型超敏反应 E. 以上都不是

A3/A4 型题

(26~30 题共用题干)

病人,女,28 岁,因外出春游去植物园,出现咳嗽、咳痰伴喘息 1 天入院。体检:体温 36.5℃,脉搏 90 次 / 分,呼吸 28 次 / 分,血压 110/80mmHg,喘息貌,口唇发绀,肺部可闻及广泛哮鸣音。

26. 该病人最可能的诊断是

A. 肺炎 B. 支气管扩张 C. 支气管哮喘

D. 肺源性心脏病 E. 心功能不全

27. 该病人发病最可能的诱因是

A. 花粉 B. 尘螨 C. 动物皮屑

D. 病毒感染 E. 精神因素

28. 该疾病最有可能的发生机制是

A. Ⅰ型超敏反应 B. Ⅱ型超敏反应 C. Ⅲ型超敏反应

D. Ⅳ型超敏反应 E. Ⅰ型和Ⅲ型超敏反应

29. 为明确诊断,临床上最常用检测的方法是

A. 补体检测 B. 皮内试验 C. 皮肤斑贴试验

D. 血清 IgE 测定 E. 肥大细胞数量检测

30. 为避免该病再次发生,病人应采取的措施是

A. 定期服用抗过敏药 B. 加强身体锻炼

C. 脱敏治疗 D. 定期进行血清 IgE 测定

E. 尽量避免与该花粉接触

(31~32 题共用题干)

病人,女,29 岁,分娩产下的婴儿发生新生儿溶血,经检查发现婴儿血型为 Rh 阳性,孕妇为 Rh 阴性。

31. 婴儿发生新生儿溶血的原理是

A. Ⅰ型超敏反应 B. Ⅱ型超敏反应 C. Ⅲ型超敏反应

D. Ⅳ型超敏反应 E. Ⅰ~Ⅳ型超敏反应

32. 关于该病下述描述不正确的是

A. 该孕妇可能为经产妇

B. 引起新生儿溶血的抗体为新生儿自己产生 IgG 抗体

C. 引起新生儿溶血的抗体为来自母体的IgG抗体
D. 分娩后72小时内给母体注射抗Rh阳性血清,可预防该病的发生
E. 补体参与该病的发病机制

(33~34题共用题干)

病人,男,19岁,因治疗需要注射大量破伤风抗毒素后10天,出现疲乏、头痛、肌肉和关节酸痛。实验室检查尿蛋白阳性,血清中免疫球蛋白水平正常,补体(C3)含量下降。

33. 该病人最可能的诊断是
A. 肾小球肾炎　　B. 血清病　　C. 类风湿关节炎
D. 局部免疫复合物病　　E. 风湿性关节炎

34. 产生此临床表现最可能的原因是
A. 由破伤风抗毒素与外毒素结合形成免疫复合物沉积引起
B. 由破伤风外毒素引起的过敏反应
C. 由抗毒素与相应抗体结合形成的免疫复合物沉积引起
D. 由破伤风抗毒素引起的迟发型超敏反应
E. 以上都不对

(35~36题共用题干)

病人女性,44岁,2004年6月进行肾移植手术。半年后发生移植排斥反应。

35. 移植排斥反应损伤机制属于
A. Ⅰ型超敏反应　　B. Ⅱ型超敏反应　　C. Ⅲ型超敏反应
D. Ⅳ型超敏反应　　E. 不属于超敏反应

36. 移植后排斥反应检测中,检测的最重要细胞是
A. NK细胞　　B. 单核细胞　　C. $CD4^{+}T$ 和 $CD8^{+}T$
D. 肥大细胞　　E. 中性粒细胞

B1型题

(37~40题共用备选答案)

A. 单核巨噬细胞、Th1细胞
B. 单核巨噬细胞、补体、NK细胞
C. 嗜碱性粒细胞、肥大细胞、IgE
D. 中性粒细胞、免疫复合物沉积
E. 免疫复合物沉积、单核巨噬细胞、IgE

37. 与Ⅰ型超敏反应有关的是
38. 与Ⅱ型超敏反应有关的是
39. 与Ⅲ型超敏反应有关的是
40. 与Ⅳ型超敏反应有关的是

(41~45题共用备选答案)

A. 环孢素　　B. 抗毒素　　C. 骨髓移植
D. IL-2　　E. 死疫苗

41. 用于人工主动免疫的是
42. 用于人工被动免疫的是
43. 用于免疫增强疗法的是

44. 用于免疫抑制疗法的是
45. 用于免疫重建的是

二、简答题

1. 简述Ⅰ型、Ⅱ型、Ⅲ型和Ⅵ型超敏反应的机制、常见疾病。
2. 简述Ⅰ型超敏反应的防治原则。
3. 简述直接凝集反应、间接凝集反应和沉淀反应的区别。
4. 简述人工主动免疫所用制剂及其应用。
5. 简述人工主动免疫与人工被动免疫的区别。

第五章　常见病原菌

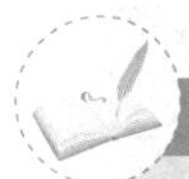

学习目标

1. 具有预防传染病的意识和基本能力，养成良好健康的生活习惯。
2. 掌握葡萄球菌、链球菌、大肠埃希菌、志贺菌、破伤风梭菌、肉毒梭菌、结核分枝杆菌的生物学特性、致病性和防治原则，结核菌素试验。
3. 熟悉肺炎链球菌、脑膜炎奈瑟菌、伤寒沙门菌、霍乱弧菌、副溶血性弧菌、产气荚膜梭菌的形态染色、抵抗力、传播途径、所致疾病，卫生学意义。
4. 了解淋病奈瑟菌、变形杆菌、无芽胞厌氧菌、其他病原性细菌，常见病原菌微生物学检查方法。
5. 学会常见病原菌的形态学、培养物观察；能独立完成血浆凝固酶试验、抗链球菌溶血素"O"试验。

引起动、植物及人类疾病的细菌称为病原性细菌，简称病原菌。常见病原菌按其生物学特性和致病特点可分为化脓性球菌、肠道杆菌、弧菌、厌氧性细菌、分枝杆菌及其他病原性细菌。

第一节　化脓性球菌

病原性球菌因主要引起化脓性感染，故称化脓性球菌。主要包括葡萄球菌、链球菌、肺炎链球菌、脑膜炎奈瑟菌和淋病奈瑟菌等。

一、葡萄球菌属

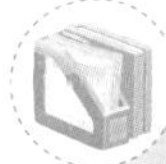

案例

某酒店多位客人在该酒店进食午餐2小时后，先后出现恶心、腹痛、腹泻、头晕、头痛等症状，呕吐较重，伴有低热、白细胞计数升高。经对病人采取抗感染及补液和对症治疗后，症状缓解，所有病人于2天内痊愈。采集呕吐物和剩余可疑食物进行染色镜检，镜下可见革兰染色阳性球菌，呈葡萄状排列。

问题：1. 应疑为何种疾病？该病原体可能是什么？

2. 该病原菌的主要致病物质是什么？

3. 应进一步做哪些微生物检验进行确诊？

葡萄球菌属广泛分布于自然界、空气、土壤、物品、人和动物的体表及与外界相通的腔道中，但多数为腐生或寄生菌，仅少数致病。致病性葡萄球菌在正常人群鼻咽部带菌率可达20%~50%，医务人员带菌率高达70%，且多为耐药性菌株，是医院内感染的重要传染源。

（一）生物学特性

1. 形态与染色　菌体呈球形，直径0.5~1μm，呈葡萄状排列（图5-1），革兰染色阳性。无芽胞，无鞭毛、体外培养时一般不形成荚膜，但少数菌株的细胞壁外层可见有荚膜样黏液物质。在某些化学物质如青霉素等物质作用下，可裂解或变成L型。

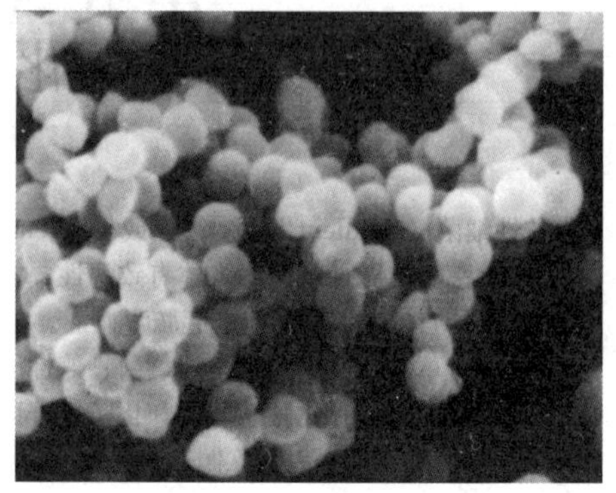

图5-1　葡萄球菌电镜图

2. 培养特性　需氧或兼性厌氧。营养要求不高，在普通培养基中，37℃生长良好。最适pH为7.4。在液体培养基中呈混浊生长。在普通琼脂平板上孵育24~48小时后，形成圆形、隆起、表面光滑、湿润、边缘整齐、不透明的有色菌落，因菌株不同，可产生金黄色、白色、柠檬色菌落，有助于细菌鉴别。在血平板上，多数致病菌株可形成透明溶血环。

3. 分类　根据色素和生化反应等表型分为：①金黄色葡萄球菌：主要产生金黄色色素和血浆凝固酶，为致病菌。②表皮葡萄球菌：产生白色色素，偶可致病，为条件致病菌。③腐生葡萄球菌：可产生白色或柠檬色色素，一般不致病。根据有无血浆凝固酶分型：可分为血浆凝固酶阳性和阴性菌株。

4. 抗原构造　种类多，结构复杂。最重要的是葡萄球菌A蛋白（SPA），SPA是葡萄球菌细胞壁上的一种蛋白质，90%以上的金黄色葡萄球菌有此抗原结构。SPA一方面具有抗吞噬作用，与细菌的致病性有关；另一方面可与IgG Fc段结合，介导协同凝集试验。

5. 抵抗力　在无芽胞细菌中抵抗力最强，在干燥的脓汁、痰液中可存活2~3个月；加热80℃经30分钟才能被杀死。耐盐性强，在含10%~15%NaCl的培养基上仍能生长。对甲紫溶液敏感。对青霉素、头孢菌素、红霉素等多种抗生素敏感，但易产生耐药性。

近年来因抗生素的选择作用，耐药菌株逐年增多，对青霉素的耐药菌株已高达90%以上，现已成为医院感染最常见的致病菌。

（二）致病性与免疫性

1. 致病物质　金黄色葡萄球菌在代谢过程中，能产生多种毒素和酶。

> **考点提示**
>
> 葡萄球菌的致病物质、所致疾病及化脓性感染病灶的特点

（1）血浆凝固酶：是一种能使含有抗凝剂的人或兔血浆发生凝固的酶。致病菌株多能产生，是鉴定葡萄球菌有无致病性的重要指标。

血浆凝固酶可使周围血液或血浆中的纤维蛋白原变成纤维蛋白，沉积在菌体表面，阻碍吞噬细胞对细菌的吞噬及杀菌物质的杀伤作用，同时也限制了感染病灶中的细菌扩散，使病灶局限、且脓汁黏稠。

（2）葡萄球菌溶血素：为外毒素，能溶解人及多种哺乳动物的红细胞，对白细胞、血小板、肝细胞、皮肤细胞等有损伤破坏作用。

（3）杀白细胞素：能破坏中性粒细胞和巨噬细胞。

(4) 肠毒素:是一组对热稳定的可溶性蛋白质,耐热100℃ 30分钟。能抵抗胃肠液中的蛋白酶水解作用。30%~50%金黄色葡萄球菌可产生肠毒素,引起食物中毒。其作用机制是肠毒素与肠道神经细胞受体作用,刺激呕吐中枢,引起呕吐等临床表现。发病率占食物中毒的首位。近年来研究发现,葡萄球菌肠毒素是超抗原,能非特异性激活T细胞释放过量细胞因子而致病。

(5) 表皮剥脱毒素:又称表皮溶解毒素,为外毒素,可使表皮与真皮分离,引起烫伤样皮肤综合征。具有抗原性。

(6) 毒性休克综合征毒素-1(TSST-1):具有超抗原活性,引起机体发热、休克及脱屑性皮疹。该毒素还可增强机体对内毒素的敏感性,并随着内毒素在体内蓄积,可引起机体多个器官系统的功能紊乱或毒性休克综合征。

2. 所致疾病 有侵袭性和毒素性两种类型。

(1) 侵袭性疾病:葡萄球菌可通过多种途径侵入机体,引起化脓性炎症。

1) 皮肤软组织感染:如毛囊炎、疖、痈、睑腺炎、甲沟炎、伤口化脓等。其特点是脓汁呈黄色且黏稠,病灶多局限,与周围组织界限明显。

2) 内脏器官感染:金黄色葡萄球菌进入血流,并随血流播散,可引起肺炎、中耳炎、胸膜炎、心内膜炎等。

3) 全身化脓性炎症:如果原发病灶处理不当,葡萄球菌也可侵入血流,引起全身中毒症状,如败血症;还可转移到肝、肾、肺、脾等器官引起多发性脓肿,即脓毒血症。

(2) 毒素性疾病:由金黄色葡萄球菌产生的外毒素引起。

1) 食物中毒:食入含肠毒素食物后1~6小时,出现以呕吐为主的急性胃肠炎症状,伴有腹痛、腹泻,严重者可导致虚脱或休克。一般病人1~2天可恢复。

2) 烫伤样皮肤综合征:多见于婴幼儿和免疫力低下的成人。病人皮肤开始出现红斑,1~2天表皮起皱,继而出现内无菌、清亮液体的大疱,轻微触碰可破溃最后表皮脱落。若得不到及时治疗,病死率可达20%。

3) 毒性休克综合征:由TSST-1引起。表现为突发的高热、呕吐、腹泻、皮肤猩红热样皮疹。严重者可出现低血压及心、肾衰竭,导致休克。

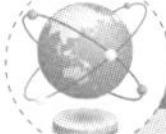

知识链接

揭开血浆凝固酶阴性的面纱

凝固酶阴性葡萄球菌,常为寄生在人和动物体表及与外界相通腔道中的正常菌群。过去认为凝固酶阴性葡萄球菌不致病,现检测结果证实是医院感染重要的病原菌,易产生耐药性,已发现的有十余种,其中以表皮葡萄球菌最常见,主要引起泌尿道感染、细菌性心内膜炎、败血症。此外,心脏起搏器安装、置换人工瓣膜、长期腹膜透析、静脉滴注等亦可造成其感染。

3. 免疫性 具有一定的天然免疫力,但患病后所获免疫力不强,难以防止再次感染。

(三) 微生物学检查

1. 标本采集 根据不同的病型采集不同的标本。感染病灶采集脓汁、渗出液;败血症、脓毒血症采集血液;食物中毒采集可疑食物、呕吐物、粪便等。

2. 标本检查 标本直接涂片,革兰染色后镜检,通过形态、排列、染色性可作初步诊断。

必要时将标本进行分离培养，挑选可疑的菌落，通过形态学、毒素、酶、色素等检查进行鉴定。

（四）防治原则

预防主要是注意个人卫生，保持皮肤清洁，创伤应及时消毒处理，加强食品卫生管理；严格消毒隔离制度和无菌操作，防止医源性感染；治疗应根据药物敏感试验结果，合理使用抗菌药物，防止耐药性菌株扩散。

二、链球菌属

链球菌属广泛分布于自然界、人和动物粪便及健康人的鼻咽部，多为正常菌群。病原性链球菌主要引起人类各种化脓性炎症，还可引起人类肺炎、猩红热及超敏反应性等疾病。

（一）生物学特性

1. 形态与染色　菌体呈球形或椭圆形，直径0.6~1.0μm，链状排列，长短不一，革兰染色阳性（图5-2）。无芽胞、无鞭毛，有些细菌有荚膜。

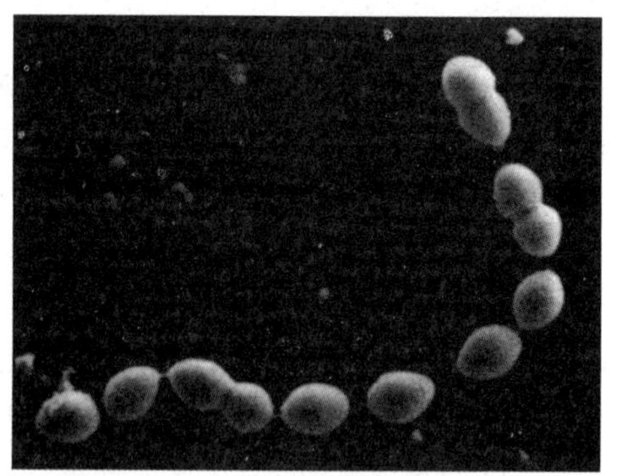

图 5-2　链球菌电镜图

2. 培养特性　多数菌株兼性厌氧。营养要求较高，需在含血液、血清、葡萄糖的培养基上生长。在血清肉汤培养基中呈絮状沉淀生长；在血琼脂平板上形成灰白色、表面光滑、边缘整齐隆起的细小菌落，不同菌株可产生不同的溶血环。

3. 抗原构造　链球菌的抗原构造较复杂，主要有3种：①核蛋白抗原（又称P抗原）：无特异性，各种链球菌均有。②多糖抗原（又称C抗原）：是细胞壁的多糖成分，有群特异性。③蛋白质抗原（又称表面抗原）：位于C抗原外，有型特异性，与致病性有关的是M蛋白质抗原。

4. 分类

（1）根据链球菌溶血现象分为：①甲型溶血性链球菌：菌落周围有狭窄的草绿色溶血环（α溶血环），亦称草绿色链球菌，为条件致病菌。②乙型溶血性链球菌：菌落周围有宽大的透明溶血环（β溶血环），亦称溶血性链球菌，致病力强。③丙型链球菌：菌落周围无溶血环，一般无致病性。

（2）根据链球菌C抗原的不同，可将其分为A、B、C、D等20个群，对人致病的90%属于A群。A群链球菌根据M蛋白不同，可分为150个血清型。

5. 抵抗力　较弱，60℃ 30分钟可被杀死，对常用消毒剂敏感。对青霉素、红霉素、四环素、磺胺药物敏感。

（二）致病性与免疫性

1. 致病物质　乙型溶血性链球菌侵袭力强，并能产生多种外毒素和酶。

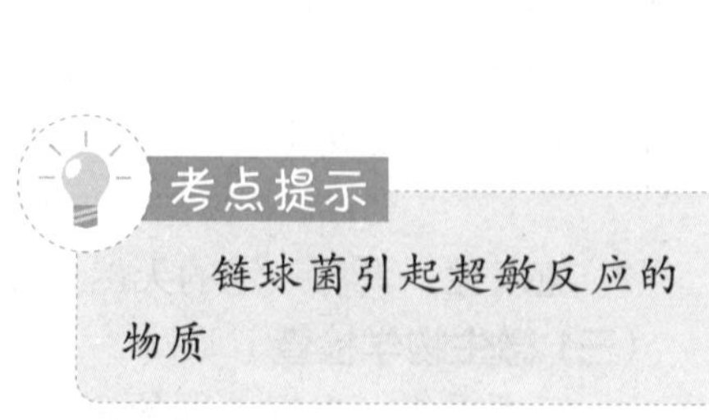

考点提示

链球菌引起超敏反应的物质

（1）细菌细胞壁成分

1）脂磷壁酸：与宿主细胞膜具有高度亲和力，是该菌黏附定居于机体皮肤和呼吸道黏膜等表面的主要侵袭因素。

2）M蛋白：是A群链球菌的主要致病因子，有抗吞噬细胞吞噬作用和抵抗吞噬细胞内杀菌作用的能力。M 蛋白与心肌、肾小球基底膜有共同抗原，可刺激机体产生特异性抗体，损害人类心血管等组织，与某些超敏反应性疾病有关。

(2) 外毒素类

1) 致热外毒素：又称红疹毒素或猩红热毒素，是引起猩红热的主要毒性物质，能引起发热和皮疹等。化学成分为蛋白质，较耐热。是超抗原，具有超抗原生物学活性。

2) 链球菌溶血素：有溶解红细胞、破坏白细胞和损伤心肌的作用。根据对氧的稳定性，分为链球菌溶血素 O(SLO)和链球菌溶血素 S(SLS)两种。其中 SLO 对氧敏感，免疫原性强，可刺激机体产生抗体，85%~95% 链球菌感染所致的咽喉炎和风湿热病人，于感染后 2~3 周至病愈后数个月或 1 年内可检出抗链球菌溶血素"O"抗体(ASO)。尤其是活动性风湿热，ASO 升高更显著。因此检测 ASO 可作为链球菌感染和风湿热的辅助诊断。SLS 对氧稳定，无免疫原性，溶血能力较强，与血平板上的溶血环形成有关。

(3) 侵袭性酶类

1) 透明质酸酶：又称扩散因子，能分解细胞间质的透明质酸，使组织疏松，利于细菌扩散。

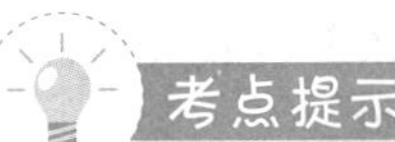

考点提示

链球菌引起化脓性感染病灶的特点

2) 链激酶：又称溶纤维蛋白酶，能使血液中的纤维蛋白酶原变为纤维蛋白酶，溶解血块或阻止血浆凝固，有助于细菌扩散。

3) 链道酶：又称 DNA 酶，能分解脓汁中具有高度黏稠性的 DNA，使脓汁稀薄，促进细菌扩散。

故链球菌引起的化脓性感染，病灶与周围界限不清，有扩散趋势，脓汁稀薄。

2. 所致疾病

(1) A 群链球菌所致疾病：A 群链球菌所致疾病约占人类链球菌感染的 90%。所致疾病可分化脓性、中毒性和超敏反应性 3 类。

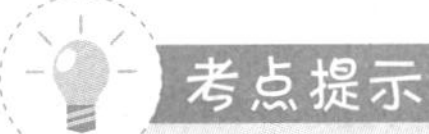

考点提示

链球菌引起的超敏反应性疾病

1) 化脓性感染：皮肤和皮下组织感染，淋巴管炎、淋巴结炎、蜂窝织炎、痈、脓疱疮；其他系统感染有扁桃体炎、咽峡炎、鼻窦炎、产褥感染、中耳炎及败血症等。

2) 中毒性疾病：猩红热，为儿童急性呼吸道传染病。主要症状为发热、咽炎、全身弥漫性鲜红色皮疹。

3) 超敏反应性疾病：风湿热和急性肾小球肾炎等。

(2) 甲型溶血性链球菌：该菌是寄居在口腔、上呼吸道、消化道、女性生殖道的正常菌群。在拔牙或扁桃体摘除等免疫力低下时可侵入血流，若心瓣膜有病损，可引起亚急性细菌性心内膜炎。此外，其中的变异链球菌与常见病龋齿的发生有密切关系。

3. 免疫性　A 群链球菌感染后，血清中出现多种抗体，机体可获得对同型链球菌的特异性免疫力。但该菌型别较多，各型间无交叉免疫性，故可反复感染。患过猩红热后能建立牢固的免疫力。

(三) 微生物学检查

考点提示

链球菌溶血素 O 抗体检测的临床意义

1. 标本采集　不同疾病采集不同标本，如化脓性感染时可采集脓汁，咽喉、鼻腔等病灶分泌物；疑为败血症者可采集血液；风湿热病人可采集血液(做抗链球菌溶血素 O 的抗体测定)。

2. 标本检查 脓汁标本可直接涂片染色镜检,发现呈链状排列的革兰阳性球菌可初步诊断;也可接种至血琼脂平板,37℃ 24 小时培养后观察菌落及溶血现象进行病原学鉴定;疑是风湿热的病人,可检测病人血清中抗链球菌溶血素"O"抗体(ASO)。风湿热病人血清中 ASO 明显高于正常人,效价≥400 有临床意义。

(四) 防治原则

链球菌感染主要是通过飞沫传播,应积极治疗病人和带菌者,减少传染源。此外,还应对空气、医疗器械和敷料等进行消毒和灭菌。对于急性咽炎和扁桃体炎病人,尤其是儿童,须彻底治疗,以防止急性肾小球肾炎、风湿热及亚急性细菌性心内膜炎的发生。治疗首选青霉素。

三、脑膜炎奈瑟菌

脑膜炎奈瑟菌俗称脑膜炎球菌,是流行性脑脊髓膜炎(流脑)的病原菌。

(一) 生物学特性

1. 形态与染色 菌体呈肾形或豆形,直径 0.6~0.8μm,成双排列,两菌的接触面较平坦或略向内陷,革兰染色阴性。在病人脑脊液中,多位于中性粒细胞内,形态典型。新分离的菌株多有荚膜和菌毛。

2. 培养特性 营养要求较高,需在含有血清、血液等培养基中方能生长。专性需氧,在含 5%~10%CO_2 的湿润环境中生长更佳,最适生长温度为 35℃。经 24 小时培养形成露滴状的菌落,能产生自溶酶。

3. 抵抗力 极弱,对干燥、热、冷均敏感,室温中 3 小时死亡,常用消毒剂可迅速将其杀死。

4. 分类 根据荚膜多糖群特异性抗原不同,目前可分为 A、B、C 等 13 个血清群,对人致病的多属 A、B、C 群。我国 95% 以上病例为 A 群。

(二) 致病性与免疫性

1. 致病物质 有荚膜、菌毛、IgA1 蛋白酶、内毒素等。

(1) 荚膜:新分离的脑膜炎奈瑟菌有荚膜,可抗吞噬细胞吞噬,增强细菌侵袭力。

(2) 菌毛:可黏附至咽部黏膜上皮细胞表面,利于进一步侵入。

(3) IgA1 蛋白酶:脑膜炎奈瑟菌产生的 IgA1 蛋白酶能破坏黏膜表面的 IgA1,协助细菌黏附于细胞黏膜。

(4) 内毒素:脑膜炎奈瑟菌的主要致病物质,可作用于小血管和毛细血管,引起坏死、出血、导致皮肤瘀斑和微循环障碍。严重时,引起肾上腺出血、中毒性休克及 DIC。

2. 所致疾病 脑膜炎奈瑟菌可引起人类脑膜炎。人是脑膜炎奈瑟菌的唯一自然宿主,通常鼻咽部无症状携带者为 1%~40%。病菌主要经飞沫传播,传染源为病人和带菌者。在流行期间,正常人群带菌率达 70% 以上,是重要的传染源。6 个月至 2 岁儿童因免疫力弱,是易感人群,发病率较高。

脑膜炎奈瑟菌首先侵入人体的鼻咽部,若免疫力强,细菌被消灭;若免疫力弱,细菌侵入血液引起菌血症或败血症。极少数病人,细菌经血侵入脑脊膜,产生化脓性炎症。脑膜炎主要临床表现为发病突然,伴有严重的头痛、呕吐、颈项强直等脑膜刺激症状。细菌引起小血管栓塞,使皮肤出现瘀斑。

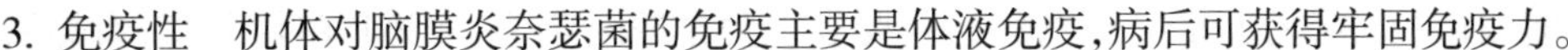

3. 免疫性 机体对脑膜炎奈瑟菌的免疫主要是体液免疫，病后可获得牢固免疫力。

（三）微生物学检查

采集病人的脑脊液、血液或刺破出血瘀斑取其渗出液，直接涂片镜检，如在中性粒细胞内、外有革兰阴性双球菌，可作出初步判断。因本菌对温度、干燥极敏感，标本采集后要注意保温，立即送检；在分离培养时，要接种于预温的培养基内，最好是床边接种。

（四）防治原则

早期隔离治疗病人，控制传染源。治疗首选青霉素和磺胺类药，因磺胺类药物能通过血脑屏障。对儿童接种脑膜炎多糖疫苗进行特异性预防，保护率在 90% 以上。

四、其他常见化脓性球菌

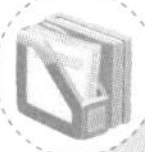

案例

病人，男性，24 岁，以尿频、尿痛、尿道流脓、排尿困难而就诊，取尿道脓性分泌物，涂片革兰染色镜检，发现在中性粒细胞内有革兰阴性双球菌。

问题：1. 病人的初步诊断是什么病？

2. 该病怎样防治？

（一）肺炎链球菌

肺炎链球菌俗称肺炎球菌。正常人呼吸道带菌率可达 40%，多数菌株不致病或致病力较弱，仅少数菌株对人致病，是细菌性肺炎的主要病原体。

肺炎链球菌菌体呈矛头状，成双排列，宽端相对，尖端向外。革兰染色阳性。无鞭毛，无芽胞。在机体内或含血清培养基中能形成荚膜。肺炎链球菌在血平板上经 37℃培养 24 小时后形成灰白色细小菌落，菌落周围有草绿色溶血环与甲型链球菌相似；培养 48 小时后肺炎链球菌因产生自溶酶，菌落中央凹陷呈脐状。

荚膜是肺炎链球菌的主要致病物质。有荚膜的菌株毒力强，无荚膜的菌株毒力较弱。正常情况下，人体对肺炎链球菌有天然抵抗力，但在营养不良和抵抗力下降时，肺炎链球菌可经呼吸道感染人体，主要引起人类大叶性肺炎，其次为支气管炎。肺炎后可继发脓胸、胸膜炎、中耳炎、鼻窦炎、脑膜炎和败血症等。

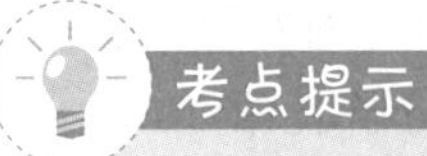

考点提示

肺炎链球菌的主要致病物质，主要引起的疾病

微生物学检查在显微镜下若发现典型革兰染色阳性、具有荚膜的呈矛头状的双球菌存在，即可初步诊断。血平板培养观察菌落时要注意与甲型链球菌区别，生化反应可做最后鉴定。多价荚膜多糖疫苗是预防肺炎链球菌感染的主要措施。治疗首选青霉素，耐药者可用万古霉素。

（二）淋病奈瑟菌

淋病奈瑟菌简称淋球菌，是引起人类泌尿生殖系统黏膜化脓性感染（淋病）的病原菌，也是我国目前流行的发病率最高的性传播疾病。

淋病奈瑟菌形态、培养、抵抗力等与脑膜炎奈瑟菌极相似。

人类是淋病奈瑟菌的唯一宿主。淋病奈瑟菌主要通过性接触，也可经手、毛巾、污染的衣裤及寝具等间接传染，通过菌毛黏附于泌尿生殖道柱状上皮细胞表面而致病。初期引起男性前尿道、女性尿道和子宫颈感染，主要表现为排尿时刺痛，尿道口红肿发痒，有黏液或黏脓性分泌物，有些女性表现为白带增多。如不及时治疗，引起慢性感染、不孕症或宫外孕。母体患有淋球菌性尿道炎或子宫颈炎时，可通过生殖道传染给新生儿，引起淋球菌性结膜炎，又称漏眼病。

用棉拭子法采集泌尿生殖道脓性分泌物或子宫颈表面分泌物，涂片镜检可初步确诊。若需进一步鉴定，可将标本接种在预先加温的、加有抗生素的巧克力培养基中培养观察，也可做氧化酶试验等生化试验鉴定。

大力开展性病知识宣传教育是预防淋病的重要环节。对确诊淋病者，对其性伙伴的检查和治疗是控制淋病传播的重要环节。对病人要早发现、早用药，彻底治疗。淋病奈瑟菌对青霉素和磺胺类药物敏感但易产生耐药性，可通过药物敏感试验指导用药。婴儿出生时无论母亲有无淋病，均可用 1% 的硝酸银等药物滴眼，以预防新生儿淋球菌性结膜炎。

第二节 肠道杆菌

肠道杆菌是一大群生物学性状相似的革兰阴性杆菌，常寄居在人或动物肠道中，随粪便排出广泛分布在自然界。人体中的肠道杆菌，多数为肠道的正常菌群，只有在特定条件下才可致病。少数为致病性细菌，如致病性大肠埃希菌、志贺菌、沙门菌等。

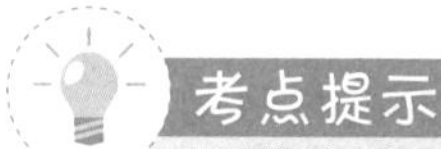

肠道杆菌的共同特点及有无致病性鉴别依据

肠道杆菌生的共同特性如下：

1. 形态与染色　为两端钝圆、中等大小的革兰阴性杆菌，无芽胞，多数有鞭毛和菌毛，少数有荚膜。

2. 培养特性　需氧或兼性厌氧，营养要求不高，在普通培养基上生长良好。

3. 生化反应　生化反应活泼，能分解多种蛋白质和糖类，产生不同的产物，常借此来鉴别菌属或菌种。如乳糖发酵试验可将肠道杆菌初步分为致病菌和非致病菌，前者一般不分解乳糖，后者多能分解乳糖。

4. 抗原结构　复杂，主要有菌体(O)抗原、鞭毛(H)抗原、荚膜或包膜(K、Vi)抗原，是肠道杆菌的分类、分型的依据。

5. 抵抗力　不强，对热、消毒剂敏感，但在水、粪便中存活的时间较长。对链霉素、庆大霉素、磺胺、利福平等药物敏感。

一、大肠埃希菌属

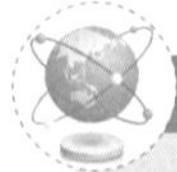

知识链接

大肠道杆菌事件

肠出血性大肠埃希菌是近年来新发现的危害严重的肠道致病菌。自 1982 年美国首次发现 E.coli O157：H7 大肠埃希菌食物中毒事件以来，世界各地陆续报道了该菌引起的感染，并有上升趋势。近几年也通过监测，先后从牛、猪、羊粪便，肉类等食品中查到 E.coli O157：H7。研究发现，该菌与食用易被污染的牛肉、果汁、莴苣和苜蓿有关。

大肠埃希菌，俗称大肠杆菌，是人和动物肠道中的正常菌群，在正常情况下对人体无害，并能合成维生素 B、维生素 K 等营养物质供宿主机体吸收利用，产生的大肠菌素具有抑制致病菌的作用。但当机体免疫力降低或该菌侵入肠外组织或器官时，可引起肠外感染。某些强毒株可直接引起肠内感染。

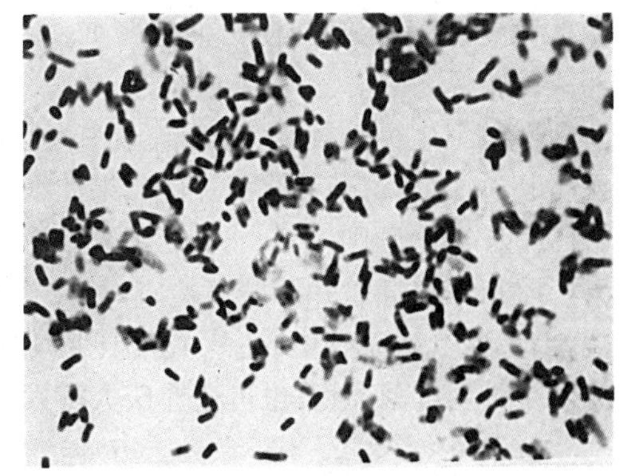

图 5-3 大肠埃希菌

（一）生物学特性

1. 形态与染色　为革兰阴性无芽胞杆菌。长 1~3μm，宽 0.5~0.7μm，多数有周鞭毛和菌毛，少数有多糖类包膜（图 5-3）。

2. 培养特性　营养要求不高。能分解多种糖类和蛋白质。在肠道鉴别培养基上，分解乳糖产酸而形成有色菌落；分解色氨酸产生靛基质，甲基红试验阳性。

3. 抗原构造　大肠埃希菌均有 O 抗原、H 抗原，新分离菌株有 K 抗原。

（二）致病性

1. 致病物质

考点提示

大肠埃希菌的致病物质

（1）黏附素：类似菌毛，能使细菌紧密黏附在肠道和泌尿道黏膜上皮细胞上。

（2）肠毒素：有耐热肠毒素和不耐热肠毒素两种，均是外毒素，引起腹泻。肠毒素是产毒性大肠埃希菌的主要致病物质。

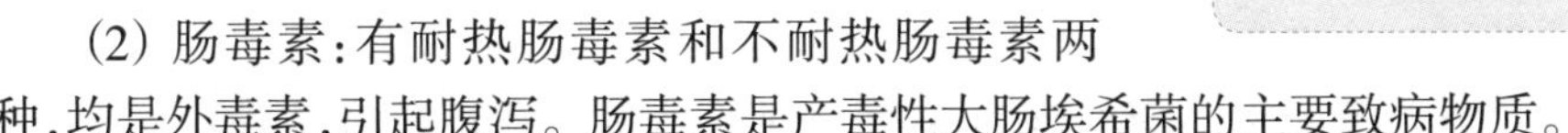

（3）内毒素：细胞壁的脂多糖，其类脂 A 具有毒性作用，O 特异性多糖能抵抗宿主的防御功能。

（4）K 抗原：位于细胞壁外层，具有抗吞噬作用。

2. 所致疾病

（1）肠外感染：以泌尿系统感染最多见，如尿道炎、膀胱炎、肾盂肾炎。也可引起胆囊炎、腹膜炎、阑尾炎、手术切口感染、新生儿脑膜炎等。老年人或免疫力低下者可引起败血症。

（2）肠内感染：由多个型别的致病性大肠埃希菌引起，主要表现为腹泻。常见有以下 5 种类型：①肠致病性大肠埃希菌：是婴幼儿腹泻的主要病原菌，成人少见。②肠产毒性大肠埃希菌：5 岁以下婴幼儿及旅游者易感。③肠侵袭性大肠埃希菌：引起痢疾样腹泻，较大儿童和成人易感。④肠出血性大肠埃希菌：儿童易感，初为水样便，继而呈血水便，痉挛性腹痛伴恶心、呕吐。⑤肠集聚性大肠埃希菌：引起婴幼儿持续性腹泻，偶有血便。

（三）微生物学检查

1. 临床细菌学检查

考点提示

大肠埃希菌的卫生细菌学意义

（1）标本采集：肠外感染采集中段尿、脓汁、血液等，腹泻者采集粪便。

（2）分离培养与鉴定：粪便标本接种肠道鉴别培养，血液应先增菌培养后再转种血液琼脂平板；中段尿、脓汁等标本，应同时接种血液琼脂平板和肠道选择培养，然后进行生化反应和致病菌鉴定。

2. 卫生细菌学意义　大肠埃希菌随粪便排出，可污染周围环境、食物、水等。样品中检出此菌愈多,表示被粪便污染愈严重。因此,该菌在卫生学上常作为饮用水、食品等被粪便污染的指标之一。

我国卫生标准规定,每升饮水中大肠菌群数不得超过 3 个、每 100ml 瓶装汽水、果汁中不得超过 5 个;每毫升饮水、汽水、果汁细菌总数不得超过 100 个。

(四) 防治原则

临床尿道插管和膀胱镜检查时,严格无菌操作,以避免医源性感染;对腹泻病人进行隔离治疗,减少医院感染;注意个人卫生,加强水源和饮食卫生管理。治疗上在药敏试验结果指导下选用抗菌药物,也可选择庆大霉素、诺氟沙星、新生霉素等。

二、沙门菌属

沙门菌属是一大群寄居于人和动物消化道中,型别繁多、生物学特性相似的革兰阴性杆菌。广泛分布于自然界中,仅少数对人致病,如伤寒沙门菌、甲型副伤寒沙门菌、肖氏沙门菌、希氏沙门菌等。对动物致病的沙门菌偶尔也感染人的有:鼠伤寒沙门菌、猪霍乱沙门菌、肠炎沙门菌等。

(一) 生物学特性

1. 形态与染色　革兰阴性小杆菌,长 2~3μm ,宽 0.5~1.0μm。无芽胞和荚膜,多有周鞭毛,致病菌有菌毛。

2. 抗原构造　抗原构造复杂,主要有 O、H 两种抗原,是细菌分群、型的依据。少数有 Vi 抗原。

3. 培养特性与生化反应　对营养要求高,需氧或兼性厌氧。在选择培养基上不分解乳糖,形成无色半透明细小菌落。

4. 抵抗力　较弱,65℃加热 15 分钟即被杀死。粪便中 1~2 个月有传染性,水中能存活 2~3 周。对氯、生石灰及消毒剂敏感,对氯霉素极敏感。

(二) 致病性与免疫性

1. 致病物质

(1) 侵袭力:沙门菌可通过菌毛附于肠黏膜细上皮细胞上,通过 Vi 抗原抵抗吞噬细胞的吞噬,使其具有一定的侵袭力。

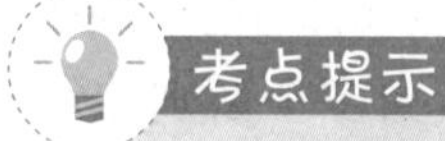

沙门菌的主要致病物质及所致疾病

(2) 内毒素:沙门菌死亡后释放较强的内毒素,可引起机体发热、白细胞计数降低,毒素量大可导致中毒、休克、DIC。

(3) 肠毒素:个别沙门菌如鼠伤寒沙门菌可产生肠毒素,引起食物中毒。

2. 所致疾病

(1) 肠热症:包括伤寒沙门菌引起的伤寒,以及甲型副伤寒沙门菌、肖氏沙门菌、希氏沙门菌引起的副伤寒。传染源为病人和带菌者。潜伏期 1~2 周。病菌随污染的食物、饮水进入消化道后,侵入小肠壁及肠系膜淋巴组织繁殖后入血液,引起第一次菌血症,病人可出现发热、全身疼痛等前驱症状。细菌随血流入肝、胆、脾、肾、骨髓等器官,并在其中繁殖后,再次入血引起第二次菌血症。此时临床症状明显而典型,病程 2~3 周,病人出现持续高热、肝脾大、相对缓脉、胸腹部皮肤玫瑰疹,外周血白细胞数减少等全身中毒症状。病人胆囊内细菌可随胆汁排入肠腔,一部分随粪便排出,另一部分再次侵入肠壁淋巴组织,引起迟发型超敏反应，导致局部坏死、溃疡，严重者可出现肠穿孔、肠出血并发症。肾脏中细菌可随尿排出。若无并发症，病情自3周后开始好转。伤寒的自然病程3~4周，副伤寒为1~3周。

(2) 食物中毒：沙门菌引起的食物中毒最常见，多为集体性食物中毒。由于食入被肠炎沙门菌、鼠伤寒沙门菌、猪霍乱沙门菌等污染的食物而引起。潜伏期6~24小时，主要症状为发热、头痛、恶心、呕吐、腹痛、水样便。轻者2~3天自愈。

(3) 败血症：多见于儿童或免疫功能低下的人群。常由鼠伤寒沙门菌、猪霍乱沙门菌、希氏副伤寒沙门菌、肠炎沙门菌等引起。

(4) 无症状带菌者：指在症状消失后1年或更长时间内仍可在其粪便中检出相应沙门菌者。有1%~5%伤寒或副伤寒病人可转变为无症状带菌者。病原菌滞留在胆囊或泌尿道中，并不断经粪便或尿排出体外而成为危险的传染源。

3. 免疫性　肠热症病后可获得牢固的免疫力，以细胞免疫为主，也可产生体液免疫。在病后第2周血中产生特异性抗体，3~4周达峰值，故检测抗体可用于肠热症的辅助诊断。胃肠炎的恢复与肠道局部产生的SIgA有关。

(三) 微生物学检查

1. 标本采集　伤寒和副伤寒因病程不同，采集的标本也不同。病程第1周取外周血；第2~3周取粪便、尿液；第1~4周取骨髓。食物中毒者取可疑食物、吐泻物；败血症取血液。

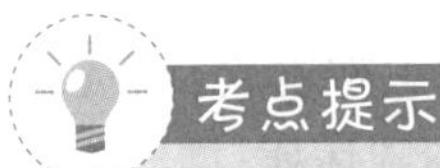

肥达反应的概念

2. 标本检查　经增菌或选择培养后，选无色半透明的可疑菌落，进行生化反应和血清学鉴定。

3. 肥达反应　用已知伤寒沙门菌的O、H抗原和甲型副伤寒沙门菌、肖氏沙门菌、希氏沙门菌的H抗原，与病人血清做定量凝集试验，测定病人血清中相应抗体的含量，以辅助诊断伤寒或副伤寒。肥达试验结果的解释必须结合临床表现、病程、病史，以及地区流行病学情况。

(四) 防治原则

加强饮水、食品卫生监督和管理，以切断传播途径。及时发现、隔离、治疗病人及带菌者，控制传染来源。对易感人员使用疫苗以提高免疫力。目前使用的有效药物主要是环丙沙星等。

三、志贺菌属

志贺菌属俗称痢疾杆菌，是人类细菌性痢疾的病原菌。本菌包括痢疾志贺菌、福氏志贺菌、鲍氏志贺菌、宋内氏志贺菌，也可分别称为A、B、C、D菌群；血清群目前有44个。我国流行的主要是B群，其次是D群。

(一) 生物学特性

1. 形态与染色　革兰阴性短杆菌，长2~3μm，宽0.5~0.7μm，有菌毛，无荚膜和鞭毛(图5-4)。

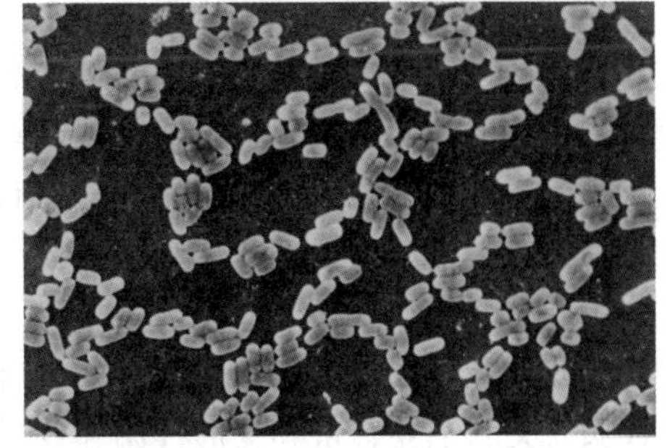

图5-4　福氏志贺菌

2. 培养特性　需氧或兼性厌氧。在普通培养基上形成中等大小、半透明的菌落。能分解葡萄糖，产酸不产气，除宋内志贺菌能迟缓发酵乳糖外，大多数不分解乳糖，在肠道菌选择培养基上形成无色、半透明小菌落。

3. 抵抗力　较弱，对热、酸和一般消毒剂敏感。对环丙沙星、呋喃唑酮、氨苄西林、庆大霉素等药物敏感，但细菌易形成多重耐药性。

（二）致病性与免疫性

1. 致病物质

⑴ 侵袭力：借助菌毛黏附于黏膜上皮细胞，并穿入细胞内生长繁殖形成感染病灶，引起炎症反应。此外，K 抗原有抗吞噬作用。

考点提示

志贺菌的主要致病物质及所致疾病

⑵ 内毒素：志贺菌属所有的菌株都具有强烈的内毒素。内毒素作用于肠黏膜，使其通透性增高，进一步促进肠道对内毒素的吸收，引起发热、神志障碍，甚至中毒性休克。内毒素破坏肠黏膜上皮，造成黏膜下层炎症，并有毛细血管血栓形成，导致坏死、脱落、形成溃疡，出现典型的脓血黏液便。内毒素还可作用于肠壁自主神经，致肠蠕动失调和痉挛，尤以直肠括约肌痉挛最为明显，因而出现腹痛、腹泻、里急后重等症状。

⑶ 外毒素：称志贺毒素，由 A 群志贺菌产生。具有神经毒性、细胞毒性和肠毒性 3 种生物活性，可引起细胞坏死、神经麻痹和水样腹泻。

2. 所致疾病　志贺菌属引起细菌性痢疾，简称菌痢。传染源是病人或带菌者，通过消化道传播，一年四季均可发生，夏季较多。常见的痢疾杆菌感染有 3 种类型。

⑴ 急性菌痢：起病急，经 1~3 天的潜伏期后突然发病。初期有发热、腹痛，后转为排黏液脓血便、里急后重、下腹疼痛等症状。治疗及时，预后良好。治疗不当易转化为慢性痢疾。

⑵ 慢性菌痢：急性菌痢治疗不彻底，病程超过 2 个月以上者。

⑶ 中毒性痢疾：以小儿多见。常无明显消化道路症状，主要表现为全身中毒症状如高热、DIC、多器官功能衰竭、脑水肿，死亡率高。

3. 免疫性　抗感染免疫主要是肠黏膜表面的 SIgA，但免疫力不持久。

（三）微生物学检查

1. 标本采集　取病人用药前的新鲜黏液脓血便做标本，粪便不能与尿液混合，采集后立即送检。若不能及时送检，宜将标本保存在 30% 甘油盐水缓冲液中。疑似中毒性菌痢者取肛拭子。

考点提示

痢疾志贺菌的标本采集及注意事项

2. 标本检查　标本接种在肠道选择或鉴别培养基上，选取无色半透明菌落，通过生化反应和血清学试验作出鉴定。

（四）防治原则

对病人及带菌者要早诊断、早隔离、早治疗。加强食品、饮水、粪便的卫生管理，防蝇、灭蝇。特异性预防采用多价减毒活疫苗。治疗可用诺氟沙星、氨苄西林、庆大霉素、小檗碱等。但易产生多重耐药菌株，故治疗时应结合药敏试验选择敏感药物。

四、变形杆菌属

变形杆菌属多为肠道正常菌群，广泛分布于自然界及人和动物的肠道。一般不致病，与致病有关的主要有奇异变形杆菌和普通变形杆菌。

变形杆菌属细菌为革兰阴性杆菌，具有多形性。有鞭毛和菌毛，运动活泼。营养要求不

高，在固体培养基上呈扩散生长，形成波纹状菌苔，称为迁徙生长现象。本属菌中某些菌株，如 X_{19}、X_2、X_k 的菌体抗原与某些立克次体有共同抗原成分，临床上常用此代替立克次体作为抗原，与可疑斑疹伤寒或恙虫病病人血清作凝集试验，称外斐试验，以辅助诊断立克次体病。

奇异变形杆菌和普通变形杆菌是仅次于大肠埃希菌的泌尿道感染的主要病原菌。有些菌株还可引起脑膜炎、腹膜炎、败血症和食物中毒等。

第三节 弧 菌 属

弧菌属细菌是一群短小、弯曲呈弧形的革兰阴性菌。广泛分布于自然界，尤以水中多见。大部分为非致病菌，对人致病的主要有霍乱弧菌和副溶血性弧菌，分别可引起霍乱和食物中毒。

一、霍乱弧菌

霍乱弧菌是引起人类霍乱的病原体。霍乱是烈性肠道传染病，历史上曾发生过多次世界性大流行，属国际检疫传染病。

（一）生物学特性

菌体呈弧形或逗点状，革兰染色阴性，长 1~3μm，宽 0.5~1.5μm，有单鞭毛，运动活泼。有菌毛，无芽胞。取病人米泔水样粪便或培养物做悬滴观察，运动极活泼，呈穿梭样或流星状运动；取粪便直接涂片染色镜检，可见其相互排列如鱼群状（图 5-5）。兼性厌氧，营养要求不高，在选择培养基 pH8.8~9.0 碱性琼脂上，呈细小、光滑、透明或半透明、无色的菌落。该菌有两类抗原，即菌体 O 抗原和鞭毛 H 抗原。据 O 抗原的差异，将其分为 155 个血清群，O1 血清群包括古典生物型和埃托（El Tor）生物型。目前致病菌株主要为 O139 群变异株和 O1 群霍乱弧菌。该菌对热、干燥、日光、酸及常用消毒剂敏感。在水中可存活 1~3 周，正常胃酸中仅存活 4 分钟，煮沸 2 分钟即可杀死，以 1∶4 漂白粉处理病人排泄物或呕吐物 1 小时可达消毒目的。

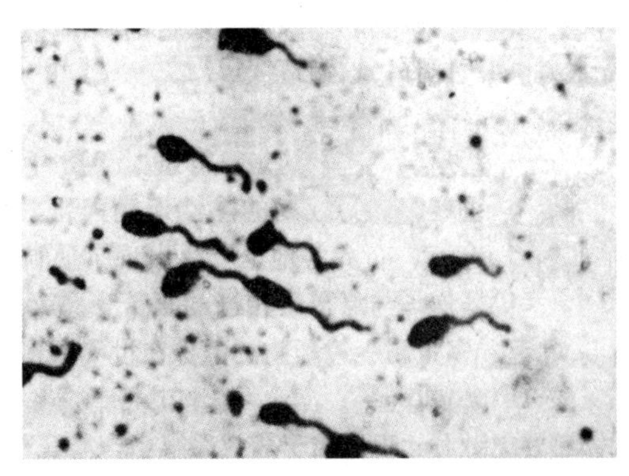

图 5-5 霍乱弧菌

（二）致病性与免疫性

1. 致病物质

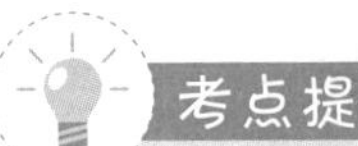

霍乱弧菌的主要致病物质及致病特点

（1）菌毛与鞭毛：霍乱弧菌通过鞭毛运动穿过黏膜表面的黏液层，通过菌毛黏附于小肠黏膜上皮细胞。

（2）霍乱肠毒素：是目前已知致泻毒素中最强烈的。其化学成分为蛋白质，主要引起严重的呕吐和腹泻。

2. 所致疾病 霍乱，是一种烈性消化道传染病。人是霍乱弧菌唯一易感者。传染源是病人和带菌者。流行季节多为 7~10 月，易通过污染的水源或食物经口感染，到达小肠后在肠黏膜表面繁殖，产生霍乱肠毒素引起剧烈腹泻及呕吐，粪便呈米泔水样，通常无腹痛、无发热。临床特征主要为剧烈腹泻呕吐、严重脱水、电解质紊乱，严重者可因肾衰竭、休克而死亡。霍乱弧菌古典生物型所致疾病较埃托生物型严重。

3. 免疫性 病后可获牢固免疫力。

（三）微生物学检查

霍乱是烈性传染病，传播快、波及广，对首例病人的病原学诊断应快速、准确并及时作出疫情报告标本可取米泔水样粪便或呕吐物，注意粪、尿不能混合。标本应尽早送检，若不能及时送检，应将标本置保存液中，严密包装，专人送检。

（四）防治原则

及时发现、隔离、治疗病人，严格处理病人吐泻物；加强国境检疫，做好疫情报告；加强饮水、食品、粪便的卫生管理。养成良好的饮食卫生习惯，不生食贝壳类海产品等。接种霍乱疫苗，提高人群免疫力。病人以补液，纠正水、电解质紊乱为主，同时用抗生素治疗。

二、副溶血性弧菌

副溶血性弧菌是一种嗜盐性弧菌。菌体呈多形态，有单鞭毛，革兰染色阴性。在3.5%的氯化钠培养基中生长良好，无盐则不生长，故又名嗜盐性细菌。不耐热，加热90℃ 1分钟即被杀死；不耐酸，1%醋酸或50%食醋经1分钟可杀死；在海水中可生存47天，淡水中2天内死亡。

本菌主要存在于近海的海水及海产品中。人食入被本菌污染的海产品或盐腌制品，主要引起食物中毒，是我国大陆沿海地区食物中毒最常见者。常因食用带菌的虾、蟹等海产品所致。该病常年均可发生，潜伏期2~3天，可从自限性腹泻至中度霍乱样病症，有腹痛、腹泻、呕吐和低热，粪便多为水样，少数为血水样，恢复较快，病后免疫力不强，可重复感染。

在预防上应注意饮食卫生，对海产品、盐渍食品应加热后食用，治疗可选用庆大霉素、诺氟沙星及磺胺类药物。

第四节 厌氧性细菌

厌氧性细菌是一大群必须在无氧环境中才能生长繁殖的细菌。根据能否形成芽胞，将其分为两大类：包括有芽胞的厌氧芽胞梭菌和无芽胞厌氧菌。

厌氧芽胞梭菌是一群专性厌氧、有芽胞的革兰阳性菌。因其形成的芽胞直径多宽于菌体，使菌体膨大呈梭形而得名。常见的致病菌有破伤风梭菌、产气荚膜梭菌和肉毒梭菌。

一、破伤风梭菌

破伤风梭菌广泛分布于自然界，以土壤、垃圾及动物肠道中多见，是引起人类破伤风的病原菌。

（一）生物学特性

破伤风梭菌为革兰阳性大杆菌，长2~5μm，宽0.3~0.5μm，有周鞭毛，无荚膜。芽胞正圆形，位于菌体顶端，直径大于菌体，使菌体呈鼓槌状，是本菌典

考点提示

破伤风梭菌的形态特征

型特征（图 5-6）。专性厌氧，常用肉渣培养基培养，产生恶臭的气体。在血琼脂平板上，菌落周围形成溶血环。繁殖体抵抗力与其他细菌相似，但芽胞抵抗力强。在土壤中可存活数十年，耐煮沸 1 小时，5% 苯酚中 15 小时才死亡。繁殖体对青霉素敏感。

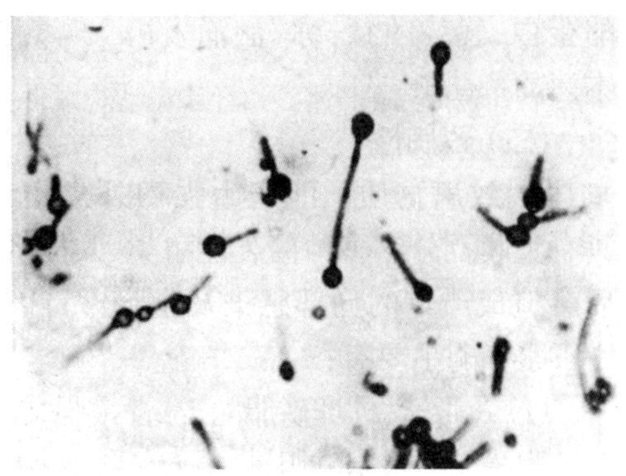
图 5-6 破伤风梭菌

（二）致病性

1. 致病条件 破伤风梭菌的致病条件是：伤口的厌氧微环境。窄而深的伤口、有泥土或异物污染；大面积创伤、烧伤，坏死组织多局部组织缺血；同时伴需氧菌或兼性厌氧菌感染等，均易造成厌氧微环境，利于破伤风梭菌繁殖，产生毒素，毒素侵入血液引起毒血症。该菌无侵袭力，仅在伤口局部繁殖。

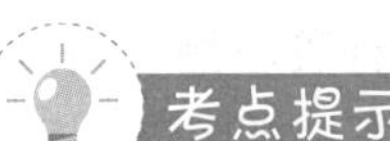

考点提示：破伤风梭菌的致病条件、感染途径及所致疾病

2. 致病物质 破伤风痉挛毒素。属神经毒，毒性极强，仅次于肉毒毒素。对脑神经和脊髓前角神经细胞有高度亲和力，毒素能抑制上、下神经元的抑制性冲动的传递，导致肌肉活动的兴奋与抑制失调，使骨骼肌强直痉挛。

3. 所致疾病 破伤风。该菌只在局部繁殖不侵入血流，但毒素被吸收后可引起破伤风特有的典型症状。

潜伏期平均 7~14 天，最初出现咀嚼肌痉挛，引起牙关紧闭、张口困难呈苦笑状，随后颈部、躯干和四肢肌肉强直性痉挛，出现颈项强直、角弓反张，严重者因呼吸肌痉挛引起窒息死亡。病死率较高，在 50% 以上。

（三）微生物学检查

伤口标本直接涂片染色镜检，病菌分离培养阳性率很低，破伤风有典型的临床症状，易诊断，一般不做微生物学检查。

（四）防治原则

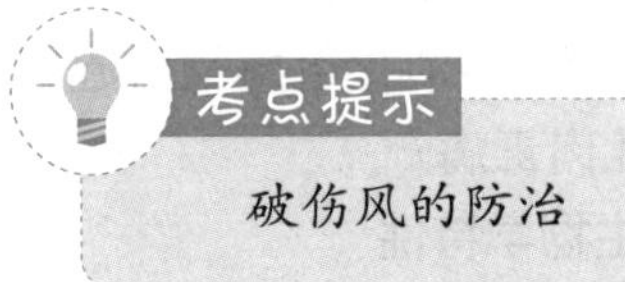

考点提示：破伤风的防治

正确处理伤口、及时清创扩创；用 3% 过氧化氢溶液清洗伤口，防止厌氧微环境的形成，是重要的非特异性防治措施。对儿童、军人和其他易受伤的人群，注射精制破伤风类毒素。对伤口较深或污染严重者，应注射破伤风抗毒素（TAT），做紧急预防，注射前必须先做皮肤过敏试验。对破伤风病人，应早期、足量注射 TAT，并同时应用抗菌（首选青霉素）、镇静、解痉等约对症治疗。

二、产气荚膜梭菌

产气荚膜梭菌广泛分布于自然界及人和动物的肠道中，是气性坏疽的主要病原菌。

（一）生物学特性

本菌为革兰阳性粗大杆菌，长 3~4μm，宽 1~1.5μm，芽胞椭圆形，位于菌体的次极端，小于菌体宽度。在机体内能形成明显荚膜（图 5-7）。专性厌氧。能分解多种糖产酸产气，在牛奶培养基中能迅速分解乳糖产酸，使牛奶中的酪蛋白凝固，同时产生大量气体，冲散凝固的酪蛋白,气势凶猛,称“汹涌发酵”现象,为本菌的特征。

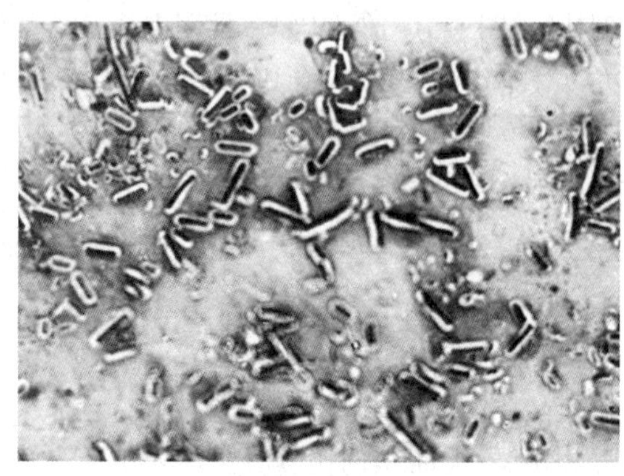

图 5-7 产气荚膜梭菌

（二）致病性

1. 致病物质 能产生强烈外毒素,又具有荚膜及分泌多种侵袭性酶类,入侵机体后会造成严重的局部感染及全身中毒。其中毒素和酶主要有:

(1) α 毒素:即卵磷脂酶,毒性最强,能分解细胞膜上的磷脂酰胆碱,溶解红细胞、内皮细胞等,导致溶血、水肿、局部组织坏死。

(2) 侵袭性酶:有胶原酶、蛋白酶、透明质酸酶、DNA 酶等,有助细菌蔓延扩散。

2. 所致疾病

(1) 气性坏疽:多见于伤口感染,致病条件与破伤风梭菌相同。细菌经伤口感染,在生长繁殖的过程中,产生卵磷脂酶、胶原酶、透明质酸酶等,损伤组织细胞,同时分解组织中的糖、蛋白质,产生大量气体,引起局部组织水肿、气肿、出血、坏死,并伴有恶臭。表现为局部组织剧烈疼痛,触摸有捻发感。若坏死组织中的毒性物质被吸收入血,则引起毒血症、休克或死亡。

(2) 食物中毒:因食入被本菌污染的食物(如肉类食品)引起。潜伏期约 10 小时,表现为腹痛、腹胀、水样腹泻;无热、无恶心呕吐。1~2 天自愈。

（三）防治原则

及时、正确地处理创伤,用 3% 过氧化氢溶液冲洗伤口。对局部感染应尽早施行扩创手术,切除坏死组织。大剂量使用青霉素等抗菌药物。早期使用多价抗毒素血清,高压氧舱可抑制厌氧菌的生长。

三、肉毒梭菌

肉毒梭菌广泛分布于土壤中,能分泌极强烈的外毒素,经消化道感染引起肉毒食物中毒及婴儿肉毒病。

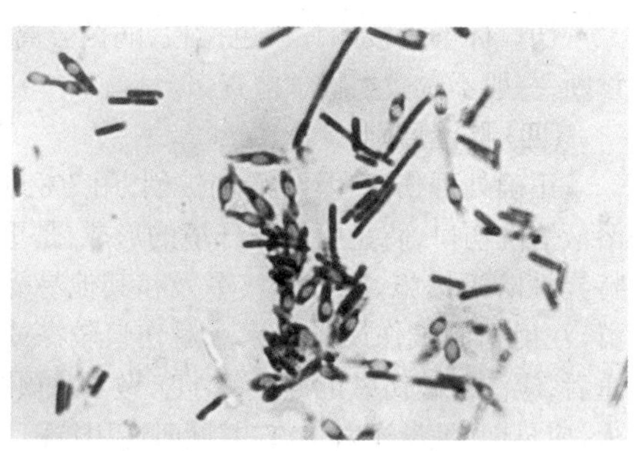

图 5-8 肉毒梭菌

（一）生物学特性

革兰阳性粗短大杆菌,长 4~6μm,宽 0.9~1.2μm,芽胞椭圆形,直径大于菌体宽,位于次极端,使带有芽胞的菌体呈网球拍状;有周鞭毛,无荚膜;严格厌氧(图 5-8)。

（二）致病性

1. 致病物质 肉毒毒素,为剧烈的神经外毒素,是已知毒性最强的毒物,比氰化钾强 1 万倍,对人的致死量约为 0.1μg。不耐热,煮沸 1 分钟可被破坏。肉毒毒素作用于外周胆碱能神经,抑制神经肌肉接点处神经介质

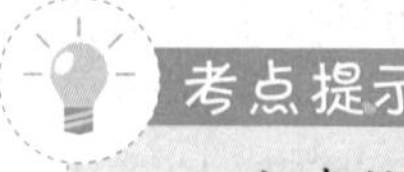

肉毒梭菌的致病物质及所致疾病

乙酰胆碱的释放，导致肌肉弛缓性麻痹。

2. 所致疾病

(1) 食物中毒：因食入肉毒毒素污染的食物，如罐头、腊肠、香肠、发酵豆制品等引起。潜伏期可短至数小时，先有乏力、头晕、头痛，接着出现复视、斜视、眼睑下垂，眼球肌肉、舌肌麻痹，严重者可出现吞咽、语言、呼吸障碍，进而因呼吸肌和心肌麻痹而死亡。很少有肢体麻痹，病人神志清醒、不发热、胃肠道症状很少见。病程发展快，病死率高。

(2) 婴儿肉毒病：多见于 2 周 ~8 个月婴儿，因食入该菌芽胞污染的食物后发病，症状与肉毒食物中毒类似，早期症状有便秘，吮乳、啼哭无力。

(三) 防治原则

加强食品卫生管理与监督，食品的加热消毒是预防关键。及早注射多价肉毒抗毒素血清。加强护理和对症治疗。

四、无芽胞厌氧菌

无芽胞厌氧菌是人体正常菌群的重要组成菌，在数量上占有绝对优势，是其他非厌氧菌的 10~1000 倍。主要分布在消化道、皮肤、口腔、上呼吸道和泌尿生殖道。在一定条件下可作为条件致病菌引起内源性感染。所致疾病虽不如厌氧芽胞梭菌严重，但其感染十分广泛。在临床厌氧菌感染中，无芽胞厌氧菌的感染率占 90%，并且以混合感染多见。

无芽胞厌氧菌有革兰阳性、阴性的杆菌或球菌，其中以革兰阴性的脆弱类杆菌、产黑色素类杆菌及革兰阳性的消化链球菌引起的感染最为多见。而脆弱类杆菌的感染在临床上占首位。

(一) 致病性

1. 致病条件 主要是：①机体的免疫力降低。②细菌寄居的部位发生改变。③菌群失调。④局部组织形成厌氧环境。

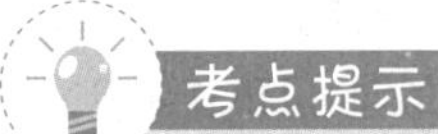

无芽胞厌氧菌的致病条件、感染特征、疾病特点

2. 致病物质 随细菌种类的不同而不同。主要有荚膜、菌毛、侵袭性酶（如胶原酶、透明质酸酶、IgA 酶等）、内毒素等。

3. 感染特征 ①内源性感染，感染部位可遍及全身，多呈慢性过程。②无特定病型，大多为化脓性感染，形成局部脓肿或组织坏死。③分泌物或脓液呈血色、黑色、乳白色或粉红色，有恶臭，有时有气体。④分泌物直接涂片镜检可见细菌，但普通培养法无细菌生长。⑤使用氨基苷类抗生素长期治疗无效。

4. 所致疾病 主要为化脓性感染，可遍及全身各组织器官，如中枢神经系统、口腔、女性生殖道及盆腔、呼吸道、腹腔的组织感染及败血症。

(二) 微生物学检查

无芽胞厌氧菌大多是人体正常菌群，标本应从感染中心处采集，并避免正常菌群的污染。最可靠的标本是无菌切取或活检到的组织标本，从感染深部吸取的渗出物或脓汁亦可在正常无菌部位采集，如血液、腹腔液、深部脓肿等；采集标本放入厌氧标本收集瓶中，迅速送检。

(三) 防治原则

清洗伤口，去除坏死组织和异物，维持局部良好的血液循环，预防局部出现厌氧环境；正确选用抗生素，如临床上 95% 以上无芽胞厌氧菌对甲硝唑等敏感，万古霉素适用于所有革兰阳性厌氧菌感染等；治疗前还应对分离菌进行药物敏感试验，以指导临床正确选择药物。

第五节　分枝杆菌属

分枝杆菌属是一类菌体细长略弯曲的杆菌，因有分枝生长的趋势，故名分枝杆菌。此菌属的显著特性为：细胞壁含有大量脂质，可达菌体干重的 40% 左右，故形成粗糙的疏水性菌落，且不易着色，需用助染剂并加温使之着色，着色后不易脱色，需用含 3%HCl 的乙醇脱色，故也称为抗酸杆菌；无鞭毛，无芽胞，不产生内、外毒素；种类多，对人致病的主要有结核分枝杆菌和麻风分枝杆菌。

一、结核分枝杆菌

结核分枝杆菌简称结核杆菌，是引起结核病的病原菌。本菌可侵犯全身多种组织和器官，但以肺部感染最多见。目前，全球每年新发结核病例 800 万左右，至少有 300 万人死于该病。

（一）生物学特性

1. 形态与染色　菌体为细长略弯的杆状，呈分枝状生长，可聚集成团；无鞭毛、有菌毛，不形成芽胞，有微荚膜；革兰染色阳性，但不易着色；抗酸染色阳性呈红色。

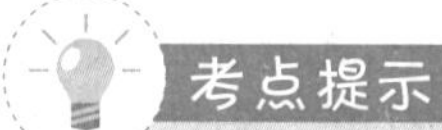

考点提示

鉴定结核分枝杆菌常用的染色方法

2. 培养特性　专性需氧。营养要求高，常用含蛋黄、甘油、马铃薯、无机盐、孔雀绿等的罗氏培养基培养。最适温度为 37℃，低于 30℃或高于 42℃均不生长；最适 pH6.4~6.8；菌生长缓慢，18~24 小时分裂一次，在固体培养基上培养 2~4 周才出现乳白色或淡黄色、干燥、菜花样粗糙型菌落。

3. 抵抗力　较强，在干燥的痰中可存活 6~8 个月，在空气的尘埃中，其传染性可保持 8~10 天。在 4%NaOH、6%H_2SO_4、3%HCl 中 30 分钟仍有活力，故可用这些酸或碱消化标本中的黏稠物质及杀死杂菌。对湿热、紫外线和乙醇敏感。加热 60℃持续 30 分钟、日光直射 2~4 小时或 75% 乙醇溶液 2 分钟均可被杀死。对链霉素、异烟肼、利福平、乙胺丁醇等敏感，但易产生耐药性。

4. 变异性　本菌可发生形态、菌落、毒力、耐药性等变异。卡介苗是牛型结核分枝杆菌，经 13 年 230 次传代而获得的减毒菌株制成的疫苗，广泛应用于结核病的预防。

（二）致病性

1. 致病物质　结核分枝杆菌既不产生外毒素和侵袭性酶，也不含内毒素。其致病性主要与菌体成分的作用有关，包括脂质、蛋白质和荚膜。

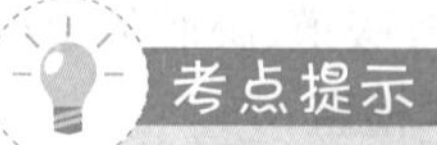

考点提示

结核分枝杆菌的主要致病物质

（1）脂质：结核分枝杆菌细胞壁所含的脂质约占细胞壁干重的 60%，其高含量与细菌的毒力密切相关。脂质成分复杂，与毒力有关的主要成分有：①磷脂：能刺激单核细胞增生，引起结核结节的形成和干酪样坏死。②索状因子：具有破坏线粒体膜、影响细胞呼吸、抑制白细胞游走及引起慢性肉芽肿等作用。③分枝菌酸：存在于细胞壁表面，与分枝杆菌的抗酸性有关，也可减弱溶酶体酶等杀菌物质对结核分枝杆菌的杀伤作用。④蜡质 D:可激发机体产生迟发型超敏反应。⑤硫酸脑苷脂:可抑制吞噬细胞中的吞噬体与溶酶体的结合,使结核分枝杆菌能在吞噬细胞内长期存活。

(2) 蛋白质:主要成分为结核菌素,与蜡质 D 结合可诱发迟发型超敏反应,并参与结核结节的形成。

(3) 荚膜:具有黏附、抗吞噬和抗杀菌物质作用等。

2. 所致疾病 本菌可经呼吸道、消化道或皮肤破损等多种途径侵入机体,引起多种组织器官的结核病,以肺结核最为多见。肺结核又可分为原发感染和原发后感染两种。

(1) 原发感染:为初次感染,多见于儿童。病菌经呼吸道侵入肺泡,被吞噬细胞吞噬,菌体脂质成分阻止吞噬体与溶酶体的融合,导致该菌在吞噬细胞中大量繁殖。受感染的吞噬细胞裂解死亡,所释放出来的大量细菌在肺泡里引起炎症,称为原发病灶。初次感染的机体由于缺乏特异性免疫,结核分枝杆菌常经淋巴管到达肺门淋巴结,并在其中繁殖,引起肺门淋巴结肿大。感染 3~6 周后,机体产生特异性细胞免疫,同时也出现超敏反应。90% 以上的原发感染形成纤维化和钙化而自愈,但病灶内常仍有一定量的结核分枝杆菌长期潜伏,不但能刺激机体产生免疫,也可成为结核病复发和内源性感染的来源。少数免疫力低下者,细菌经血和淋巴管道扩散,引起粟粒型结核或结核性脑膜炎等。

(2) 继发感染:为再次感染,多见于成年人或较大儿童。当人体抵抗力下降时,残存在原发灶的结核分枝杆菌再度大量繁殖而发病,也可由外源性结核分枝杆菌再次侵入机体而发病。由于继发感染时机体已建立起特异性免疫,因此,病灶多局限,多数被纤维囊包绕的干酪样坏死,病灶可钙化而痊愈。少数干酪样坏死病灶液化、形成空洞,细菌随痰排出,称为开放性肺结核。是重要的传染源。

(三) 免疫性

1. 免疫性 抗结核免疫产生在结核传染过程中,一旦体内结核分枝杆菌被消灭,免疫力也随之消失,故称为传染性免疫或有菌免疫。机体在产生抗结核免疫的同时,也发生Ⅳ型超敏反应。

2. 结核菌素试验 是应用结核菌素来检测机体对结核分枝杆菌是否存在Ⅳ型超敏反应的一种皮肤试验,以判断机体对结核分枝杆菌有无免疫力。常用的结核菌素有两种:旧结核菌素(OT)和纯蛋白衍生物(PPD)。

> **考点提示**
>
> 结核菌素试验及意义、用途

(1) 试验原理:由于结核分枝杆菌产生的免疫是有菌免疫,所以感染过结核分枝杆菌的机体注射结核菌素后会发生Ⅳ型超敏反应;没有感染过结核杆菌的机体不会发生Ⅳ型超敏反应。

(2) 试验方法:目前多采用 PPD 法。在受试者前臂掌侧皮内注射 PPD 5U,48~72 小时后,观察测量红肿、硬结直径。

(3) 结果及意义:①阴性反应:无硬结或直径小于 5mm,表明未感染过结核分枝杆菌或未接种过卡介苗。但要排除感染初期、严重结核病病人或细胞免疫低下者。②阳性反应:硬结直径大于 5mm,小于 15mm,表明机体已感染过结核分枝杆菌或卡介苗接种成功,对结核分枝杆菌有一定免疫力。③强阳性反应:硬结直径大于 15mm,表明体内可能有活动性结核病。

(4) 试验用途:主要用于:①选择卡介苗接种对象及测定预防接种后的免疫效果。②作为婴幼儿结核病的参考,年龄越小,诊断价值越大。③检测机体细胞免疫功能及状态。④在流行病学中，可作为调查人群感染结核杆菌的一个指标。

（四）微生物学检查

结核病在临床上常借助X线摄片诊断，但微生物学检查仍是确诊的重要依据。

1. 标本采集 根据感染部位的不同而选择不同的标本，如痰、胸腔积液、尿液、粪便、腹水、脑脊液等。

2. 标本检查 将标本直接涂片，抗酸染色后镜检，观察细菌的形态、大小、染色性，必要时通过细菌的人工培养、生化反应、免疫学方法、动物实验等进行鉴定。快速诊断可采用金胺O染色法进行荧光显微镜检查，也可用PCR技术检测结核分枝杆菌基因、用ELISA法检测结核分枝杆菌抗体等。

（五）防治原则

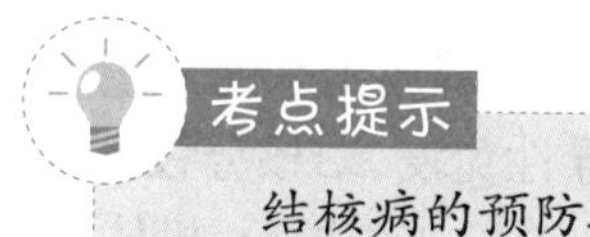

接种卡介苗是预防结核病最有效的措施。接种对象是新生儿和结核菌素试验阴性儿童，按我国儿童计划免疫程序接种卡介苗。目前常用治疗结核病的药物有：利福平、异烟肼、对氨基水杨酸、乙胺丁醇、链霉素等，早期、联合、足量、足疗程用药可提高疗效并减少耐药性。

二、麻风分枝杆菌

麻风分枝杆菌是麻风的病原菌，其形态、染色类似于结核分枝杆菌；对干燥、低温有抵抗力，对紫外线及湿热敏感。

麻风是一种慢性传染病。病人是唯一传染源。病人鼻腔分泌物、皮疹渗出液、乳汁、精液及阴道分泌物中均含菌。故可经破损皮肤黏膜、呼吸道及密切接触传播。潜伏期长（1~5年）。病原菌主要侵犯皮肤黏膜及周围神经，很少侵犯内脏。皮肤形成结节、红斑，面部结节融合可呈“狮面容”，周围神经变粗变硬，出现感觉、运动功能障碍。临床有瘤型、结核样型、未定类和界限类4种类型。

麻风免疫以细胞免疫为主。以早发现、早隔离、早治疗为其主要防治措施。治疗常用药物有砜类，如氨苯砜、苯丙砜等；利福平也有较强的抗麻风分枝杆菌作用。为防止耐药性产生，应采用多种药物联合治疗。

第六节 其他病原性细菌

一、铜绿假单胞菌

铜绿假单胞菌属于假单胞菌属，俗称绿脓杆菌，广泛分布于自然界、人和动物体表及肠道中，是一种常见的机会致病菌。

菌体呈杆状或长丝状，菌体长1.5~3.0μm，宽0.5~1.0μm，革兰染色阴性。无芽胞，有荚膜，单端有1~3根鞭毛，运动活泼。临床分离的菌株常有菌毛。专性需氧，在普通培养基上生长良好，最适生长温度为35℃，在pH5~7范围内生长较好，可产生带荧光的青脓色素和水溶性绿脓素。有菌体（O）抗原、鞭毛（H）抗原。抵抗力较其他革兰阴性菌强，56℃、1小时才可杀死细菌，对多种化学消毒剂有抗性，对抗生素具有多重耐药性。

致病物质有菌毛、荚膜、鞭毛、内毒素、外毒素等。此外，铜绿假单胞菌能附着于固体表面形成生物膜，增强其抵抗力及对抗生素的耐受性。

铜绿假单胞菌为机会致病菌，对健康人一般不致病，但对免疫力低下或缺陷者易导致严重的感染，甚至危及生命。如在艾滋病、糖尿病、癌症、器官移植、血液透析、特护病房的重症病人及烧伤等住院病人中，常引起严重的局部慢性感染和全身感染，甚至败血症和休克。铜绿假单胞菌是医院感染的重要细菌，在医院感染中可占10%，是烧伤创面感染中最常见的革兰阴性菌。

根据不同疾病可分别采集分泌物、脓液、血液、脑脊液等标本。将标本接种于血琼脂平板上，培养后根据菌落特征、色素和生化反应等进行鉴定。

铜绿假单胞菌主要通过污染医院器具及带菌医护人员引起医源性感染，应对医院感染高度重视，加强医院管理，严格无菌操作。临床可通过药物敏感试验，选择敏感药物治疗。

二、布鲁菌

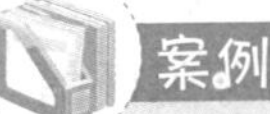

病人，女，25岁，牧民，怀孕30周。约20天前，出现发热、多汗、肌肉和关节酸痛，乏力。查体：体温39.8℃。血象：白细胞4.8×10^9/L，中性粒细胞0.61×10^9/L。布鲁菌素试验阳性。该病人有为流产家畜接产史。初诊为布鲁菌病。

问题：1. 为进一步确诊，应做哪些实验室检查？

2. 人患布鲁菌病会导致流产吗？

布鲁菌属于布鲁菌属，是引起人类、家畜和其他动物布鲁菌病的重要病原体。由美国医师 David Bruce 首次分离而得名，属于自然疫源性疾病。在我国流行的主要是羊布鲁菌病，其次是牛布鲁菌病。

布鲁菌为革兰阴性短小杆菌，长0.4~1.5μm，宽0.4~0.8μm，无鞭毛，无芽胞，光滑型菌株有荚膜。专性需氧培养，营养要求较高，初次分离培养时需5%~10% CO_2。布鲁菌抵抗力较强，在土壤、毛皮、病畜的脏器、分泌物及乳制品中可生存数周至数个月，但对日光、热、常用消毒剂敏感；对常用的广谱抗生素较敏感。

致病因素主要是内毒素、荚膜、透明质酸酶。哺乳类动物中主要是牛、羊、猪等家畜最易感染，常引起母畜流产、公畜睾丸炎。人类通过接触病畜或接触被污染的畜产品，通过皮肤、消化道、呼吸道、眼结膜等不同途径侵入机体，引起布鲁菌病（波状热）。细菌侵入机体后，被吞噬细胞吞噬而成为胞内寄生菌（不完全吞噬）。细菌经淋巴管到达局部淋巴结中生长繁殖，然后释放入血引起菌血症，随血流侵入肝、脾、骨髓等处繁殖与引起病变，当繁殖到一定数量时再次进入血流，又引起菌血症。由于反复出现菌血症，表现为不规则的波浪式发热，临床上称为“波状热”。机体感染布鲁菌后可产生免疫力，以细胞免疫为主。

急性期取血液标本，慢性期取骨髓标本。可通过细菌涂片染色镜检；分离培养及生化反应、血清学试验、皮肤试验等方法进行鉴定。

防治本病的原则是加强病畜管理、切断传播途径和预防接种。牛奶和牛奶产品要严格巴氏消毒；免疫接种以畜群为主，疫区人群也应接种减毒活疫苗，有效期约为1年。对急性期与慢性活动期病人应用链霉素、四环素、金霉素等治疗，以链霉素与其他抗生素联合用药效果较好。

三、炭疽芽胞杆菌

炭疽芽胞杆菌是引起动物和人类炭疽病的病原体，是人类历史上第一个被发现和鉴定的病原菌。炭疽病属于典型的人兽共患病，多发于草原牧区。

炭疽芽胞杆菌是致病菌中最大的革兰阳性粗大杆菌，长 5~10μm ，宽 1~3μm，两端截平，无鞭毛。人工培养的炭疽芽胞杆菌形成竹节样排列的长链。芽胞位于菌体中央呈椭圆形，小于菌体宽度。有毒菌株在机体内或含血清的培养基中可形成荚膜。需氧或兼性厌氧，最适温度 30~35℃，营养要求低。芽胞对干热和一般化学消毒剂的抵抗力强，在干燥土壤或皮毛中能存活数年至数十年，牧场一旦被污染，传染性可持续数十年。

炭疽芽胞杆菌的致病物质主要是荚膜和炭疽毒素。炭疽芽胞杆菌引起食草动物炭疽病，以牛与羊等食草动物的发病率最高；人可通过接触患炭疽病的动物及其畜产品，或通过存在于空气、土壤中的炭疽杆菌芽胞等多种途径被感染，引起人类炭疽病。临床主要有 3 种类型：皮肤炭疽（多见）、肺炭疽、肠炭疽。偶可见炭疽性脑膜炎，病死率极高。感染炭疽芽胞杆菌后可获得持久性免疫力。

根据不同病型分别采集水疱、脓疱内容物，血液、粪便、畜肉、痰等。采集标本时要注意个人防护。标本通过染色镜检、分离培养等方法进行鉴定。

防治的关键是加强家畜炭疽病的防治工作。及时发现病畜，进行严格隔离治疗。严禁在牧场宰杀和出售病畜。病畜死亡后必须深埋 2m 以下或焚烧。对职业人群如牧民、饲养员、屠宰工人、皮毛加工人员等，接种炭疽减毒活疫苗。治疗以青霉素为首选药，同时联合使用抗炭疽多价血清。

四、其他病原性细菌

其他病原性细菌的主要生物学特性、致病物质、传播途径等，见表 5-1。

表 5-1 其他病原性细菌

菌名	主要生物学特性	致病物质	传播途径	所致疾病	防治原则
白喉棒状杆菌	G^+ 细长杆菌，一端或两端膨大呈棒状，异染颗粒明显，吕氏培养基上生长迅速	白喉外毒素	呼吸道	白喉	儿童接种 DTP 三联疫苗预防。肌注白喉抗毒素进行紧急预防和治疗
百日咳鲍特菌	G^- 短小杆菌，有毒菌株有荚膜、菌毛	荚膜、菌毛、内外毒素	呼吸道	百日咳	儿童接种 DTP 三联疫苗。隔离患儿、治疗首选红霉素
幽门螺杆菌	G^- 杆菌，呈螺形、S 形，有端鞭毛。运动活泼，可产生尿素酶，是鉴定该菌的主要依据	尿素酶、细胞毒素、内毒素	粪 - 口	与慢性胃炎、消化性溃疡、胃癌发病有关	多采用胶体铋剂或质子泵抑制剂加上两种抗生素

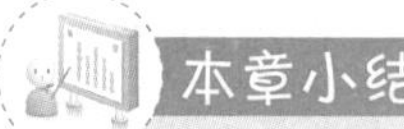

本章小结

化脓性球菌临床常见的有革兰染色阳性的葡萄球菌、链球菌、肺炎链球菌，革兰染色阴性的脑膜炎奈瑟菌、淋病奈瑟菌。葡萄球菌属是医学内交叉感染的重要来源。肠道杆菌是一大群生物学性状相似的革兰阴性杆菌，大多数为正常菌群，少数为致病菌，如埃希菌属、志贺菌属、沙门菌属等。弧菌属是一群弯曲成弧形的革兰阴性菌，对人致病的主要有霍乱弧菌，引起烈性传染病霍乱；副溶血性弧菌，主要引起食物中毒。有芽胞厌氧菌临床常见的有破伤风梭菌、产气荚膜梭菌、肉毒梭菌，分别引起破伤风、气性坏疽、食物中毒。结核分枝杆菌是抗酸菌，主要引起人类结核病。铜绿假单胞菌为机会致病菌，布鲁菌引起布鲁病、炭疽芽胞杆菌引起炭疽病，均是人兽共患病。

（张文黎　张金来）

目标测试

一、选择题

A1/A2 型题

1. 关于乙型溶血性链球菌的叙述，错误的是
   A. 是链球菌属中致病性最强的　B. 感染易扩散
   C. 可引起超敏反应疾病　D. 产生多种外毒素，可用类毒素预防
   E. 对青霉素敏感
2. 肺炎链球菌最重要的致病物质是
   A. 内毒素　B. 外毒素　C. 荚膜
   D. 菌毛　E. 侵袭性酶类
3. 猩红热的病原体是
   A. 乙型溶血性链球菌　B. 甲型溶血性链球菌
   C. 肺炎链球菌　D. 丙型链球菌
   E. 葡萄球菌
4. 关于肠道杆菌的叙述，不正确的是
   A. 均无芽胞　B. 均为 G^- 杆菌
   C. 肠道致病菌一般可分解乳糖　D. 生化反应活泼
   E. 抵抗力不强
5. 我国城市饮水卫生标准是
   A. 1000ml 水中大肠菌群数不超过 3 个
   B. 1000ml 水中大肠菌群数不超过 10 个
   C. 100ml 水中大肠菌群数不超过 5 个
   D. 100ml 水中大肠菌群数不超过 30 个
   E. 100ml 水中大肠菌群数不超过 3 个
6. 正常情况下，没有无芽胞厌氧菌存在的部位是
   A. 子宫　B. 尿道　C. 肠道

D. 阴道　　E. 上呼吸道

7. 引起肾盂肾炎最常见的细菌是
A. 变形杆菌　　B. 大肠埃希菌　　C. 葡萄球菌
D. 真菌　　E. 粪链球菌

8. 破伤风梭菌主要引起
A. 菌血症　　B. 败血症　　C. 毒血症
D. 脓血症　　E. 脓毒血症

9. 引起大叶性肺炎的病原菌是
A. 军团菌　　B. 乙型溶血性链球菌　　C. 肺炎支原体
D. 肺炎衣原体　　E. 肺炎链球菌

10. 足底被钉子扎伤，冲洗伤口最好选择
A. 20% 肥皂水　　B. 3% 过氧化氢溶液　　C. 5% 盐水
D. 10% 硝酸银溶液　　E. 生理盐水

11. 破伤风特异性治疗应用
A. 抗生素　　B. 抗毒素　　C. 类毒素
D. 细菌素　　E. 破伤风菌苗

12. 引起急性肾小球肾炎最常见的病原体为
A. 结核分枝杆菌　　B. 金黄色葡萄球菌　　C. 寄生虫
D. 柯萨奇病毒　　E. 溶血性链球菌

13. 溶血性链球菌主要引起的炎症是
A. 脓肿　　B. 出血性肺炎　　C. 假膜性炎
D. 纤维性炎　　E. 蜂窝织炎

14. 大肠埃希菌 O157：H7 引起腹泻的特点是
A. 脓血便　　B. 血样便　　C. 米泔水样便
D. 蛋花样便　　E. 黏液便

15. 下述病原菌中能产生血浆凝固酶的是
A. 链球菌　　B. 金黄色葡萄球菌　　C. 铜绿假单胞菌
D. 大肠埃希菌　　E. 流感嗜血杆菌

16. 对淋病奈瑟菌（淋球菌）的叙述，正确的是
A. 主要经呼吸道传播　　B. 为革兰阳性球菌
C. 人是淋球菌的唯一宿主　　D. 淋球菌可产生自溶酶
E. 大多无荚膜和菌毛

17. 破伤风梭菌的主要致病因素是
A. 外毒素　　B. 菌毛　　C. 鞭毛
D. 荚膜　　E. 芽胞

18. 结核分枝杆菌的生物学特性中，对临床诊断最有意义的是
A. 菌体结构复杂　　B. 多形性　　C. 生长缓慢
D. 抵抗力强　　E. 抗酸性

19. 细菌与所致疾病组合错误的是
A. 白喉棒状杆菌 - 白喉　　B. 布鲁菌 - 波浪热

C. 军团菌 - 军团病　　D. 百日咳鲍特菌 - 百日咳
E. 流感嗜血杆菌 - 流行感冒

20. 引起流行性脑脊髓膜炎的病原体是
A. 脑膜炎奈瑟菌　　B. 淋病奈瑟菌　　C. 念珠菌
D. 链球菌　　E. 葡萄球菌

21. 能引起人兽共患病的病原体是
A. 梅毒螺旋体　　B. 霍乱弧菌　　C. 布鲁菌
D. 淋球菌　　E. 白喉杆菌

22. 耶尔森菌可引起的疾病有
A. 波浪热　　B. 皮肤炭疽　　C. 白喉
D. 肠热症　　E. 鼠疫

23. 结核菌素试验阳性可见于
A. 未感染过结核菌　　B. 初次感染结核菌 4~8 周后
C. 结核菌素试验失败　　D. 细胞免疫功能低下
E. 接种麻疹活疫苗

24. 鉴定葡萄球菌与链球菌的生化反应是
A. 血浆凝固酶试验　　B. 触酶试验　　C. 氧化酶试验
D. 甘露酸分解试验　　E. 杆菌肽敏感试验

25. 引起食物中毒的细菌是
A. 葡萄球菌　　B. 溶血性链球菌　　C. 肺炎链球菌
D. 脑膜炎奈瑟菌　　E. 淋病奈瑟菌

26. 在鉴别肠道致病菌与非致病菌的糖发酵试验中，具有鉴别意义的单糖是
A. 葡萄糖　　B. 麦芽糖　　C. 蔗糖
D. 菊糖　　E. 乳糖

27. 亚急性细菌性心内膜炎的主要致病物质是
A. 金黄色葡萄球菌　　B. 溶血性链球菌　　C. 肺炎链球菌
D. 铜绿假单胞菌　　E. 甲型链球菌

A3/A4 型题

(28~30 题共用题干)

病人，男，38 岁。因腹泻 7 小时于 9 月份入院。病人于 7 小时前开始腹泻，为黄色水样便，量较多，20 次，曾呕吐胃内容物 2 次，无发热、腹痛及里急后重。病前 1 天曾进食过海鲜。神志清楚，皮肤弹性差，口唇干燥，眼窝明显凹陷。粪便涂片可见革兰染色阴性稍弯的细菌。

28. 病人最可能的诊断是
A. 霍乱　　B. 急性细菌性痢疾　　C. 沙门菌食物中毒
D. 葡萄球菌食物中毒　　E. 肉毒梭菌食物中毒

29. 该病原菌可能是
A. 霍乱弧菌　　B. 痢疾杆菌　　C. 金黄色葡萄球菌
D. 肉毒梭菌　　E. 沙门菌

30. 该病原的主要致病物质是

A. 霍乱肠毒素　B. 内毒素　C. 鞭毛
D. 菌毛　E. 侵袭性酶

(31~33 题共用题干)

病人，女，18 岁。吃水果后出现腹痛腹泻，伴里急后重。体温 38.9℃。实验室检查：外周血 WBC 10.5×10^9/L。大便常规：WBC 15/HP，RBC 6/HP。

31. 本病例最可能的诊断是
A. 食物中毒　B. 霍乱　C. 细菌性痢疾
D. 肠热症　E. 病毒性肠炎
32. 该疾病最可能的病原是
A. 痢疾杆菌　B. 金黄色葡萄球菌　C. 沙门菌
D. 肉毒梭菌　E. 霍乱弧菌
33. 该病原菌主要的致病物质是
A. 外毒素　B. 内毒素　C. 菌毛
D. 侵袭性酶　E. 肠毒素

(34~36 题共用题干)

某医院新生儿病房发生多例剥脱性皮炎病人，为追踪传染源，对从医务人员及患儿分离得到的金黄色葡萄球菌。

34. 应进一步做的试验是
A. 血浆凝固酶试验　B. 耐热核酸酶试验
C. 溶血性试验　D. 噬菌体分型试验
E. 甘露醇发酵试验
35. 导致该病的致物质是
A. 肠毒素　B. 溶血毒素　C. 杀白细胞素
D. 表皮剥脱毒素　E. 血浆凝固酶
36. 该病原菌不会引起
A. 全身化脓性感染　B. 食物中毒　C. 局部化脓性感染
D. 毒素性休克综合征　E. 超敏反应性疾病

B1 型题

(37~39 题共用备选答案)

A. 金黄色葡萄球菌　B. 结核分枝杆菌　C. 链球菌
D. 脑膜炎奈瑟菌　E. 淋病奈瑟菌

37. 引发淋病的是
38. 能引发烫伤样皮肤综合征的是
39. 具传染性超敏反应的病原菌是

(40~42 题共用备选答案)

A. 铜绿假单胞菌　B. 幽门螺杆菌　C. 炭疽芽胞杆菌
D. 流感嗜血杆菌　E. 产气荚膜梭菌

40. 可利用“汹涌发酵”现象鉴别的细菌是
41. 与消化性溃疡、慢性胃炎、胃癌有关的细菌是
42. 常引起烧伤后继发感染的细菌是

(43~45 题共用备选答案)

A. 白喉棒状杆菌　　B. 炭疽芽胞杆菌　　C. 霍乱弧菌

D. 结核分枝杆菌　　E. 破伤风梭菌

43. 异染颗粒明显的是

44. 可作“穿梭样”运动的细菌是

45. 何种细菌感染致死的尸体必须深埋 2m 或焚烧

二、简答题

1. 葡萄球菌、链球菌引起的化脓性感染有何不同,为什么?
2. 简述化脓性球菌的致病物质和所致疾病。
3. 大肠埃希菌引起肠道感染的致病菌有哪些?
4. 疑为肠热症病人,应如何采集标本?
5. 简述破伤风梭菌的感染条件及防治原则。
6. 简述结核菌素试验的原理、结果判定及意义。

第六章　病毒概述

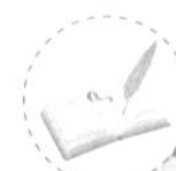

学习目标

1. 具有良好的人文精神，珍爱生命，维护健康。
2. 掌握病毒的大小与形态，病毒的增殖、感染方式与类型。
3. 熟悉病毒的结构与化学组成，病毒的干扰现象、致病性、抗病毒免疫及病毒性疾病的防治原则。
4. 了解病毒的抵抗力与变异性及病毒感染的检查。

病毒（virus）是一类个体微小、结构简单、仅含有一种类型核酸（DNA 或 RNA）、必须在活的易感细胞内以复制的方式进行增殖的非细胞型微生物。

病毒广泛分布在自然界及人类、动物、植物与细菌等生物体内，与人类关系密切。在微生物引起的人类传染病中，约有 75% 是由病毒所致。有些病毒性疾病传染性强，流行广泛，且目前尚缺乏特效药物治疗。有些病毒与肿瘤和自身免疫性疾病的发生密切相关。

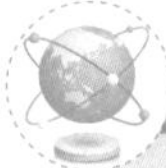

知识链接

病毒和肿瘤

病毒是在电子显微镜下才能观察到的微小生物，主要是由遗传物质（核酸）和保护它的衣壳（蛋白质）构成。与细菌不同的是病毒缺乏能量代谢系统，在增殖时必须要有感染对象（活的易感细胞）的存在。

病毒被证实与多种癌症的发病相关联。病毒以感染的方式侵入易感的宿主细胞后，能控制宿主细胞的代谢，使细胞癌化。据研究证实，人乳头瘤病毒（HPV）是子宫颈癌发病的罪魁祸首。患子宫颈癌的病人都有 HPV 感染史，特别是过早性生活或性行为混乱的女性。除此之外，乙型肝炎病毒(HBV)和丙型肝炎病毒(HCV)与原发性肝癌，EB 病毒（EBV）与伯基特淋巴瘤，人 T 细胞白血病病毒（HTLV）与白血病等之间的发病关系密切。

第一节 病毒的基本性状

一、病毒的大小与形态

考点提示

病毒的测量单位

病毒个体微小，其测量单位为纳米(nm，1nm=1/1000μm)，通常需借助电子显微镜放大方能观察到。不同种类的病毒大小不一，差别很大，直径介于20~300nm，大多数病毒的直径在100nm左右。

考点提示

引起人和动物疾病的病毒的形态

病毒的形态多样，多数人和动物病毒呈球形或近似球形，少数为砖块状、杆状、弹状和蝌蚪状等(图6-1)。引起人和动物疾病的病毒多数为球形。

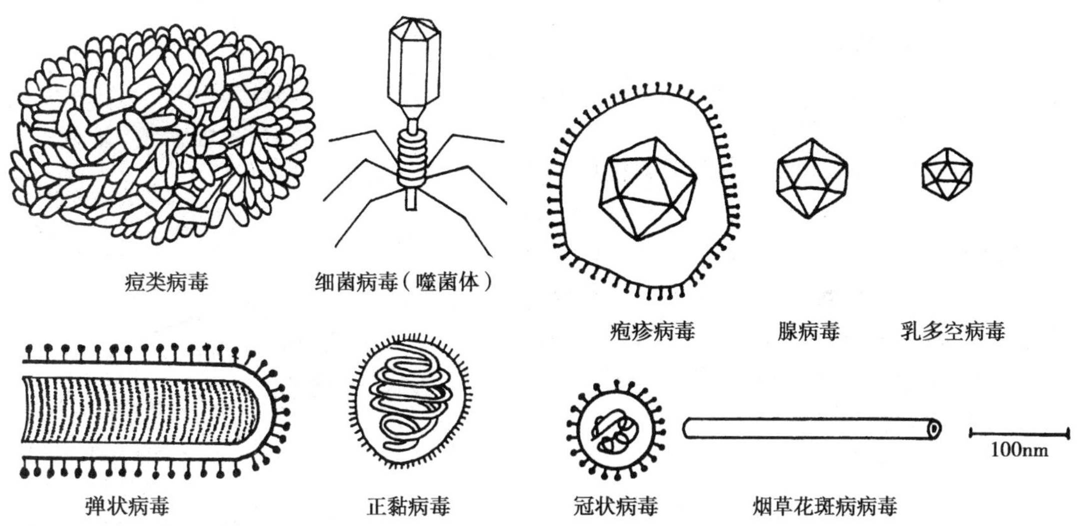

图6-1 常见病毒的形态与结构示意图

二、病毒的结构与化学组成

考点提示

病毒的基本结构

病毒的结构简单，无完整的细胞结构。其基本结构由核心和衣壳构成，称为核衣壳。有些病毒在核衣壳外还有一层包膜(图6-2)。

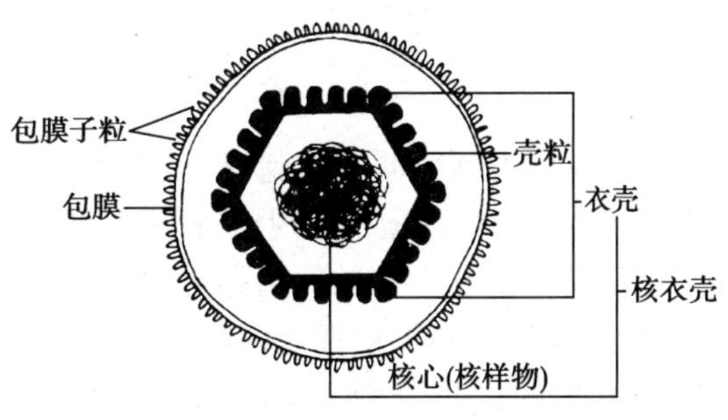

图6-2 病毒的结构示意图

(一) 病毒的核心

位于病毒的中心，主要成分为单一核酸(DNA或RNA)，构成病毒的基因组，是病毒遗传信息的物质基础，控制着病毒的复制、遗传和变异。有些病毒的核心还有少量功能蛋白，如DNA聚合酶、逆转录酶等。

(二) 病毒的衣壳

衣壳是包围在病毒的核心外的蛋白质结构，衣壳蛋白质是病毒的主要结构蛋白质，由许多壳粒(即蛋白质亚单位)组成。根据壳粒数目和排列方式不同，病毒衣壳可以分为螺旋对称型、二十面体对称型和复合对称型(图 6-2)。其主要功能有：①保护病毒核酸免受酶或其他理化因素的破坏。②可与宿主细胞膜上的受体特异性结合，介导病毒进入细胞，引起宿主细胞的感染。③具有免疫原性，可以诱导机体产生免疫应答。

(三) 病毒的包膜

包膜是某些病毒在成熟的过程中，以出芽方式向宿主细胞外释放时获得的一层膜。包膜包绕在核衣壳外面，含有宿主细胞膜或核膜成分，主要为双层脂质及病毒编码的糖蛋白，后者在包膜表面形成钉状突起，成为包膜子粒或刺突，如流感病毒包膜上有血凝素和神经氨酸酶两种刺突。包膜的功能有：①保护核衣壳。②与病毒的吸附、亲嗜性有关。③病毒的糖蛋白具有免疫原性。

三、病毒的增殖

(一) 病毒的复制

考点提示

病毒的增殖方式、复制周期

病毒由于缺乏增殖所需的酶系统，不能独立生存，只能在有易感性的活细胞内进行增殖。进入易感宿主细胞的病毒，借助细胞提供的原料、酶系统及能量和场所，在核酸的控制下，以复制方式完成自我增殖。病毒自侵入易感细胞，经转录、翻译到子代病毒从细胞内释出称为一个复制周期，整个过程包括吸附、穿入、脱壳、生物合成、组装成熟及释放等步骤(图 6-3)。

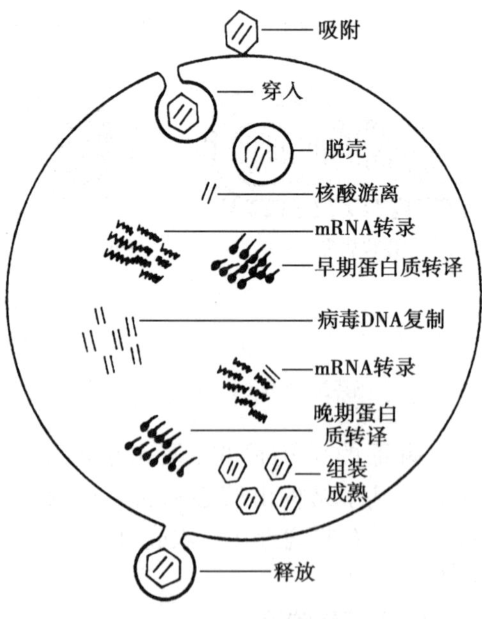

图 6-3 病毒的增殖示意图

(二) 包涵体

某些病毒在宿主细胞内增殖后，会在细胞质或细胞核内形成圆形或椭圆形、嗜酸性或嗜碱性的斑状结构，称为包涵体。它由病毒颗粒或未装配的病毒成分组成，是细胞被病毒感染的标志，其形态、位置、染色性等特征随病毒而异，可经普通光学显微镜观察到，故可用于辅助诊断某些病毒性疾病，如内基小体(狂犬病毒包涵体)可协助诊断狂犬病。

四、病毒的干扰现象

考点提示

病毒干扰现象的临床意义

两种病毒感染同一细胞时，可发生一种病毒抑制另一种病毒增殖的现象，称为干扰现象。干扰现象不仅发生在异种病毒之间，也可发生在同种、同型或同株病毒之间。干扰现象不仅在活病毒间发生，灭活病毒也能干扰活病毒。病毒之间的干扰现象能够阻止发病，也可以使感染中止。在预防病毒性疾病的疫苗应用时，应注意避免同时使用有干扰现象的两种病毒疫苗，以防止降低免疫效果。

五、病毒的抵抗力与变异性

（一）病毒的抵抗力

病毒受理化因素作用后失去感染性，称为灭活。大多数病毒耐冷不耐热，在56~60℃ 30分钟可被灭活。而低温（-20℃以下）或冷冻真空干燥可用于保存病毒。大多数病毒在pH 5.0以下或pH 9.0以上迅速灭活。γ线、X线和紫外线等都能使病毒灭活。甲醛能灭活病毒但可保持其免疫原性，故常用于制备灭活疫苗。有包膜的病毒对乙醚等脂溶剂敏感。病毒对甘油有耐受力，常用50%甘油盐水作为病毒标本保存液。病毒对抗生素不敏感，某些中草药如板蓝根、大青叶、大黄、黄芪等对某些病毒具有一定的抑制作用。

（二）病毒的变异性

病毒在自然或人工条件下可发生多方面变异，如流行性感冒病毒的刺突抗原容易发生变异，导致机体对变异病毒缺乏免疫力而发生流行性感冒，在人工诱导下的毒力减弱的病毒变异株可用于制备减毒活疫苗。

第二节 病毒的致病性与免疫性

一、病毒的感染方式与类型

（一）病毒的感染方式和途径

考点提示

病毒的感染方式和途径

1. 水平传播　指病毒在人群中不同个体之间的传播，也包括从动物到动物再到人的传播。水平传播是大多数传染病的传播方式，其传播途径有以下几种：①经皮肤传播，如狂犬病毒经动物咬伤、乙脑病毒经蚊虫叮咬从皮肤侵入等。②经呼吸道传播，如流行性感冒病毒等。③经消化道传播，如甲型肝炎病毒，脊髓灰质炎病毒等。④性传播，如人类免疫缺陷病毒等。⑤血液传播，如乙型肝炎病毒等。⑥多途径传播，有些病毒可经多途径侵入机体，如HBV、HIV等。

2. 垂直传播　指病毒经胎盘或产道由母体传播给胎儿的方式。垂直传播引起的感染往往后果严重，尤其是先天性感染，如风疹病毒、HBV、HIV，可致死胎、早产或先天畸形。

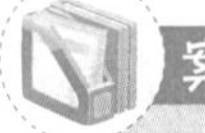

案例

某医院收治了一名中年男性肺炎病人，经对症处理好转出院。一个月后，又因感冒引起肺炎而进院。查体：体温38~39℃，已持续1周，无明显诱因，乏力，伴有腹泻，后转进传染病科治疗。转科不久，医生发现其全身淋巴结肿大，背部出现皮肤Kaposi肉瘤，视力下降，后左眼失明，体重减轻。实验室检查：$CD4^+$T细胞减少，$CD4^+/CD8^+$为0.5（正常范围为1.8~2.2）。6个月后病人死亡。病史记载病人生前于5年前被派往非洲工作，有不良性行为史，无输血或静脉吸毒史。

问题：1. 病人死于什么疾病？

2. 病人是如何感染上该疾病的？

(二) 病毒的感染类型

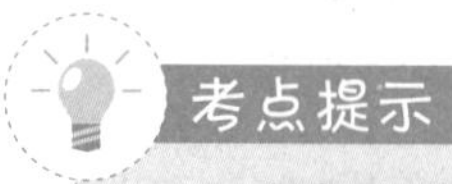

病毒的感染类型

1. 隐性感染　病毒感染后不出现临床症状为隐性感染或亚临床感染。这是由于机体抵抗力较强，而病毒的毒力较弱、数量较少，进入机体后不能大量增殖，不致造成组织细胞的严重损伤。如脊髓灰质炎病毒、甲型肝炎病毒、乙型脑炎病毒引起的隐性感染多见。有些隐性感染者可成为病毒携带者，病毒在体内增殖并向外排毒，为重要的传染源，在流行病学上具有重要意义。

2. 显性感染　病毒感染后出现临床症状为显性感染。这是由于机体抵抗力较弱，而病毒的毒力较强、数量较多，进入机体后大量增殖，造成组织细胞的严重损伤。根据病毒在机体内感染的过程及滞留时间分为：

(1) 急性感染：潜伏期短，发病急，病程数日或数周，病愈后机体内不再有病毒存在，如流感、甲型肝炎等。

(2) 持续性感染：潜伏期常较长，发病缓，病毒在机体内持续数个月、数年，甚至数十年。可出现症状，也可不出现症状，但长期携带病毒，成为重要感染源。持续感染可分为 3 种类型：①慢性感染：病毒长期存在于血液或组织中并不断排出体外，病程可长达数个月或数年，甚至数十年。如乙型肝炎病毒引起的慢性肝炎。②迟发感染：又称为慢发病毒感染，病毒感染后潜伏期长，可达数年或数十年，一旦出现症状为亚急性进行性加重，直至死亡。如人类免疫缺陷病毒引起的艾滋病和麻疹病毒引起的亚急性硬化性全脑炎等。③潜伏感染：原发感染后，病毒基因潜伏于一定的组织或细胞中，并不能产生感染性病毒，也不出现临床症状。但在某些条件下(机体免疫力下降等)，病毒被激活而急性发作时出现临床症状。如水痘 - 带状疱疹病毒初次感染引起儿童水痘，病愈后病毒潜伏在脊髓后根神经节或脑神经的感觉神经节内，当机体免疫力下降时可活化、增殖、扩散到皮肤，引起成人带状疱疹。当免疫力改善时，带状疱疹可自愈，病毒又可潜伏至原处，在一定条件下又可发作。

二、病毒的致病性

(一) 病毒对宿主细胞的致病作用

不同病毒对易感宿主细胞的损害方式不尽相同，主要有下列几方面。

1. 溶解细胞作用　即病毒侵入宿主细胞并在内大量增殖，使之代谢紊乱，最终导致病变、溶解或死亡。

2. 细胞膜改变　表现为：①引起感染细胞膜出现新的抗原。②引起感染细胞与未感染细胞融合，形成多核巨细胞，有利于病毒的扩散。③引起细胞膜通透性异常。

3. 细胞转化　病毒核酸或片段整合到宿主细胞核酸中，引起后者遗传物质改变，可导致细胞的癌变。

4. 细胞凋亡　细胞凋亡是一种由基因控制的程序性细胞死亡，研究表明，某些病毒可致细胞凋亡，成为细胞的凋亡诱导因子。

(二) 病毒对免疫系统的致病作用

病毒感染宿主细胞后可发生自身抗原变异或宿主细胞出现新的抗原，从而刺激机体的免疫系统发生病理性的免疫应答，最终导致组织细胞的损伤。部分病毒能直接攻击和杀伤免疫细胞，如人类免疫缺陷病毒可侵犯巨噬细胞和 $CD4^+$T 淋巴细胞，使其数量减少，导致机体免疫功能缺陷。

三、抗病毒免疫

(一) 体液免疫的保护作用

抗病毒中和抗体能与相应的病毒结合,不利于病毒对宿主细胞的吸附,主要为 IgG、IgM。存在于黏膜局部的 SIgA,具有抗同型呼吸道及消化道病毒再感染作用。

(二) 细胞免疫的保护作用

机体的细胞免疫是执行抗宿主细胞内病毒作用的主要因素,参与的细胞主要有致敏 T 淋巴细胞、巨噬细胞及 NK 细胞。

(三) 干扰素的作用

1. 干扰素的概念　干扰素(interferon,IFN)是病毒或干扰素诱生剂作用下,由受染宿主细胞产生的一组具有高度活性的多功能糖蛋白。

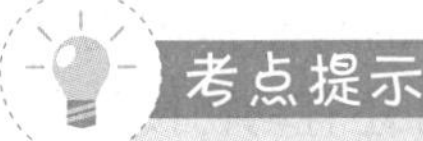

干扰素抗病毒的作用机制

2. 干扰素的种类　根据其产生细胞不同可分为 3 种类型:①α- 干扰素(IFN-α),主要由人白细胞产生。②β- 干扰素(IFN-β),主要由成纤维细胞产生。③γ- 干扰素(IFN-γ),由 T 细胞和 NK 细胞产生。

3. 干扰素的作用及作用特点　干扰素具有抗病毒、抗肿瘤及免疫调节作用。其作用特点有:①广谱性,抵抗病毒无特异性。②间接性,不能直接杀灭病毒,而是通过诱导受染细胞产生抗病毒蛋白来发挥其抑制病毒增殖作用。③种属特异性,动物产生的干扰素仅能用于同类动物发挥其抗病毒作用,人用干扰素只能来源于人的血液制品,因而价格较昂贵(图 6-4)。

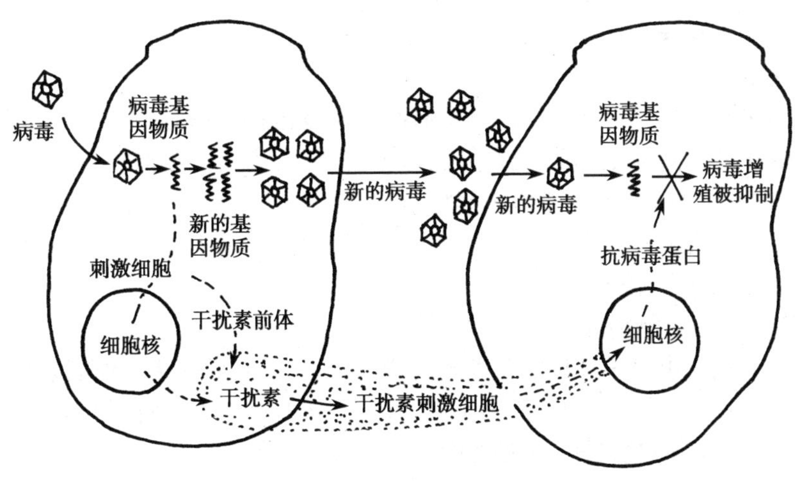

图 6-4　干扰素的产生及抗病毒作用

第三节　病毒感染的检查与防治原则

一、病毒感染的检查

(一) 标本的采集与送检

标本采集应做到无菌操作、早期采集,根据病毒感染情况采集不同部位的标本,通常包括鼻咽分泌液、痰液、粪便、血液、脑脊液等。

病毒抵抗力弱,标本应尽快送检,若需长时间运送,可冷藏或将标本置于50%甘油盐水中低温保存;若为污染标本,可加适量抗生素处理后送检。

(二)形态检查

可用光学显微镜进行病毒包涵体及某些大病毒颗粒(如痘类病毒)的检查,而电子显微镜可观察病毒颗粒的形态、结构;也可用免疫电镜法将病毒标本与特异性抗体混合后使病毒凝集成团,再用电镜观察,可提高检出率。

(三)分离培养

病毒只能在活的易感细胞内复制增殖,因此病毒培养必须提供活的易感宿主细胞,最常用的方法是细胞培养法,此外还有动物接种和鸡胚接种。

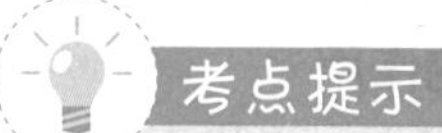

考点提示

常用的病毒分离培养方法

(四)抗原-抗体检查

应用抗原-抗体反应的原理,既可用已知病毒抗原检测病人血清中的相应抗体,以诊断某些病毒性疾病或进行流行病学调查;也可用已知抗体检测未知病毒抗原,以鉴定病毒的种和型或快速诊断病毒性疾病。检测抗病毒抗体的常用方法有:中和试验、血凝抑制试验、酶联免疫吸附试验(ELISA)及免疫荧光技术、补体结合试验、放射免疫法、免疫电泳、反向间接血凝试验等。

二、病毒性疾病的防治原则

病毒性疾病传播快、危害大,且大多数尚无特效治疗药物,故预防尤为重要,主要措施是做好疫苗接种工作。避免与传染源接触,切断传播途径,减少发病。

(一)免疫学防治

1. 人工主动免疫　目前常用的疫苗有减毒活疫苗(如脊髓灰质炎疫苗、麻疹疫苗、流感疫苗及甲型肝炎疫苗等),灭活疫苗(如乙型脑炎、狂犬病灭活疫苗等),亚单位疫苗(如乙型肝炎亚单位疫苗),多肽疫苗及基因工程疫苗。

2. 人工被动免疫　常用的生物制剂有胎盘球蛋白、丙种球蛋白、细胞因子等。可用于某些病毒性疾病的紧急预防。

(二)药物和生物制剂治疗

1. 化学药剂　由于病毒只能在细胞内增殖,对病毒有效的化学药剂多数对机体细胞也有一定损坏作用,因此尚不能广泛应用于临床。目前疗效较好、毒性较小的药物有阿昔洛韦(无环鸟苷)、利巴韦林(病毒唑)、阿糖腺苷等。

2. 干扰素及干扰素诱生剂　干扰素具有广谱抗病毒作用,不良反应较小,对某些病毒性疾病的预防有较好效果;干扰素诱生剂如聚肌胞,对乙型肝炎等有一定疗效。

3. 中草药　常用的有板蓝根、大青叶、贯众等,对某些病毒性疾病有一定作用。

本章小结

病毒是一类个体微小、结构简单、仅含有一种类型核酸(DNA或RNA)、必须在活的易感细胞内以复制的方式进行增殖的非细胞型微生物。常需借助电子显微镜放大才能观察到。病毒以复制的方式增殖,其复制周期包括吸附、穿入、脱壳、生物合成、组装成熟及释放等步骤。大多数病毒耐冷不耐热，对抗生素不敏感。

病毒的感染方式有水平传播和垂直传播，其感染的类型有隐性感染和显性感染。病毒标本的采集可根据不同感染部位进行采集，应做到早期采集、冷藏送检、低温保存、无菌操作。病毒的分离培养方法有动物接种、鸡胚培养和细胞培养。该类疾病传播快、危害大，且缺乏特效治疗药物，预防尤为重要，主要措施是接种相应疫苗。

（李 冲）

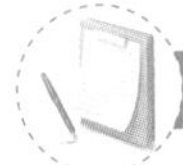

目标测试

一、选择题

A1/A2 型题

1. 导致人类传染病最常见的微生物种类是
   A. 细菌　B. 真菌　C. 病毒
   D. 支原体　E. 衣原体
2. 病毒的个体微小，其测量单位是
   A. m　B. cm　C. mm
   D. μm　E. nm
3. 对人致病的病毒形态多数为
   A. 杆形　B. 砖形　C. 螺旋
   D. 蝌蚪形　E. 球形
4. 病毒的基本结构为
   A. 核心　B. 衣壳　C. 包膜
   D. 核衣壳　E. 刺突
5. 病毒的增殖方式是
   A. 二分裂法　B. 复制方式　C. 减数分裂
   D. 有丝分裂　E. 芽生方式
6. 干扰素的抗病毒作用机制是
   A. 干扰病毒的吸附　B. 干扰病毒的脱壳　C. 干扰病毒的穿入
   D. 直接杀灭病毒　E. 诱导病毒感染细胞产生抗病毒蛋白
7. 病毒的增殖过程结束后，用光学显微镜在宿主细胞内可观察到的具有鉴别意义的结构是
   A. 荚膜　B. 包涵体　C. 芽胞
   D. 核糖体　E. 异染颗粒
8. 某医务人员在给一位乙型肝炎病毒(HBV)携带者注射时，不慎被病人用过的针头刺伤手指。为预防乙型肝炎病毒感染，应首先采取的措施是
   A. 注射抗生素　B. 注射丙种球蛋白　C. 注射乙型肝炎疫苗
   D. 注射 HBIg　E. 注射 α- 干扰素

A3/A4 型题

(9~10 题共用题干)

病人，男性，20 岁，喜食毛蚶，一周前突然发病，有畏寒，发热，全身乏力，食欲缺乏，厌油腻，肝区疼痛，尿色渐加深至浓茶状。近日体温降低，巩膜和皮肤出现黄疸。门诊以甲型肝炎收住院。

9. 导致该病人发病的病原体是
   A. HAV　　B. HBV　　C. HCV
   D. HDV　　E. HEV
10. 该病毒的主要传播途径是
   A. 呼吸道　　B. 消化道　　C. 血液传播
   D. 性传播　　E. 蚊虫叮咬传播

B1 型题

(11~13 题共用备选答案)

A. 病毒经蚊虫叮咬皮肤传播　　B. 病毒经呼吸道传播
C. 病毒经消化道传播　　D. 病毒经血液传播
E. 病毒经胎盘或产道传播

11. 流行性感冒病毒的传播方式是
12. 脊髓灰质炎病毒的传播方式是
13. 乙型脑炎病毒的传播方式是

二、简答题

1. 简述病毒的结构和功能。
2. 概述病毒的感染类型。
3. 简述病毒的防治原则。

第七章 常见病毒

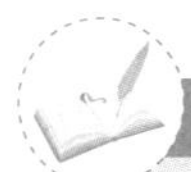

学习目标

1. 具有控制和预防常见病毒引发的传染病意识和基本能力。
2. 掌握常见病毒的致病性、免疫性。
3. 熟悉常见病毒的生物学特性。
4. 了解病毒性疾病的防治原则。
5. 学会甲型肝炎、乙型肝炎、艾滋病的综合预防措施；能初步分析“两对半”检查的结果。

第一节 呼吸道病毒

呼吸道病毒是指由呼吸道侵入，引起呼吸道局部感染或其他组织器官病变的一类病毒。急性呼吸道感染中90%以上是由病毒所致，呼吸道感染具有传染性强，传播迅速，潜伏期短，起病急，流行广泛，易继发细菌性感染等特点。

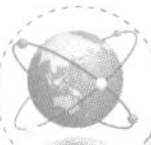

知识链接

病毒性疾病——人类健康的大敌

自古以来，病毒性疾病长期危害人类的健康生存，“天花”、艾滋病、SARS、病毒性肝炎等都曾在地球上肆无忌惮地流行，导致一次又一次“人间瘟疫”；而今天，随着全球气候等生存环境的某些人为破坏，一些新的病毒还在不断产生，人类面临着与病毒长期斗争的严峻考验。

一、流行性感冒病毒

流行性感冒病毒，简称流感病毒，是引起流行性感冒的病原体。流感是一种急性呼吸道传染病，发病率高，常造成局部流行，曾多次引起世界性大流行。

(一) 生物学特性

1. 形态与结构　流感病毒为单股RNA有包膜病毒，多呈球形或丝状，直径为80~120nm。其结构自内向外分3层：①内层是核心，由核酸(RNA)及包绕其外的核蛋白组成，核衣壳呈螺旋对称。②中层是

考点提示

流感病毒的形态与结构

基质蛋白(M蛋白),具有维持病毒形态、调控RNA多聚酶活性等作用。③外层是脂质双层膜,其上有两种镶嵌蛋白质——血凝素(HA)和神经氨酸酶(NA),呈放射状突起,具有免疫原性(图7-1)。

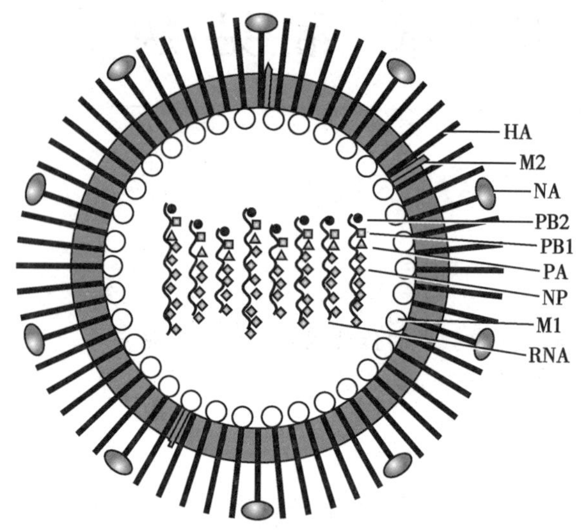

图7-1 流感病毒结构示意图

NA:神经氨酸酶;M1:基质蛋白;HA:血凝素;M2:膜蛋白;NP:核蛋白;PB1,PB2,PA:多聚酶蛋白;RNA:核糖核酸

2. 分型与变异 根据流感病毒核蛋白和M蛋白抗原的不同,可分为甲、乙、丙3型;甲型流感病毒又根据HA和NA抗原性不同分为若干亚型,而乙型、丙型流感病毒的HA与NA稳定,至今尚未发现亚型。

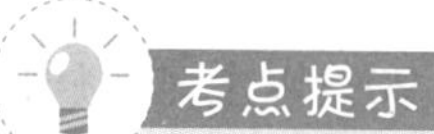

流感病毒抗原变异与流行状况之间的关系

甲型流感病毒的HA和NA易发生抗原性变异,是其最突出的生物学特性。自1934年分离成功以来,迄今为止已经历过多次重大变异(表7-1)。抗原变异的发生,使人体对抗流感病毒的保护性免疫力缺乏,可造成流行性感冒的流行。

表7-1 甲型流感病毒亚型与流行年代

病毒亚型	原甲型	亚甲型	亚洲甲型	港甲型	香港甲型与新甲型
抗原结构	H0N1	H1N1	H2N2	H3N2	H1N1或H3N2
流行年份	1930—1946	1946—1957	1957—1968	1968—1977	1977—

流感病毒的变异是一个连续不断由量变到质变的过程,其抗原变异有两种形式:变异幅度小,属于量变,称为抗原漂移,仅引起中、小型流行;变异幅度大,形成新的亚型,属于质变,称为抗原转变,则常引起大流行甚至发生世界性流行。

3. 抵抗力 流感病毒抵抗力较弱,耐冷不耐热,56℃ 30分钟即被灭活,-70℃以下或冷冻真空干燥可长期保存。对干燥、紫外线、甲醛、乙醚、酸敏感。

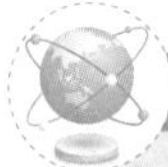
知识链接

变异高手

2009年3月，在墨西哥暴发了"人感染猪流感"疫情，并迅速在全世界蔓延。WHO初始将此型流感称为"人感染猪流感"，后将其更名为"甲型H1N1流感"。全球已超过130个国家和地区正式报告甲型H1N1流感确诊病例，我国内地31个省、市、自治区累计报告有确诊病例。为什么此型流感病毒引起如此大规模的流行？通过研究证实，此次流行的甲型H1N1流感病毒是一种新型变异病毒，是由人流感病毒、北美洲禽流感病毒以及北美洲、欧洲和亚洲猪流感病毒的杂交混合体，真可谓是一个变异高手。

（二）致病性与免疫性

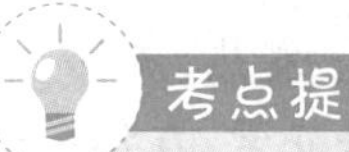
考点提示

流感的主要临床表现

流感病毒是引起流行性感冒（简称流感）的病原体。流感是一种上呼吸道急性传染病。传染源主要是急性期病人，发病前2~3天鼻咽分泌物中病毒含量最高，传染性最强；其次为隐性感染者。传播途径主要是经飞沫直接传播，少数可经共用手帕等间接传播。病毒一般不入血，在呼吸道黏膜细胞内增殖，引起细胞变性，脱落、黏膜充血水肿，病人出现鼻塞、流涕、畏寒、发热、头痛、肌痛、乏力等症状。机体抵抗力较弱的婴幼儿、老年人、心肺功能不全者还易继发细菌感染如肺炎、中耳炎等，有的可危及生命。

病后机体可产生中和抗体，对同型病毒有一定免疫力，但亚型间无交叉免疫；存在于呼吸道黏膜局部的SIgA在预防感染和阻止疾病发生中发挥重要作用。

（三）防治原则

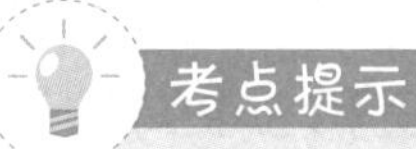
考点提示

流感的防治措施

本病以预防为主。加强身体锻炼，提高机体抵抗力；流行期间尽量避免人群聚集，公共场所要通风换气或对空气进行乳酸熏蒸消毒。病人要早发现、早隔离、早治疗。免疫接种可降低流感的危害性，但疫苗必须与流行的病毒株型别一致。目前常用的疫苗有灭活疫苗或流感病毒亚单位疫苗。

流感治疗尚无特效药物，主要采取对症治疗和预防继发性细菌感染。盐酸金刚烷胺及其衍生物甲基金刚烷胺对甲型流感的预防和早期治疗有一定作用；干扰素滴鼻及中草药板蓝根、大青叶、金银花等有一定疗效。

二、麻疹病毒

麻疹病毒是麻疹的病原体。麻疹是儿童最为常见的急性传染病，在易感人群中其发病率几乎达100%，过去常因并发症的发生以致丧命，自广泛应用麻疹减毒活疫苗后，发病率大为下降。

（一）生物学特性

麻疹病毒为单链RNA型有包膜的球形病毒，包膜上有刺突，病毒在感染细胞核和细胞质内可形成嗜酸性包涵体。

麻疹病毒抵抗力差，56℃ 30分钟即被灭活，对干燥、紫外线、化学消毒剂敏感。

(二) 致病性与免疫性

考点提示

麻疹病人早期诊断的体征,麻疹的主要临床表现和防治措施

病人是唯一的传染源,潜伏期(10~14天)至急性期患儿为传染源,主要通过飞沫或鼻腔分泌物直接接触传播,也可通过污染的玩具、衣物等间接传播。病毒先在呼吸道、眼结膜上皮细胞内增殖,后入血引起病毒血症,早期可有发热、畏光、眼结膜炎、鼻炎、咳嗽,多数患儿口颊黏膜处出现灰白外绕红晕的柯氏斑,对临床早期诊断有一定意义;继而患儿全身皮肤相继出现红色斑丘疹。抵抗力低下者易继发细菌感染,引起支气管炎、肺炎、中耳炎,极个别出现亚急性硬化性全脑炎。病后可获终身免疫,6个月内可从母体获得被动免疫。

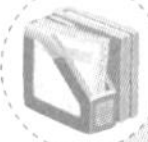

案例

患儿,男,1岁。发热、流涕、咳嗽3天就诊,体温39.5℃,查体:耳后发际处可见红色斑丘疹,疹间皮肤正常,在第一臼齿相对应的颊黏膜处可见灰白色黏膜斑。给予隔离患儿,加强护理,对症支持治疗,8天体温降至正常,疹退,痊愈后出院。

问题:1. 麻疹的主要临床表现和防治措施是什么?

2. 麻疹病人早期诊断的体征是什么?

(三) 防治原则

考点提示

麻疹的主要预防措施

本病以预防为主,在小儿8个月时接种麻疹减毒活疫苗,7岁时再次进行强化免疫;对接触过麻疹病人的易感者,可输注丙种球蛋白或胎盘球蛋白进行紧急预防,以防止发病、减轻症状或减少并发症。

三、冠状病毒和SARS冠状病毒

(一) 冠状病毒

呈多形性,直径80~160nm,单链RNA,核衣壳呈螺旋对称,有包膜,表面有刺突。抵抗力较弱,对理化因素敏感。该病毒可感染各年龄组人群,经飞沫传播引起普通感冒和咽喉炎,某些毒株还可以引起成人腹泻或胃肠炎,有明显季节性,以冬春季多发。潜伏期约3天,病程6~7天,病后免疫力不强,可再感染。由于多为自限性疾病,以往对其流行病学的研究不是十分重视。目前尚无疫苗预防,也无特效药物治疗。

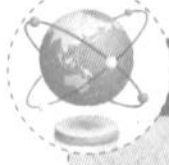

知识链接

SARS——21世纪初期肆虐全球的"瘟疫"

SARS是2002年底至2003年上半年在世界上流行的一种急性呼吸道传染病,又称传染性非典型肺炎(简称非典)。自2002年11月16日我国广东佛山市报告首个病例后,我国乃至世界迅速形成流行态势。截至2003年8月7日止,全世界有32个国家和地区发生疫情,发病人数达8465人,死亡919人;其中我国内地有5327人发病,349人死亡,死亡率为6.7%。世界各国科学工作者经研究证实,SARS的病原体是一种新的冠状病毒,并由WHO于2003年4月16日正式宣布定名为SARS冠状病毒。

(二) SARS 冠状病毒

考点提示

SARS 冠状病毒的传播途径、典型表现

SARS 冠状病毒是引起严重急性呼吸综合征(SARS)的病原体。

1. 生物学性状

(1) 形态与结构:SARS 冠状病毒在电镜下与冠状病毒类似,病毒呈不规则形,直径60~220nm,有包膜,其上有形似花冠的刺突,核心为单股 RNA 及衣壳(N 蛋白)组成的核衣壳,外层为包膜,镶嵌有 E 蛋白、M 蛋白、S 蛋白,其中 S 蛋白与 SARS 冠状病毒对宿主细胞的感染关系密切(图 7-2)。

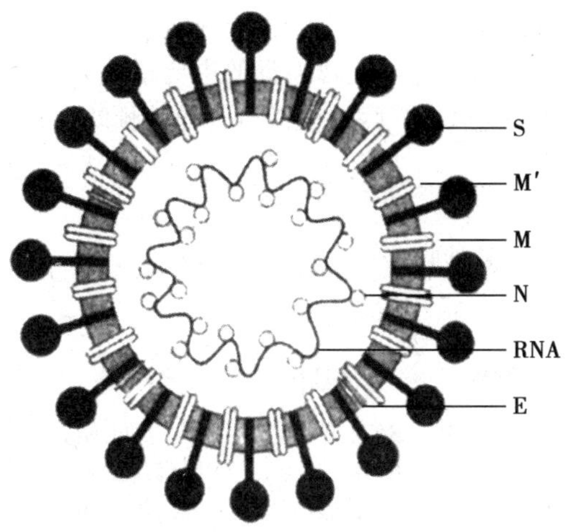

图 7-2 SARS 冠状病毒模式图

N: 衣壳蛋白;M、M′:跨膜蛋白;S:刺突糖蛋白;E:包膜蛋白

(2) 抵抗力:SARS 冠状病毒耐冷,对乙醚等脂溶剂敏感,不耐酸,故可用 0.2%~0.5% 过氧乙酸或氯制剂消毒;不耐热,但对热抵抗力比普通冠状病毒强,在粪便和尿液中至少可存活 1~2 天,56℃ 30 分钟即可被灭活。

2. 致病性与免疫性

(1) 致病性:本病传染源主要为 SARS 病人,传播途径以近距离飞沫传播为主,亦可通过接触病人呼吸道分泌物经口、鼻、眼传播。患病呈现家庭和医院明显聚集现象。SARS 潜伏期 2~10 天,以发热为首发症状,发热高于 38℃,可伴有头痛乏力,关节痛等,继而出现干咳、胸闷、气短等症状;肺部 X 线呈明显病理改变,双(或单)侧出现阴影。严重者肺部病变进展迅速,出现多叶病变,导致呼吸困难和低氧血症,有的进而产生严重渗出,导致呼吸窘迫、休克、DIC、心律失常等症状,其传染性极强,死亡率很高。

(2) 免疫性:人类对 SARS 冠状病毒缺乏免疫力,人群普遍易感。感染后,病人可产生抗该病毒的特异性抗体。

3. 微生物学检查　本病毒因其传染性强,危害大,故对病人或疑似病人的检查不能按常规检查对待,须在指定的实验室进行。标本可采集咽喉部、气管分泌物、痰液、血液等。目前采用的对 SARS 冠状病毒进行快速诊断最好的方法是核酸检测,此外还有电镜形态观察、血清学检测等。

4. 防治原则　用于 SARS 的特异性预防疫苗正在研制当中。目前治疗尚无特效药物,主要采用支持疗法,如早期氧疗及适量激素疗法等。使用抗病毒类药物和大剂量抗生素,可防止病情发展及并发症的发生。恢复期血清治疗有一定疗效。

四、流行性腮腺炎病毒

考点提示

流行性腮腺炎病毒的传播途径、典型表现

腮腺炎病毒是流行性腮腺炎的病原体,本病多发于儿童和青少年。腮腺炎病毒呈球形,是有包膜的 RNA 病毒,直径 90~130nm;抗原性稳定,仅有一个血清型;抵抗力弱。

流行性腮腺炎好发于冬春季节，人是腮腺炎病毒的唯一储存宿主，传染源是病人和病毒携带者，传播途径主要通过飞沫经呼吸道传播。病毒在鼻或呼吸道上皮细胞中增殖，随后入血引起病毒血症，扩散至腮腺或其他器官，如胰腺、睾丸、卵巢、肾脏和中枢神经系统等。临床表现主要为一侧或双侧腮腺肿大、疼痛，伴发热、乏力、肌肉疼痛等，病程1~2周。青春期感染者，易并发睾丸炎或卵巢炎，少数患儿可并发病毒性脑膜炎、脑炎，是导致男性不育和儿童获得性耳聋的常见病因，病后可获得牢固免疫力。6个月内婴儿因从母体获得抗体，极少患腮腺炎。

预防流行性腮腺炎的主要措施是隔离病人；接种腮腺炎减毒活疫苗或麻疹-流行性腮腺炎-风疹三联疫苗进行特异性预防。目前尚无有效药物治疗，中草药有一定治疗效果。

五、其他呼吸道病毒

其他呼吸道病毒见表7-2。

表7-2 其他呼吸道病毒

名称	形态结构	所致疾病	防治原则
风疹病毒	RNA型 单链 球形有包膜	风疹，孕妇感染后可垂直感染胎儿，引起先天性风疹综合征，造成胎儿畸形、流产、死胎、智力低下等。病后可获牢固免疫力	接种风疹减毒活疫苗，孕妇与病人接触，应立即注射大量丙种球蛋白
腺病毒	DNA型 双链 球形无包膜	引起不同疾病，如急性上呼吸道感染、肺炎、咽炎、流行性角膜结膜炎等。病后对同型病毒可获牢固免疫力	目前尚无理想疫苗
鼻病毒	RNA型 单链 球形无包膜	成人普通感冒、儿童支气管炎、支气管肺炎。感染后主要产生局部SIgA	干扰素有一定防治效果

第二节 肠道病毒

肠道病毒是指经消化道侵入，并引起消化道及其他组织器官病变的一类病毒。其种类繁多，主要包括脊髓灰质炎病毒、柯萨奇病毒、埃可病毒、新肠道病毒、轮状病毒、肠道腺病毒等。

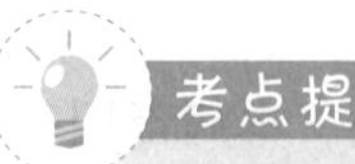

考点提示

肠道病毒的共同特征

肠道病毒的共同特点：①病毒颗粒呈球形，直径20~30nm，无包膜，二十面体立体对称型，核酸为单股RNA。②病毒在细胞质内增殖。③抵抗力较强，耐酸，耐乙醚，不耐热。④主要经粪-口途径传播。⑤多数感染者并不出现症状，为隐性感染；少数感染者的病毒在肠道细胞增殖，能侵入血液、神经系统及其他组织，引起多种临床表现。

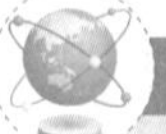

知识链接

手足口病

2008年3月，安徽阜阳地区出现儿童手足口病，截至当年5月1日，累计报告3321病例，其中22例死亡，随后在北京、重庆、广东、湖北、湖南、云南等地均发现疫情。手足口病是一种全球性传染病，主要由肠道病毒71型(EV71)H和A组柯萨奇病毒(CoxA)的某些血清型所致，多见5岁以下病人，以发热和手、足、口腔等部位出现皮疹或疱疹为主，少数病人出现心肌炎、肺炎、无菌性脑膜炎等严重并发症。发生在安徽阜阳的疫情由EV71感染引起，重症病例的比例较大，病死率较高。目前尚无疫苗和特效治疗药物。2008年5月2日，我国已将手足口病列入丙类传染病进行管理。

一、脊髓灰质炎病毒

脊髓灰质炎病毒是脊髓灰质炎(又称小儿麻痹症)的病原体。脊髓灰质炎是一种急性传染性疾病，世界范围内流行，病毒侵犯脊髓前角运动神经细胞，导致弛缓性肢体麻痹，多见于儿童。2001年10月，WHO宣布我国已消灭脊髓灰质炎，但在非洲、中东和亚洲发展中国家仍有野毒株的存在，仍需继续加强疫苗接种，尽早实现全球消灭脊髓灰质炎的目标。

(一) 生物学特性

脊髓灰质炎病毒具有典型的肠道病毒形态，根据其免疫原型不同分为Ⅰ、Ⅱ、Ⅲ 3个血清型，3型之间无交叉免疫。抵抗力较强，在污水、粪便、饮食及低温下可存活数周或数个月，不易被胃酸或胆汁灭活。对热敏感，56℃ 30分钟即被灭活，故病人的饮食器皿可用高温消毒。对高锰酸钾、碘酒、漂白粉等化学消毒剂敏感。

(二) 致病性与免疫性

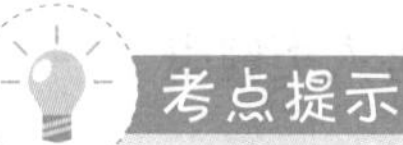

脊髓灰质炎病毒的感染途径、致病特点

脊髓灰质炎的传染源为病人或无症状的带菌者，主要通过粪-口途径传播，多数人呈隐性感染，病毒局限于肠道，不出现症状或仅有轻微发热、咽痛、腹部不适等。仅少数感染者，在肠道局部增殖的病毒可入血，形成第一次病毒血症，出现发热、头痛、恶心等症状。病毒经血流扩散至全身淋巴细胞或其他易感的非神经组织中，增殖后大量入血引起第二次病毒血症，导致全身症状加重。其中约1‰病人，病毒可侵入中枢神经系统，在脊髓前角运动神经细胞增殖，轻者引起以下肢多见的暂时性肌肉麻痹；重者可造成肢体弛缓性瘫痪、残疾，极个别发生延髓麻痹，导致呼吸、循环衰竭而死亡。

病毒感染后，机体对同型病毒可获得持久的免疫力，以体液免疫为主。6个月内婴儿可从母体获得被动免疫，很少发病。

(三) 防治原则

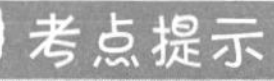

脊髓灰质炎的特异性预防

防治措施：隔离病人、消毒排泄物、加强饮食卫生、保护水源；对婴幼儿和儿童进行疫苗接种是预防脊髓灰质炎最有效的措施。目前，我国使用脊髓灰质炎减毒活疫苗(IPV)糖丸，以口服方式接种，接种对象为5岁以下儿童。对未接种疫苗又与患儿有过密切接触的易感者，可注射丙种球蛋白作紧急预防，以预防疾病的发生或减轻症状。对病人主要采取对症治疗，恢复期根据病人肢体萎缩、畸形等后遗症进行手术矫正。

二、其他肠道病毒

柯萨奇病毒与埃可病毒的感染与脊髓灰质炎病毒相似，以侵犯中枢神经系统为主，很少出现消化道症状，幼儿多发，见表 7-3。

表 7-3 其他肠道病毒

名称	所致疾病	防治原则
柯萨奇病毒	主要引起疱疹性咽峡炎、手足口综合征、流行性胸痛、心肌炎、类脊髓灰质炎、普通感冒等	目前尚无理想疫苗
埃可病毒	主要引起病毒性脑膜炎、婴幼儿腹泻、儿童皮疹等	目前尚无理想疫苗
新型肠道病毒	主要引起麻痹症、无菌性脑膜炎、急性出血性结膜炎(俗称“红眼病”)、手足口病等	目前尚无疫苗

第三节 肝炎病毒

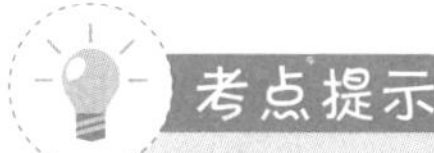

肝炎病毒的分类

肝炎病毒是一大类能引起病毒性肝炎的病原体，目前人类肝炎病毒至少有 5 种类型，即甲型肝炎病毒、乙型肝炎病毒、丙型肝炎病毒、丁型肝炎病毒及戊型肝炎病毒，所致的病毒性肝炎传播较广，对健康危害较大。其中乙型、丙型肝炎病毒除引起急性肝炎外，常引起慢性肝炎和肝硬化，并与肝癌相关，严重危害人类健康。

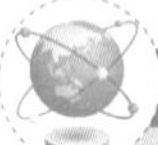

知识链接

都是毛蚶惹的祸

1988 年年初，上海市暴发了甲肝大流行，病人出现发热、呕吐、畏食、乏力、脸色发黄等症状，病人不停地涌向医院，最后工厂和学校都摆满了病床……这场传染病持续了 3 个月，感染者 31 万多人，死亡 31 人。

卫生防疫部门通过临床调查发现，85% 的甲肝病人在发病前都曾食用过毛蚶。为了证实毛蚶的致病性，卫生科研人员赶赴毛蚶的原产地江苏启东，很快，他们在毛蚶体内找到了甲肝病毒，而上海人又喜欢生食毛蚶，使病毒轻而易举地进入消化道。证实了毛蚶就是甲肝流行的罪魁祸首。

一、甲型肝炎病毒

(一) 生物学特性

甲型肝炎病毒(HAV)呈球形，直径 27~32nm，二十面体立体对称，无包膜，RNA 型病毒(图 7-3)。血清型稳定，仅一个血清型。HAV 耐乙醚，在 60℃时可存活 4 小时，对 pH 3.0 酸有较强的抵抗力；加热 100℃ 5 分钟、70% 乙醇处理 30 分钟可被灭活，对氯及甲醛敏感。

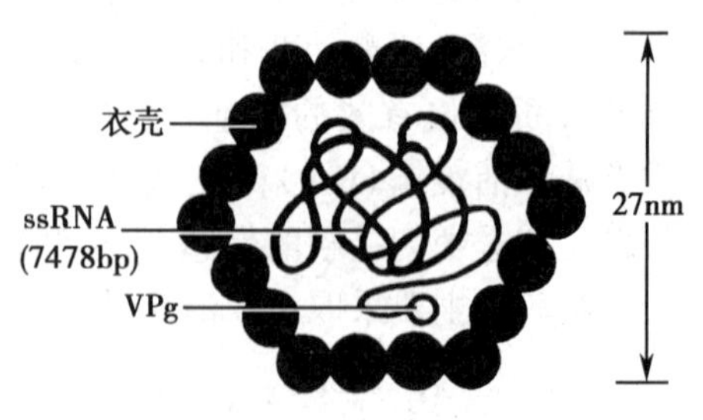

图 7-3 甲型肝炎病毒模式图

考点提示

甲型肝炎病毒的传播途径、发病状况及防治原则

(二)致病性与免疫性

HAV 是甲型肝炎(简称甲肝)的病原体。传染源是病人或隐性感染者,传播途径是粪 - 口途径,病毒随传染源粪便排出,污染水源或食物、用具等而造成散发或流行。病毒侵入机体后,先在肠黏膜或局部淋巴组织内增殖,再经血至肝细胞内增殖而致病。病人可有全身不适、乏力、厌食、厌油、发热、皮肤及巩膜黄染、肝大、压痛等症状。治疗及时 2~4 周可恢复,预后良好。

人对 HAV 普遍易感,但多为隐性感染;成年人因体内有相应抗体而不易发病。病后体内产生抗 -HAV,对病毒再感染有保护作用。

目前常用 RIA 或 ELISA 法检测病人血清中抗 -HAV 的 IgM,作为新近感染的重要指标。

(三)防治原则

加强饮食、粪便、水源管理,讲究个人卫生,防止病从口入。做好病人排泄物、食用具的消毒处理。接种灭活或减毒疫苗进行远期预防。对有接触史的儿童及高危人群,尽早注射丙种球蛋白或胎盘球蛋白进行紧急预防。

二、乙型肝炎病毒

考点提示

乙肝病毒颗粒种类;乙肝病毒的抗原、抗体种类及意义

乙型肝炎病毒(HBV)是乙型肝炎(简称乙肝)的病原体。HBV 感染率高,我国人群 HBV 携带率约为 10%,临床症状可表现为重症肝炎、急性肝炎、慢性肝炎或无症状携带者,部分慢性肝炎可演变为肝硬化甚至肝癌,极大地威胁着人类的健康。

(一)生物学特性

1. 形态与结构　电镜下 HBV 感染者的血清中有 3 种不同形态的颗粒(图 7-4)。

(1)大球形颗粒(Dane 颗粒):球形,直径 42nm,具双层衣壳,外衣壳相当于一般病毒的包膜,含有乙型肝炎病毒表面抗原(HBsAg)。内衣壳呈二十面体立体对称,含有乙型肝炎病毒

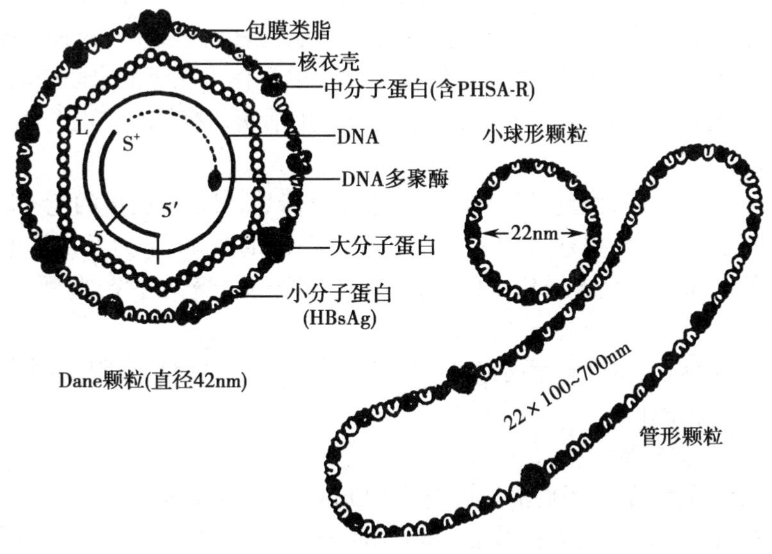

图 7-4　乙型肝炎病毒三种颗粒模式图

核心抗原(HBcAg)和乙型肝炎病毒e抗原(HBeAg)。核心含有DNA和DNA多聚酶。Dane颗粒是唯一完整的乙肝病毒颗粒,具有传染性。

(2) 小球形颗粒:直径约为22nm,是病毒合成中过剩的外衣壳,含有HBsAg,是不完整的病毒颗粒,无传染性。

(3) 管形颗粒:由小球形颗粒串联而成,成分与小球形颗粒相同。

2. 抗原成分

(1) HBsAg:存在于上述3种颗粒中,是HBV感染的标志之一。HBsAg能刺激机体产生相应的抗体(抗-HBs),该抗体为中和抗体,对HBV具有中和作用,能防御HBV感染,对机体有保护作用。

(2) HBcAg:存在于Dane颗粒内衣壳上及受染肝细胞核内,其外周由于有HBsAg的存在,故常规检查方法不易检出。HBcAg能刺激机体产生抗-HBc,为非保护性抗体。检测到抗-HBc IgM,提示HBV处于复制状态。

(3) HBeAg:存在于病毒核心结构的表面,只有当HBV裂解时,方可游离释放入血,可作为HBV复制及血清具有传染性的指标。HBeAg能刺激机体产生抗-HBe,后者对HBV感染有一定保护作用。

3. 抵抗力　该病毒抵抗力较强,对低温、干燥、紫外线、70%乙醇均有耐受性。高压蒸汽灭菌法、0.5%过氧乙酸、3%漂白粉溶液、5%次氯酸钠可灭活病毒。

(二) 致病性与免疫性

HBV是乙型肝炎的病原体,是一种严重传染病。

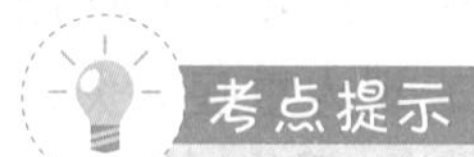

乙肝的传播途径

1. 传染源　主要是病人和无症状病毒携带者,在疾病的潜伏期、急性期与慢性活动期,血液均有传染性。

2. 传播途径　主要有:①血液、血制品传播:是乙肝传播途径中最常见的一种。主要由输入污染的血液、血制品,血液透析及污染的医疗器械通过注射、外科或牙科手术、内镜检查、文身等途径传播。②性接触传播:精液、阴道分泌物、月经血、唾液中均含有病毒,HBV可通过破损黏膜进入接触者体内。③母婴垂直传播:人群中有1/3~1/2病毒携带者来自母婴传播。母体若为HBV携带者,孕期可经血液循环致胎儿宫内感染,分娩时可经产道感染新生儿,给婴儿哺乳也可感染婴儿,故乙型肝炎表现为以母体为核心的家庭聚集倾向。此外,生活密切接触传播也十分重要。感染者可通过日常生活密切接触(接吻、公用餐具、剃刀等)传播给其他人。

3. 致病性　HBV对肝细胞的致病机制尚未完全清楚,可能是机体的免疫病理反应间接导致了肝细胞的损伤。其损伤范围和程度取决于病毒的数量、毒力及机体的免疫应答状况,因而病人的临床表现呈多样化,可为无症状、急性肝炎、慢性肝炎、肝硬化、甚至原发性肝癌。

4. 免疫性　病后机体对同型病毒可产生免疫力,干扰素、NK细胞、杀伤性T细胞对胞内HBV具有重要免疫作用。

(三) 抗原－抗体检查

对乙型肝炎的检查最常用血清学检查的ELISA法,主要检测病人血清中的HBV抗原-抗体系统,包括HBsAg、HBeAg、抗-HBs、抗-HBe、抗-HBc 5项,简称“乙肝五项”或“乙肝两对半”。检测结果需结合临床综合分析,方能作出明确诊断,见表7-4。

表 7-4 HBV 抗原 - 抗体检测结果的临床分析

HBsAg	HBeAg	抗 -HBs	抗 -HBe	抗 -HBc	结果分析
+	−	−	−	−	HBV 感染或无症状携带者
+	+	−	−	−	急性或慢性乙型肝炎,或无症状携带者
+	+	−	−	+	急性或慢性肝炎(传染性强,“大三阳”)
+	−	−	+	+	急性感染趋向恢复或慢性肝炎(“小三阳”)
−	−	+	+	+/−	感染恢复期
−	−	+	−	−	既往感染或接种过疫苗,有免疫力

(四) 防治原则

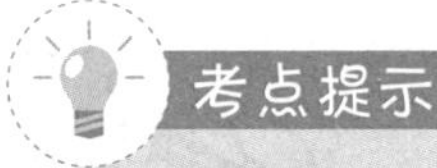

乙肝的具体防治方法

对于乙型肝炎的预防,应采用以切断传播途径为主的综合性措施。

1. 控制传染源　严格筛选供血人员,确保血源的合格。严格消毒医疗器械,病人排泄物,隔离病人。防治医源性传播。加强育龄妇女 HBsAg 的监测,阻断母婴传播。

2. 人工主动免疫　注射乙肝疫苗进行预防是目前最有效的方法。接种对象为新生儿、接触血液的医护人员、HBsAg 阳性的配偶和子女。

3. 人工被动免疫　对有接触史的易感者,可用含高效价抗 -HBs 的免疫球蛋白(HBIG)进行紧急预防或阻断母婴传播。

目前治疗乙型肝炎仍无特效药物,应用广谱抗病毒药和具有免疫调节功能的药物及中草药综合治疗,可达到较好的治疗效果。

三、其他肝炎病毒

丙型、丁型、戊型肝炎病毒的所致疾病与防治原则见表 7-5。

表 7-5 其他肝炎病毒

名称	所致疾病	防治原则
HCV	所致疾病与乙型肝炎相似,发展成为慢性肝炎较乙肝常见,约 20% 可发展成为肝硬化,少数可发展成为重症肝炎和原发性肝癌。亦是输血后引起慢性肝炎和肝硬化的主要原因	检测抗 -HCV 筛选献血员。因 HCV 免疫原性不强,毒株易变异,给疫苗研制带来一定难度
HDV	HDV 可与 HBV 混合感染或重叠感染,导致乙肝病毒感染者的症状加重与恶化	预防措施同乙肝。由于 HDV 是缺陷病毒,如能抑制乙肝病毒,则 HDV 亦不能复制
HEV	粪 - 口途径传播,症状与甲肝相似,不发展成慢性	目前尚无特效防治方法,预防以切断传播途径为主

第四节　人类免疫缺陷病毒

人类免疫缺陷病毒(HIV)是获得性免疫缺陷综合征(AIDS,又称艾滋病)的病原体。HIV 于 1983 年分离成功。目前,AIDS 已成为全球最重要的公共卫生问题之一,被视为“20

世纪的瘟疫”。WHO 将每年的 12 月 1 日定为“世界艾滋病日”，旨在提高公众对 HIV 引起的艾滋病在全球传播的认识。

(一) 生物学特性

HIV 呈球形，直径 100~120nm，属于逆转录病毒。内部呈圆锥形，核心含两条相同单股 RNA 和逆转录酶等。其外层包绕双层衣壳蛋白。最外层为包膜，其上镶嵌有 HIV 特异糖蛋白刺突，即外膜蛋白 gp120 和跨膜蛋白 gp41(图 7-5)。gp120 可与表面具有 CD4 分子的人体细胞特异结合，能够特异性地吸附、穿入该细胞内，进行感染和增殖。HIV 的糖蛋白极易变异，使其容易逃避免疫系统的识别清除而潜伏体内，同时也为该病毒疫苗的研制带来困难，从而使得人类与艾滋病的斗争更为艰难。

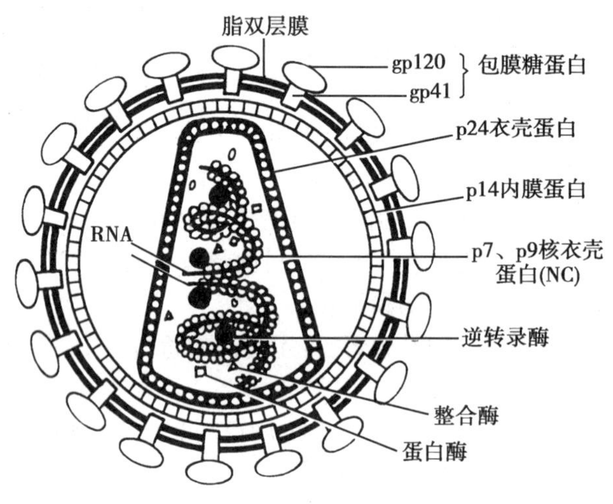

图 7-5 HIV 结构示意图

HIV 抵抗力较弱。对热、化学消毒剂较敏感，在液体或血清中 56℃ 10 分钟可被灭活，0.2% 次氯酸钠、0.1% 漂白粉、70% 乙醇、0.3%H_2O_2 或 0.5% 来苏处理 5 分钟，均可灭活病毒。

(二) 致病性与免疫性

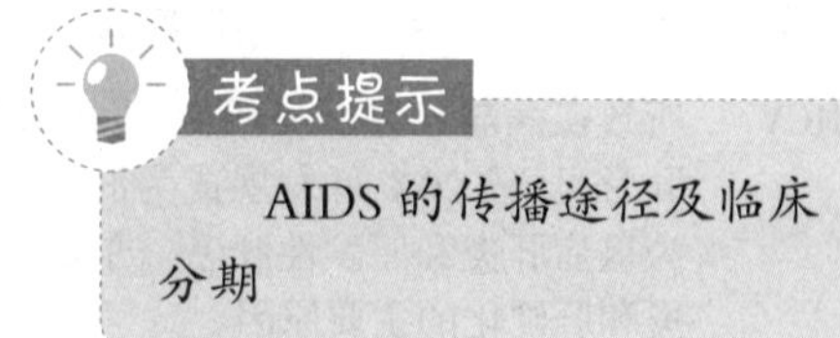

1. 传染源　主要是 HIV 无症状携带者和 AIDS 病人，HIV 感染者的血液、精液、唾液、尿液、阴道分泌物、眼泪、乳汁中都分离出了 HIV。

2. 传播方式　主要有 3 种：①性传播：通过同性或异性间的性行为而感染。②血液传播：输入带有 HIV 的血液或血制品、器官或骨髓移植、人工授精、静脉药瘾者共用被污染的注射器等。③母婴垂直传播：包括经胎盘、产道或哺乳方式引起的传播。

人群对 HIV 普遍易感。AIDS 的高危人群为性乱者、同性恋者、双性恋者、性病病人、静脉吸毒者。一般日常生活接触(如握手、拥抱、游泳、共同用餐、共用卫生洁具等)及蚊虫叮咬，不会传播 HIV。

3. 致病机制　HIV 侵入机体后，选择性地侵袭 $CD4^+$ 的细胞(以 $CD4^+$T 细胞为主)，在细胞内大量增殖后可导致 $CD4^+$T 细胞死亡，同时也可损伤其他细胞(如 B 细胞、单核细胞、小神经胶质细胞和巨噬细胞等)，引起机体免疫系统的进行性损伤，甚至免疫系统全面崩溃。

4. 临床表现　从 HIV 感染到发病有一个完整的过程，临床上将其分为 4 个时期，即急性感染期、无症状感染期、AIDS相关综合征、典型AIDS期。

(1) 急性感染期:HIV初次感染,一般无明显症状,仅有一部分人在感染后1~6周出现发热、乏力、皮疹、淋巴结肿大、出汗、肌肉疼痛、咽炎、恶心、食欲缺乏、腹泻等类似感冒的症状。症状轻微,常在1~4周内自然消失,易被忽略。经数周后进入无症状感染期(或潜伏期)。

(2) 无症状感染期:此期持续时间较长,可达6个月至10年。感染者一般无任何临床症状。外周血中HIV数量很低,不易检测到,但在受染的$CD4^{+}T$细胞、巨噬细胞中大量增殖。

(3) AIDS相关综合征:随着HIV的大量增殖,导致$CD4^{+}T$细胞数量不断减少,免疫系统的损伤进行性加重,抗感染能力明显降低,各种症状开始出现,如全身淋巴结肿大、低热、盗汗、全身倦怠、慢性腹泻、体重下降等,之后出现各种特殊性或复发性的非致命性感染,并症状逐渐加重。

(4) 典型AIDS期:此期由于机体免疫系统趋于全面崩溃,可出现多系统多器官损害、发生各种致命性机会感染和恶性肿瘤。如中枢神经系统损伤后引起HIV脑病、脊髓病变、周围神经炎和严重的AIDS痴呆综合征等。常见的机会感染包括:①真菌:白念珠菌病、肺孢子菌肺炎、新型隐球菌病。②细菌:主要有结核病、非链球菌性咽炎。③病毒:单纯疱疹病毒、水痘-带状疱疹病毒、巨细胞病毒等引起的感染。④寄生虫:弓形虫病、隐孢子虫病等。常见的AIDS相关的恶性肿瘤有Kaposi肉瘤和恶性淋巴瘤等。未治疗的AIDS病人,5年死亡率约为90%,多在临床症状出现后的2年内死亡。

(三) 微生物学检查

本病的诊断主要检测HIV抗体。用ELISA法作为HIV感染的筛选方法,如连续两次阳性则再经免疫印迹确证试验证实,即可确诊。

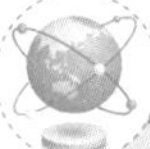

知识链接

艾滋病的窗口期

人体感染了艾滋病病毒后,一般需要2周时间才能产生病毒抗体。“窗口期”是指从人体感染艾滋病病毒后到外周血液中能够检测出病毒抗体的这段时间,一般为2周至3个月。在这段时间内,血液中检测不到病毒抗体,但是人体具有传染性。只有等到“窗口期”过后,血液中才会有足够数量的艾滋病病毒抗体可以检测出来。但是不能忽视的是,不同个体对艾滋病病毒的免疫反应不一,抗体出现的时间也不一致,尤其对近期有高危行为的人,一次实验结果阴性不能轻易排除感染,应隔2~3个月再检查一次。

(四) 防治原则

考点提示

AIDS的防治原则

AIDS是一种全球性疾病,由于蔓延速度快、死亡率高,迄今为止,尚无理想的疫苗,故WHO和许多国家都已采取预防HIV感染的综合措施,其主要内容有:

1. 开展全民预防控制AIDS的宣传教育,普及AIDS知识,增强自我保护意识和防病意识,消除对AIDS感染者和病人的社会歧视。

2. 严厉打击卖淫嫖娼、吸毒贩毒行为,倡导自尊、自重、自爱、自强,遵守性道德是预防经性行为感染AIDS的基础。

3. 建立HIV感染的监测机构,及时掌握疫情,在高危人群中推广使用安全套措施。

4. 坚决取缔地下采血交易，确保输血和血液用品的安全性，对献血者、捐献器官者和捐献精液者必须进行严格的 HIV 抗体检测。

5. HIV 抗体阳性的妇女应避免怀孕或避免哺乳，阻断母婴传播。

6. 禁止共用注射器、注射针、牙刷及剃须刀，严格消毒医疗器械，防止医源性感染。

对于 AIDS 的治疗，目前尚无特效药物，现常用多种药物联合治疗，以防止产生耐药性。主要药物有：核苷类逆转录酶抑制剂（如齐多夫定、拉米夫定等）；非核苷类逆转录酶抑制剂（如奈韦拉平、地拉韦啶等）；蛋白抑制剂（如茚地那韦、沙奎那韦等）。

第五节 其他病毒

一、狂犬病毒

狂犬病毒是人和动物狂犬病的病原体。狂犬病为人兽共患传染病，其死亡率极高，是一种对人体健康危害较大的致死性传染病。目前尚无有效的治疗方法，一旦发病，几乎全部死亡，所以预防狂犬病的发生尤其重要。

我国是狂犬病流行较为严重的国家，据 2007 年统计资料显示：中国狂犬病发病数全球第二，疫情最严重的 5 个省区分别是广西、贵州、四川、湖南和广东。

（一）生物学特性

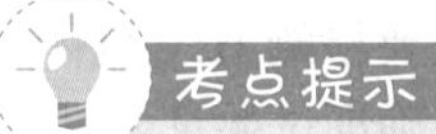

考点提示

内基小体的意义

狂犬病毒呈弹头状，大小约 75nm × 180nm，为 RNA 型病毒，中心为螺旋对称型衣壳、外层有包膜（图 7-6）。在易感动物或人的中枢神经细胞（以大脑海马回的锥体细胞为主）胞质内增殖时，形成嗜酸性、圆形或椭圆形的包涵体，称为内基小体（图 7-7），具有诊断价值。

狂犬病毒对外界抵抗力不强，易被强酸、强碱、甲醛、碘、乙醇等灭活。肥皂水、离子型或非离子型去垢剂等对病毒亦有灭活作用。

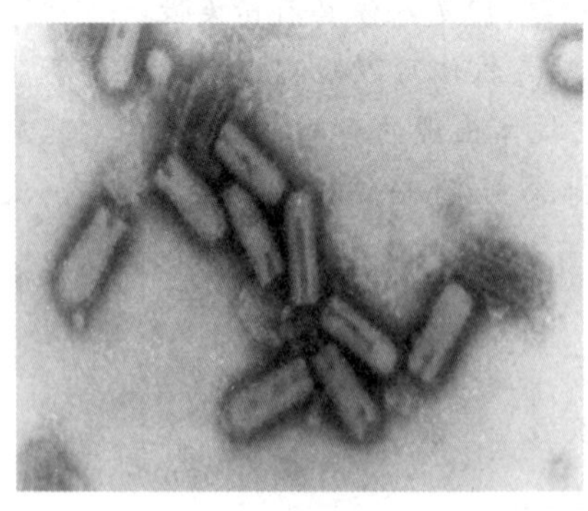

图 7-6 狂犬病毒

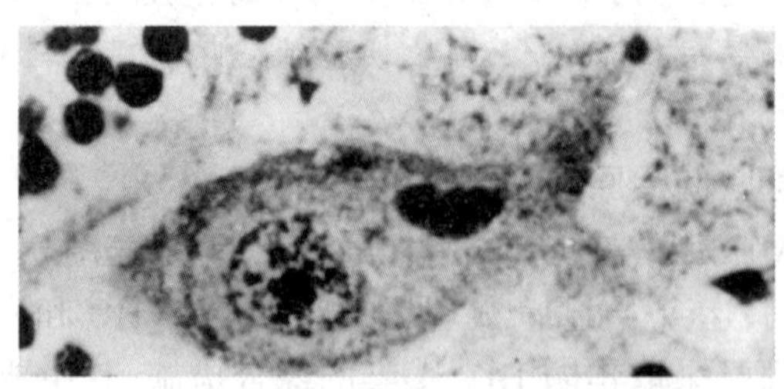

图 7-7 狂犬病的内基小体

（二）致病性与免疫性

考点提示

狂犬病的传播途径，临床发病过程

狂犬病属自然疫源性疾病，带有病毒的犬、猫是狂犬病的主要传染源。另外，狐、狼、蝙蝠等野生动物、家畜等也可发自然感染与传播，所以也是重要的传染源。

狂犬病毒经患病动物(尤其是病犬)咬伤、抓伤、舐伤或密切接触感染人类引起的狂犬病。在动物发病前5天,人被咬伤后其唾液中的病毒经伤口进入体内,先在肌纤维细胞增殖,进而随血或神经末梢上行至中枢神经系统,在神经细胞内增殖并引起中枢神经系统病理性损伤,然后病毒又沿传出神经扩散至唾液腺及其他组织。

狂犬病潜伏期一般为1~3个月,也有短至几天或长达数年者,其长短取决于被咬伤部位与头部的远近及伤口内感染病毒的数量。病人早期症状为发热、乏力、头痛、流涎、伤口周围刺激痛和蚁行感,经2~4天后表现为神经兴奋性增高,出现躁动不安、恐光、恐水、恐声、咽喉肌肉痉挛等症状,甚至闻水声或其他轻微刺激均可引起痉挛发作,故又称恐水病。发病3~5天后,病人转入麻痹期,出现昏迷、呼吸衰竭、循环衰竭而死亡。病死率近乎100%。

(三) 防治原则

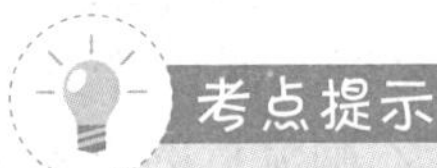

狂犬病的防治原则

捕杀野犬、加强家犬管理、注射犬用疫苗是预防狂犬病的主要措施。人被犬或其他动物咬伤后,应立即采取以下措施:

1. 伤口处理要及时、彻底　立即用20%肥皂水或0.1%苯扎溴铵和清水反复冲洗伤口,再用2%碘酒及75%乙醇涂擦。

2. 采用人工被动免疫　用高效价抗狂犬病毒免疫血清做伤口周围与底部浸润注射。

3. 采用人工主动免疫　及早接种狂犬疫苗,常用人二倍体细胞培养制备的狂犬病毒灭活疫苗进行全程免疫,即分别于伤后第1、3、7、14和28天各肌内注射1ml,副作用小,免疫效果好,可在7~10天内获得中和抗体,并保持免疫力1年左右。

对有可能接触狂犬病毒的特殊人员(如兽医、动物管理员、野外工作者等),也应进行狂犬病毒灭活疫苗的预防接种。

二、流行性乙型脑炎病毒

流行性乙型脑炎病毒(简称乙脑病毒)是流行性乙型脑炎(乙脑)的病原体。

(一) 生物学特性

乙脑病毒呈球形,直径35~50nm,核酸为单股正链RNA,衣壳呈二十面体对称,有包膜,其表面有血凝素刺突,可凝集鹅、鸽的红细胞,免疫原性稳定,只有1个血清型。乙脑病毒抵抗力弱,对热、乙醚、丙酮等脂溶剂及常用消毒剂均敏感,60℃ 5分钟即可灭活,低温下可长期保存。

(二) 致病性与免疫性

乙脑的传染源、传播途径、传播媒介及临床表现

1. 传播媒介　在我国主要传播媒介是三带喙库蚊,乙脑流行高峰期在6~9月,南方偏早,北方稍迟,主要与带病毒蚊虫出现的时间和密度有关。

2. 传染源和储存宿主　家畜(特别是幼猪)、家禽是乙脑病毒的储存宿主和传染源。动物感染乙脑病毒后,虽不出现明显症状,但有短暂的病毒血症期。蚊虫作为传播媒介,通过带病毒蚊虫叮咬而传染给人。乙脑病人和隐性感染者也可成为传染源。蚊体可携带乙脑病毒过冬以及经卵传代,故蚊不仅是传播媒介,还可能是乙脑病毒长期储存宿主。

3. 致病性与免疫性　人群对乙脑病毒普遍易感,但大多数表现为隐性感染或轻微感染，极少数引起中枢神经系统症状，发生脑炎。乙脑病毒侵入机体后，先在局部毛细血管内皮细胞及淋巴结内增殖，而后释放少量病毒入血，形成第1次病毒血症，多数病人可表现为发热、头痛、畏寒等轻度上呼吸道感染症状，约1周后好转。少数病人病毒随血流播散至肝、脾及淋巴组织，在单核吞噬细胞内继续增殖，约10天后大量病毒再次释放进入血流，引起第2次病毒血症，引起发热等全身不适。极少数病人机体免疫力低下时，病毒突破血脑屏障进入脑组织内增殖，引起脑实质和脑膜病变，出现高热、头痛、惊厥、昏迷等症状。治疗不及时可遗留失语、耳聋、痴呆、偏瘫等后遗症。

机体的天然防御功能及获得性免疫在对抗乙脑病毒致病中发挥重要作用。乙脑病后或隐性感染后可获得持久免疫力。

(三) 防治原则

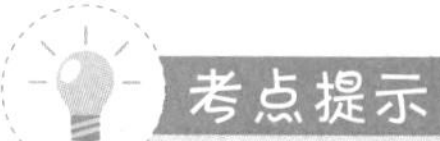

乙脑的防治原则

乙型脑炎病情重，危害大，防蚊灭蚊是预防乙脑的关键；流行地区易感人群(9个月~10岁)进行乙脑疫苗接种是预防乙脑流行的重要手段；若流行地区的幼猪接种乙脑疫苗，可控制乙脑在猪群及人群的传播和流行。目前，对乙脑无理想的治疗方法，我国用中西医结合治疗，使用白虎汤、清温败毒饮等中药方剂，可明显降低死亡率。

三、其他虫媒病毒

其他常见的虫媒病毒有森林脑炎病毒、登革热病毒，其传播媒介、流行特点、致病性及预防原则见表7-6。

表7-6 其他虫媒病毒的致病性与防治原则

病毒	森林脑炎病毒	登革热病毒
传播媒介	硬蜱	伊蚊
流行季节	春季	夏季
主要流行区	俄罗斯东部，中欧，我国东北、西北某些地区	热带、亚热带，我国广东、海南、广西等地
致病性	森林脑炎。自然界由蜱在兽类和野鸟中传播，当蜱叮咬人时引起感染，出现高热、头痛、昏睡、外周神经弛缓性麻痹等症状	登革热。病毒在人蚊之间传播，人感染病毒后，可出现发热、肌肉和关节酸痛、淋巴结肿胀等，当再次感染是可出现登革出血热、登革休克综合征
预防原则	预防重点是：灭蜱，防蜱叮咬，用灭活疫苗预防效果较好；减毒活疫苗正在研制中	防蚊、灭蚊，登革热病毒疫苗研制和试用尚未成功

四、疱疹病毒

疱疹病毒是一群中等大小、结构相似、有包膜的DNA病毒。引起人类疾病的疱疹病毒主要有单纯疱疹病毒、水痘-带状疱疹病毒、巨细胞病毒、EB病毒。

(一) 单纯疱疹病毒

单纯疱疹病毒(HSV)属疱疹病毒科。直径约150nm，有包膜，核酸类型为双股环状DNA。HSV有两个血清型，即HSV-Ⅰ、HSV-Ⅱ。

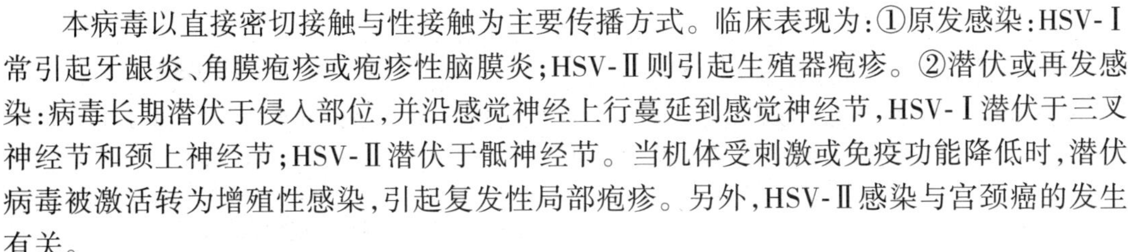

本病毒以直接密切接触与性接触为主要传播方式。临床表现为:①原发感染:HSV-Ⅰ常引起牙龈炎、角膜疱疹或疱疹性脑膜炎;HSV-Ⅱ则引起生殖器疱疹。②潜伏或再发感染:病毒长期潜伏于侵入部位,并沿感觉神经上行蔓延到感觉神经节,HSV-Ⅰ潜伏于三叉神经节和颈上神经节;HSV-Ⅱ潜伏于骶神经节。当机体受刺激或免疫功能降低时,潜伏病毒被激活转为增殖性感染,引起复发性局部疱疹。另外,HSV-Ⅱ感染与宫颈癌的发生有关。

(二) 水痘-带状疱疹病毒

水痘-带状疱疹病毒(VZV),在儿童初次感染时引起水痘,潜伏多年后,在成年或老年复发表现为带状疱疹,故称为水痘-带状疱疹病毒。

水痘-带状疱疹病毒的生物学特性与HSV相似,只有一个血清型。人是VZV的唯一自然宿主,皮肤是病毒的主要靶细胞。VZV经呼吸道侵入人体,无免疫力的儿童初次感染后,约经两周潜伏期全身皮肤出现斑丘疹、水痘疹,可发展为脓疱疹。皮疹分布呈向心性。水痘病情一般较轻,偶然并发病毒性脑炎和肺炎。成人首次感染VZV者常发生病毒性肺炎,一般病情较重。

带状疱疹仅发生于过去有水痘病史的人,成人和老年人多发。儿童在水痘病愈后,病毒能长期潜伏于脊髓后根神经节或脑神经的感觉神经节中。中年以后,当机体细胞免疫力下降或患白血病等疾病时,潜伏在神经节中的病毒被激活,沿感觉神经到达所支配的腹肌或面部皮肤细胞内增殖,引起复发。由于疱疹沿感觉神经支配的皮肤分布,串连成带状,故称带状疱疹。该病临床症状典型,不需要特殊检测。

(三) 巨细胞病毒

巨细胞病毒(CMV)直径约200nm,是最大的动物病毒之一。由于感染细胞肿胀很大并具有巨大的核内包涵体,故名为巨细胞病毒。病毒经垂直传播和水平传播,引起先天畸形、巨细胞包涵体病、输血后单核细胞增多症和肝炎等疾病。

(四) EB病毒

EB病毒是一种嗜B细胞的人疱疹病毒,主要经唾液传播,偶经输血传染,主要疾病有传染性单核细胞增多症、非洲儿童恶性淋巴瘤及鼻咽癌。

五、出血热病毒

出血热可由多种不同的病毒引起,疾病的特征以发热、出血为主要临床症状。我国已发现的有汉坦病毒、新疆出血热病毒和埃博拉病毒。

汉坦病毒、新疆出血热病毒、埃博拉病毒所致疾病及其防治原则见表7-7。

表7-7 出血热病毒的所致疾病及防治原则

病毒	所致疾病	防治原则
汉坦病毒	流行性出血热。表现为高热、出血和肾损害。常伴有三痛(头痛、眼痛、腰痛)和三红(面、颈、上胸部潮红)、眼结膜、咽部及软腭出血、腋下、前胸处有出血点。临床经过可分为发热期、低血压期、少尿期、多尿期和恢复期。也可引起汉坦病毒肺综合征:表现为发热,肌痛、呼吸缺氧和急性进行性呼吸衰竭,病死率较高	灭鼠、防鼠是预防的关键。我国研制的灭活疫苗已取得了良好的效果。治疗主要是及时对症与支持疗

续表

病毒	所致疾病	防治原则
新疆出血热病毒	新疆出血热。该病是荒漠牧场的自然疫源性疾病。传播媒介为亚洲璃眼蜱。临床表现为发热、全身疼痛、中毒症状和出血、无肾损害	防蜱叮咬，进入荒漠牧场或林区应扎紧袖口和领口，最好穿长筒袜，戴帽子和手套。接种灭活疫苗，免疫效果较好
埃博拉病毒	埃博拉出血热。是一种烈性传染病，主要特征为高热、疼痛、全身广泛性出血、多器官功能性障碍和休克，病死率高达50%~90%。传播途径主要是与病人体液密切接触、注射传播和空气传播。潜伏期5~10天，起病急，病死率高，WHO将其列为人类危害最严重的病毒之一，即“第四级病毒”	疫苗正在研制中，应采取综合性措施预防，发现病人要立即隔离，病人的分泌物、排泄物、血液及接触过的物品必须严格消毒，尸体应立即深埋或火化

六、轮状病毒

人类轮状病毒(HRV)为大小不等的球形、无包膜RNA型病毒，有双层衣壳，因其呈放射状排列，形似车轮状，故名轮状病毒(图7-8)。病毒耐乙醚、三氯甲烷、反复冻融、酸、碱，在pH3.5~10仍可保持其感染性，在粪便中可存活数天到数周，55℃ 30分钟可被灭活。

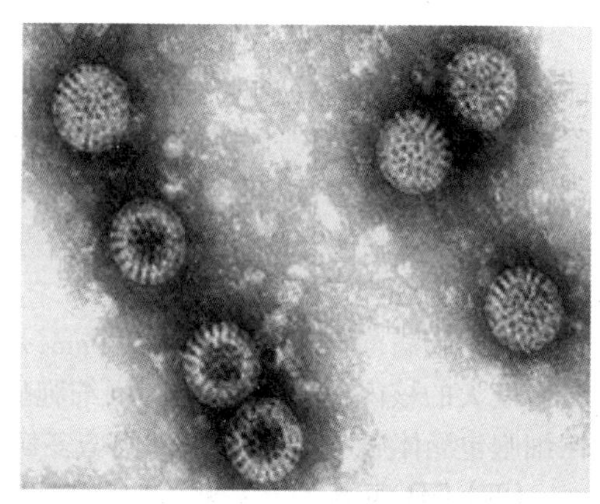

图7-8 轮状病毒电镜图

轮状病毒是引起婴幼儿急性胃肠炎的主要病原体。病人和无症状带病毒者是主要传染源，经粪-口途径传播，多发于秋冬季。当病毒侵入人体后，潜伏1~2天，在肠黏膜细胞中增殖，引起细胞病变、功能障碍，临床上表现为：突发水样腹泻、呕吐、发热、水和电解质丢失。该病一般为自限性，可完全恢复。少数严重者因脱水、酸中毒而致死亡。病后肠道SIgA起主要保护作用，但由于轮状病毒型别多，故易重复感染。

特异性疫苗目前仍在研制中。治疗主要是及时补液以纠正电解质失衡，防止脱水及酸中毒发生，减少婴幼儿病死率。

本章小结

呼吸道病毒是一类以呼吸道为主要传播途径，引起呼吸道局部或呼吸道以外组织器官病变的病毒。主要有流感病毒、麻疹病毒、腮腺炎病毒和SARS冠状病毒。肠道病毒是一类经粪-口途径传播，在肠道内增殖，侵入血液、神经组织及其他组织，引起多种临床表现的病毒。肠道病毒主要有脊髓灰质炎病毒、柯萨奇病毒、埃可病毒、新型肠道病毒。

肝炎病毒是病毒性肝炎的病原体。HAV和HEV为RNA病毒，均由消化道传播，引起的肝炎多为急性肝炎。HBV为DNA病毒，主要经血液、性行为、母婴垂直进行传播，所致疾病为乙型肝炎。HIV 是一种能攻击人体免疫系统的病毒，引起人类 AIDS，可以通过血液、性接触、母婴等途径感染，对人类危害性大。狂犬病是人兽共患病，病毒通过发病动物咬伤而感染，死亡率极高。

（尹培兰 张轩寅）

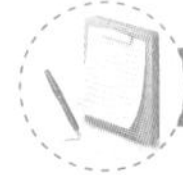

目标测试

一、选择题

A1/A2 型题

1. 流感病毒引起大流行的主要原因是
   A. 病毒毒力强　B. 病毒的免疫原性强
   C. 病毒 HA 和 NA 易发生变异　D. 人对病毒免疫力低下
   E. 病毒不侵入血流
2. 严重急性呼吸综合征是由下列哪种病毒引起的
   A. 冠状病毒　B. 腺病毒　C. 风疹病毒
   D. 麻疹病毒　E. SARS 冠状病毒
3. 引起亚急性硬化性全脑炎的病原体是
   A. 风疹病毒　B. 麻疹病毒　C. 轮状病毒
   D. 埃可病毒　E. 流感病毒
4. 某幼儿园 3 岁女孩，突然因高热、上呼吸道卡他症状，继而出现全身红色皮疹而入院。初步诊断为麻疹，试问对于接触过的其他幼儿应注射
   A. 麻疹疫苗　B. 丙种球蛋白　C. 干扰素
   D. 青霉素　E. 类毒素
5. 病人，女，25 岁，妊娠 15 周，近日出现全身粟粒大小红色丘疹，伴耳后淋巴结肿大，印象诊断是风疹。该病最严重的危害是
   A. 潜伏感染　B. 诱发肿瘤形成　C. 造成免疫低下
   D. 导致胎儿畸形　E. 形成慢性感染
6. 脊髓灰质炎的特异性预防是
   A. 消灭苍蝇　B. 隔离病人
   C. 注射丙种球蛋白　D. 口服脊髓灰质炎减毒性活疫苗糖丸
   E. 以上都对
7. 不属于轮状病毒特点的是
   A. 为 RNA 病毒　B. 电镜下呈车轮状形态
   C. 主要经粪 - 口途径传播　D. 可引起急性出血性结膜炎
   E. 可引起婴幼儿腹泻
8. 属于 DNA 病毒的是
   A. HAV　B. HBV　C. HCV
   D. HDV　E. HEV

9. Dane 颗粒是哪种病毒的完整颗粒

A. HAV　B. HBV　C. HCV
D. HDV　E. HEV

10. 不属于甲型肝炎病毒特点的是

A. 属于小 DNA 病毒　B. 主要经粪 - 口途径传播
C. 传染源为病人　D. 病后可获体液免疫
E. 可用减毒活疫苗预防

11. 病人,男,20 岁。喜食毛蚶,1 周前突然发病,有畏寒,发热,全身乏力,食欲缺乏,厌油腻,肝区疼痛,尿色渐加深至浓茶状。近日体温降低,巩膜和皮肤出现黄疸,最可能的印象诊断是

A. 甲型肝炎　B. 乙型肝炎　C. 丙型肝炎
D. 丁型肝炎　E. 戊型肝炎

12. 某病人外科手术时输血 500ml,近日出现黄疸,并伴肝区痛,食欲缺乏,厌油腻等症状。查抗 HCVIgM(+),最可能的印象诊断是

A. 甲型肝炎　B. 乙型肝炎　C. 丙型肝炎
D. 丁型肝炎　E. 戊型肝炎

13. 一个男性青年,突发高热,黄疸伴肝区痛,厌油腻,印象诊断为急性黄疸型肝炎。该病主要的传播方式是

A. 呼吸道传播　B. 消化道传播　C. 泌尿道传播
D. 经虫媒传播　E. 经输血传播

14. 关于人类免疫缺陷病毒的特点,错误的是

A. 易感细胞为 $CD4^+$ 细胞　B. 引起人类艾滋病　C. 可通过性行为传播
D. 不能经胎盘传播　E. 可通过输血传播

15. 成年男性病人,被确诊为 HIV 感染者,在对其已妊娠 3 个月的妻子进行说明过程中,不正确的是

A. 此病可经性接触传播　B. 应该立即中止妊娠
C. 此病具有较长潜伏期　D. 应配合病人积极治疗
E. 避免与病人共用餐具

16. 艾滋病的病原体是

A. 埃博拉病毒　B. 人类单纯疱疹病毒
C. 狂犬病毒　D. 人类免疫缺陷病毒
E. EB 病毒

17. 经病兽咬伤后感染的病原体是

A. 水痘 - 带状疱疹病毒　B. 腺病毒
C. EB 病毒　D. 人类免疫缺陷病毒
E. 狂犬病毒

18. 肾综合征出血热是一种自然疫源性疾病,是由何种病原体引起的

A. 汉坦病毒　B. 登革热病毒　C. EB 病毒
D. 柯萨奇病毒　E. 埃可病毒

19. 出血热病毒的主要中间宿主是

A. 家禽　B. 幼猪　C. 鼠类

D. 鸟类　　E. 恙螨

20. 关于乙型脑炎病毒,说法错误的是

A. 蚊是传播媒介　　B. 猪是主要传染源　　C. 多为隐性感染

D. 为 DNA 病毒　　E. 病毒外层有包膜

A3/ A4 型题

(21~22 题共用题干)

患儿男,2 岁。发热、流涕 4 天就诊,咳嗽。查体:结膜充血,体温 39.4℃,耳后发际处可见红色斑疹,疹间皮肤正常,在第一臼齿相对应的颊黏膜处可见灰白色斑点,外绕红晕。

21. 该患儿可能感染的病原体是

A. 流感病毒　　B. 麻疹病毒　　C. 冠状病毒

D. 风疹病毒　　E. 腮腺炎病毒

22. 特异性预防本病的措施是

A. 接种流感疫苗　　B. 接种风疹疫苗　　C. 接种甲肝疫苗

D. 接种腮腺炎疫苗　　E. 接种麻疹疫苗

(23~25 题共用题干)

某幼儿园近半个月来连续发现 20 余名 3~4 岁幼儿精神差,食欲减退,其中 5 人眼睛发黄发热。

23. 病人最可能是

A. 甲型肝炎病毒感染　　B. 乙型肝炎病毒感染

C. 丙型肝炎病毒感染　　D. 丁型肝炎病毒感染

E. 戊型肝炎病毒感染

24. 为尽快作出诊断,应立即进行的检查是

A. 血清胆红素　　B. 血清谷丙转氨酶　　C. 血清碱性磷酸酶

D. 血清 HAV-IgM　　E. 血清胆碱酯酶

25. 对于该幼儿园的幼儿,下列哪项处理最为合适

A. 立即口服抗病毒中成药　　B. 立即检查肝功能

C. 立即注射甲肝疫苗　　D. 立即注射乙肝疫苗

E. 立即注射免疫球蛋白,然后注射甲肝疫苗

B1 型题

(26~30 题共用备选答案)

A. HBsAg　　B. HBeAg　　C. HBcAg

D. 抗 -HBs　　E. 抗 -HBe

26. 血清中不易测出的是

27. 对机体具有较强保护作用的是

28. 乙型肝炎疫苗的主要成分是

29. 提示病毒正在复制的是

30. 由 HBV C 基因编码产生的是

(31~35 题共用备选答案)

A. 风疹病毒　　B. 麻疹病毒　　C. 狂犬病毒

D. 流感病毒　　E. 水痘 - 带状疱疹病毒

31. 易发生潜伏感染的病毒是
32. 引起恐水症的病毒是
33. 易发生变异的病毒是
34. 经垂直感染引起胎儿畸形的是
35. 与亚急性硬化性全脑炎有关的是

二、简答题

1. 简述甲型流感病毒抗原变异与流行的关系。
2. 结合 HBV 的传染源、传播途径,谈谈怎样预防 HBV 的感染。
3. 简述流行性乙脑病毒的致病性。
4. 艾滋病的传播方式有哪些?如何预防艾滋病?
5. 列举各种人类疱疹病毒的所致疾病,归纳其中哪些与肿瘤的发生有关。

第八章　其他微生物

学习目标

1. 具有预防支原体、衣原体、立克次体、螺旋体、真菌性疾病的意识和基本能力。
2. 掌握钩端螺旋体、梅毒螺旋体的生物学特性、致病性、传播途径。
3. 熟悉支原体、衣原体、立克次体、真菌的形态及致病性。
4. 了解支原体、衣原体、立克次体、螺旋体、真菌性所致疾病的防治原则及放线菌的医学意义。

第一节　支　原　体

支原体（mycoplasma）是一类缺乏细胞壁、呈高度多形性、能通过细菌滤器、在无生命培养基中能生长繁殖的最小的原核细胞型微生物。由于其能形成有分支的长丝，故称为支原体。

支原体多呈球形和丝形，直径 0.2~0.3μm，长 1~10μm。革兰染色阴性，但不易着色，常用吉姆萨染色呈淡紫色。营养要求比一般细菌高，支原体繁殖方式多样，除二分裂繁殖外，还有出芽、分节、断裂、分枝等方式繁殖，生长缓慢，在固体培养基中经 2~7 天培养后出现“油煎蛋”样菌落。

支原体因无细胞壁，对理化因素的抵抗力弱。不耐热，45℃经 15~30 分钟即可死亡，在空气中或干燥的标本内很快死亡。耐冷，在 -70℃可长期冻存。对 75% 乙醇及甲酚皂敏感，对红霉素、链霉素、氯霉素等敏感，对干扰细胞壁合成的抗生素（青霉素、头孢菌素等）不敏感。

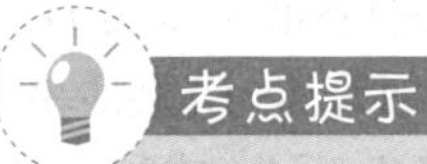

考点提示

常见的支原体种类及所致疾病

支原体广泛分布于自然界，对人致病的主要有肺炎支原体，溶脲脲原体等。

肺炎支原体主要经呼吸道传播，引起人类原发性非典型肺炎，多发于夏末秋初，多见于 5~15 岁的儿童和青少年。临床症状以咳嗽、发热、头痛、咽痛和肌肉痛等为主，X 线检查肺部有明显浸润，个别病人伴有心血管、神经系统症状和皮疹。由于支原体有传染性，应注意隔离，治疗可选用红霉素与喹诺酮类抗生素。

溶脲脲原体主要通过性接触传播，引起人类非淋菌性尿道炎、前列腺炎、阴道炎等；也可通过母婴传播，引起早产、流产、死胎等；经产道感染引起新生儿肺炎或脑膜炎。另外，溶脲脲原体感染可引起男性不育症，机制可能是：①溶脲脲原体吸附于精子表面阻碍精子运动，影响到精子与卵子的结合。②溶脲脲原体与精子有共同抗原，机体感染后产生的抗体可造成精子的免疫损伤。

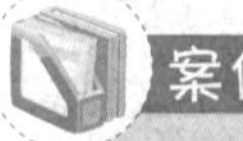
案例

病人，女，23岁。阵发性、刺激性咳嗽，咳少量黏痰或黏液脓性痰，头痛，乏力，咽痛，食欲减退3个月余，最近2周头痛明显，畏寒，自认为感冒，即口服阿莫西林3盒未见好转。查体：咽红无血，口唇轻度发绀，体温37.9℃。双肺呼吸音粗，可闻及痰鸣，喘鸣及中小湿啰音。入院拍摄X线胸片提示双肺纹理增粗，有广泛斑片状阴影。血常规、尿常规及粪便常规均未见异常。

问题：1. 该病人初诊为什么病？由何病原体引起？

2. 为什么口服阿莫西林未见好转？应首选什么药物治疗？

3. 该病原体是如何传播的？

第二节 衣 原 体

衣原体（chlamydia）是一类严格细胞内寄生、具有独特发育周期，并能通过细菌滤器的原核细胞型微生物。其共同特征是革兰染色阴性，圆形或椭圆形，具有独特的发育周期，二分裂繁殖，具有独立的酶系统但不能产生代谢所需的能量，有DNA和RNA两种核酸，含有核糖体，有细胞壁但无肽聚糖，对多种抗生素敏感。

在衣原体独特的发育周期中，均有原体和始体两个发育阶段。原体呈圆形或梨形，直径0.2~0.4μm，小而致密，有感染性，无繁殖能力；始体呈圆形或卵圆形，直径0.5~1.0μm，大而疏松，无感染性，有繁殖能力。

衣原体缺乏代谢所需的能量来源，必须在宿主细胞内寄生，而不能在人工培养基上生长，常用的培养方法有鸡胚接种、动物接种和细胞培养。

衣原体60℃仅能存活5~10分钟。对常用消毒剂敏感，如用0.1%甲醛溶液24小时，1%盐酸或2%氢氧化钠溶液2~3分钟，75%乙醇1分钟即可灭活。紫外线照射可迅速灭活。对红霉素、利福平、氯霉素、诺氟沙星等抗生素敏感。对青霉素不敏感。

衣原体广泛寄生于人、哺乳动物及鸟类。多数不致病，仅少数致病，如沙眼衣原体、肺炎衣原体、鹦鹉热衣原体，最常见的是沙眼衣原体。

> **考点提示**
>
> 常见的衣原体种类及所致疾病

衣原体含有类似细菌内毒素样的物质。主要引起沙眼、包涵体结膜炎、泌尿生殖道感染、性病淋巴肉芽肿及呼吸道感染。各种疾病的传播途径及主要临床表现见表8-1。

表8-1 致病性衣原体所致疾病比较

所致疾病	衣原体种类	传播途径	主要临床表现
沙眼	沙眼衣原体沙眼A、B、C血清型	眼-眼 眼-手-眼	早期出现结膜炎。慢性期出现结膜瘢痕，睑板内翻、倒睫、角膜血管翳等。严重者导致失明，居致盲病因之首位

续表

所致疾病	衣原体种类	传播途径	主要临床表现
包涵体结膜炎	沙眼衣原体沙眼的 D-K 血清型	婴儿经产道感染 成人性接触感染	化脓性结膜炎(婴儿) 滤泡性结膜炎(成人)
泌尿生殖道感染	沙眼衣原体 D-K 血清型	性接触	尿道炎、附睾炎、阴道炎、宫颈炎
性病淋巴肉芽肿	沙眼衣原体性病淋巴肉芽肿变种	性接触	男性表现为化脓性淋巴结炎,慢性淋巴肉芽肿。女性表现为会阴、肛门、直肠炎症、形成肠皮肤瘘管或狭窄
呼吸道感染	肺炎衣原体 鹦鹉热衣原体	呼吸道 呼吸道、消化道	肺炎、支气管炎、鼻窦炎 高热、恶寒、头痛、肌痛、咳嗽和肺部浸润性病变等,多数病人都出现肺炎

沙眼衣原体的预防重点是注意个人卫生,不使用公用毛巾和脸盆,避免直接或间接的接触传染;泌尿生殖道衣原体感染的预防应加强性传播疾病知识的宣传教育;鹦鹉热衣原体感染的预防主要是避免与病鸟接触。治疗可选用红霉素、利福平、氯霉素、四环素、阿奇霉素等。

第三节 立克次体

立克次体(rickettsia)是一类具有细胞壁,大小介于细菌与病毒之间,二分裂方式繁殖,含有 DNA 和 RNA,以节肢动物为传播媒介,严格细胞内寄生的原核细胞型微生物。为纪念因研究斑疹伤寒受感染而不幸牺牲的立克次医生(美)而命名。

立克次体呈多形性,以球杆状为多见,长 0.8~2.0μm,宽 0.25~0.6μm。革兰染色阴性,但不易着色;用吉姆萨染色法效果较佳,染成红色。在感染细胞内常聚集成致密团块状,也有单个或成双排列。

大多数立克次体对理化因素的抵抗力较弱,56℃ 30 分钟即灭活。75% 乙醇、过氧化氢等消毒剂均可灭活。耐干燥、寒冷。在节肢动物粪便中可存活数个月。对氯霉素和四环素类抗生素敏感,但对青霉素、磺胺药不敏感。

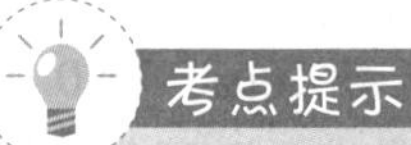

我国常见的立克次体种类及所致疾病

克次体的致病因素主要是内毒素和磷脂酶 A,通过吸血节肢动物如虱、蚤、蜱、螨等的叮咬或粪便污染伤口而感染,或经呼吸道、消化道等途径侵入人体,引起立克次体病,大多数为人兽共患病(自然疫源性疾病),临床表现以发热、头痛、皮疹、肝脾大等为特征。我国常见的立克次体及所致疾病见表 8-2。

表 8-2 常见立克次体及致病性

病原体	所致疾病	媒介昆虫	贮存宿主
普氏立克次体	流行性斑疹伤寒	人虱	人
莫氏立克次体	地方性斑疹伤寒	鼠蚤、鼠虱	鼠
恙虫病立克次体	恙虫病	恙螨	野鼠

病后机体以细胞免疫为主。

立克次体病预防的重点应控制和消灭储存宿主和媒介节肢动物；注意个人卫生与防护；特异性预防主要使用疫苗；治疗可用氯霉素、环丙沙星等，禁用磺胺类药物。

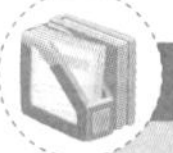

案例

男性，30 岁。发热、皮疹 2 周。症状呈渐进性，头痛、不适、背痛和受寒，继而发展成寒战、发热，剧烈头痛伴恶心、呕吐。发热呈弛张热，伴有心动过速，持续 10~12 天，皮疹出现在发热的第 5 天。病人曾在有老鼠出没的食品仓库工作史。查体：发热，腋下、躯干、大腿及上肢可见间断不规则的斑丘疹，面部、掌部和小腿也有散在分布。轻度脾大。实验室检查：外斐凝集反应阳性。

问题：1. 病人所患疾病是什么？是如何感染上该疾病的？

2. 首选治疗抗生素是什么？

第四节 螺 旋 体

螺旋体（spirochete）是一类细长、柔软、弯曲呈螺旋状，运动活泼的原核细胞型微生物。其基本结构与细菌相似，二分裂方式繁殖，对多种抗生素敏感。在自然界及动物体内广泛存在，种类繁多，对人致病的主要有钩端螺旋体、回归热螺旋体、梅毒螺旋体等。

一、钩端螺旋体

钩端螺旋体可引起人类或动物钩端螺旋体病（简称钩体病）。该病呈世界性分布，我国以南方各省多见。

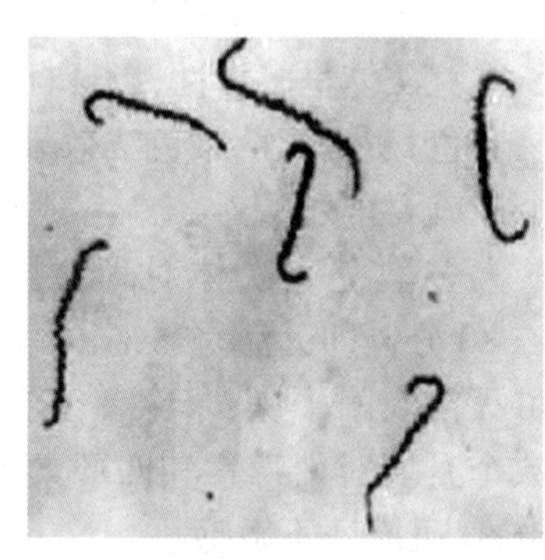

图 8-1 钩端螺旋体

（一）生物学特性

钩端螺旋体长 6~20μm，宽 0.1~0.2μm，螺旋排列细密而规则，一端或两端弯曲呈钩状，常呈 S 或 C 字形（图 8-1）。在暗视野显微镜下反光的钩端螺旋体像一串发亮的链状小珠，运动十分活泼。革兰染色阴性，但难以着色，常用镀银染色法，呈棕褐色。

钩端螺旋体是致病螺旋体中唯一能人工培养的。营养要求不高，常用柯氏培养基（内含基本成分外，需加 10% 兔血清或牛血清）培养。

考点提示

钩端螺旋体培养特性

钩端螺旋体在自然界中活力较强，在 4℃冰箱、湿土、水中可存活数周或数个月。耐寒不耐热和干燥，56℃ 10 分钟即死亡，对青霉素、庆大霉素等敏感。

（二）致病性及免疫性

考点提示

钩体病的传染源、传播途径

钩体病是人兽共患的传染病，鼠和猪是主要传染源和储存宿主。动物感染后多无症状，但钩端螺旋体在其肾内繁殖，并随尿液排出，污染水源和土壤等周围环境。人体接触钩端螺旋体污染的水和土壤，经破损的皮肤或黏膜而感染，也可经胎盘垂直感染。

钩体病早期主要表现为发热、乏力、头痛、肌痛（腓肠肌压痛明显）、眼结膜充血、淋巴结大。由于钩端螺旋体的菌型、毒力及宿主免疫状态不同，临床表现差异甚大，轻者似感冒，重者出现黄疸、出血、休克、DIC，甚至死亡。临床上将钩体病分为流感伤寒型、胃肠炎型、黄疸出血型、肺出血型、脑膜脑炎型、肾衰竭型等，其中以肺出血型最为凶险，常导致死亡。

隐性感染或患病后，机体可获得对同型钩端螺旋体的免疫力，以体液免疫为主。

（三）防治原则

钩体病的预防以防鼠、灭鼠为主，做好带菌家畜的管理；对易感人群可进行多价死疫苗接种；治疗首选青霉素。

二、梅毒螺旋体

梅毒螺旋体是引起人类梅毒的病原体，梅毒是对人类危害较严重的一种性传播疾病。

（一）生物学特性

梅毒螺旋体 6~15μm，宽 0.1~0.2μm，螺旋致密而规则，两端尖直，运动活泼，在暗视野显微镜头下易于观察。经镀银染色呈棕褐色（图 8-2）。对冷、热、干燥特别敏感，对一般消毒剂敏感，对青霉素、四环素、红霉素或砷剂敏感。

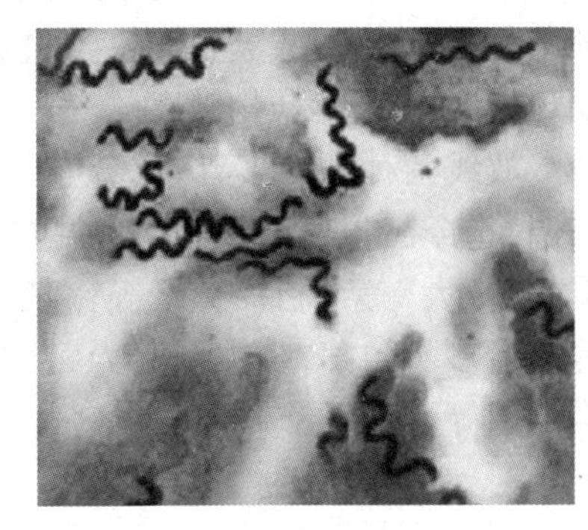

图 8-2 梅毒螺旋体

（二）致病性和免疫性

人是梅毒的唯一传染源，主要通过性接触传播或血液传播引起获得性梅毒，也可经胎盘传播，引起先天性梅毒。

先天性梅毒可致胎儿全身感染，引起流产、早产、死胎或出生梅毒儿，表现为锯齿形牙、鞍形鼻、间质性角膜炎、神经性耳聋等特殊症状。

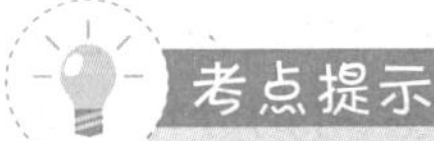

考点提示

梅毒螺旋体的传播途径、所致疾病及临床表现

获得性梅毒临床上分为 3 期：①Ⅰ期梅毒：梅毒螺旋体侵入机体 3 周左右，病人多在外生殖器出现无痛性硬性下疳，其溃疡渗出物中含有大量螺旋体，传染性极强；约 1 个月后，下疳自然愈合，而进入血液的螺旋体潜伏体内，经 2~3 个月的无症状潜伏期后进入Ⅱ期。②Ⅱ期梅毒：主要表现为全身皮肤黏膜出现梅毒疹，淋巴结肿大，可累及骨关节、眼及其他器官。在梅毒疹和淋巴结中含有大量螺旋体，如不治疗，一般 1~3 个月后症状消退。Ⅱ期梅毒可反复发作。③Ⅲ期梅毒：为晚期梅毒亦称器官梅毒，多发生于感染 2 年之后，病人皮肤黏膜出现溃疡性坏死病灶，病变累及全身各系统和器官，尤以心血管系统、神经系统及骨骼病变多见。

机体对梅毒的免疫与感染同时存在，以细胞免疫为主。

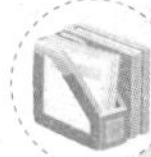

案例

李某，男，30岁，建筑工人，阴茎皮肤溃破2天。曾有不洁性交史。体检：尿道口无明显红肿，阴茎包皮上有一个溃疡，质地较硬，少许分泌物。

问题：1. 该病人可能患了什么疾病？病原体是什么？

2. 首选治疗药物是什么？应如何预防该疾病？

(三) 防治原则

加强性卫生教育，普及性病防治知识；发现病人后，应及时控制传染源；梅毒病人确诊后，应早期彻底治疗，首选青霉素。

第五节 放 线 菌

放线菌(actinomyces)是一类介于细菌和真菌之间的原核细胞型微生物。其细胞壁的化学成分近似细菌，以二分裂方式繁殖。革兰染色阳性。对青霉素、四环素、磺胺类等药物敏感。

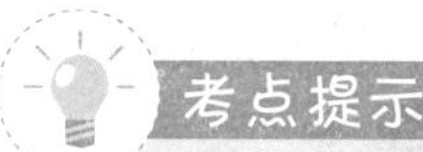

考点提示

放线菌的医学用途

放线菌种类很多，广泛分布于自然界中，尤以土壤中为多，是制造抗生素菌株的重要来源，迄今已报道的8000多种抗生素中80%是由放线菌产生的，如链霉素、红霉素、卡那霉素、庆大霉素、利福霉素等。某些放线菌还能产生各种氨基酸、维生素、核苷酸、酶制剂等。大多不致病，少数引起人、动植物疾病。对人致病的放线菌主要有衣氏放线菌、星形诺卡菌等。

第六节 真 菌

真菌(fungus)是一种真核细胞型微生物。细胞结构完整，具有细胞壁与典型的细胞核，不含叶绿素，无根、茎、叶的分化。真菌广泛分布于自然界，种类繁多。多数对人类有益，少数能引起人类疾病，称为病原性真菌。近年来，真菌发病率呈上升趋势，尤其是机会致病性真菌的感染，引起了医学界的高度重视。

一、生物学特性

(一) 形态与结构

真菌的结构比细菌复杂，细胞壁厚，有明显的细胞核，少数真菌为单细胞，呈圆形或卵圆形，如酵母菌和隐球菌等，多数真菌由菌丝和孢子两部分组成，如皮肤丝状菌。

1. 菌丝　在适宜的环境中，由孢子生出嫩芽称为芽管，逐渐延长呈丝状，称为菌丝。菌丝按功能可分为营养菌丝、气生菌丝；按结构可分为有隔菌丝、无隔菌丝。

菌丝有多种形态，如螺旋状、球拍状、结节状、鹿角状和梳状等。菌丝的这些形态特征，可作为真菌的鉴别依据(图8-3)。

2. 孢子　孢子是由生殖菌丝产生的圆形或卵圆形结构，是真菌的繁殖方式之一，也是真菌鉴定和分类的主要依据。孢子分为有性孢子和无性孢子两类。有性孢子由两个细胞融

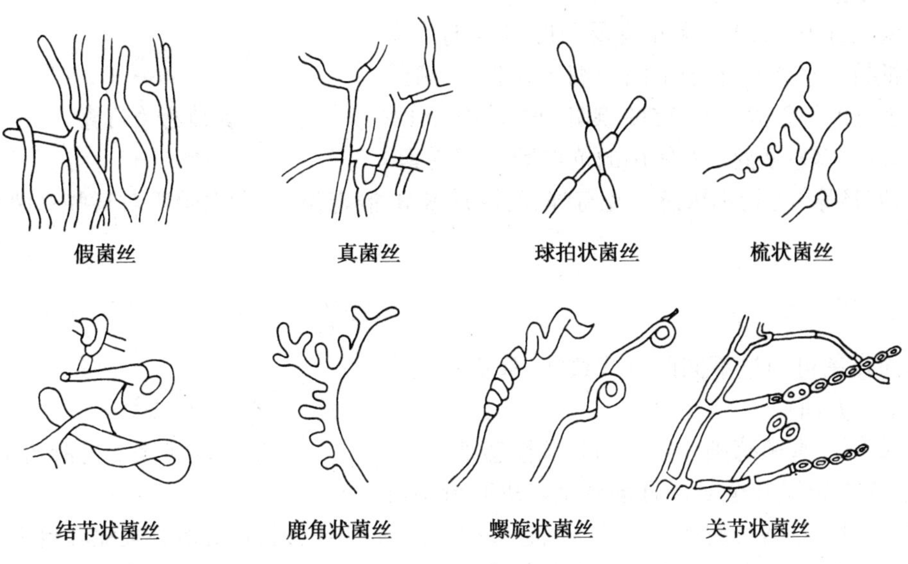

图 8-3　真菌的各种菌丝形态

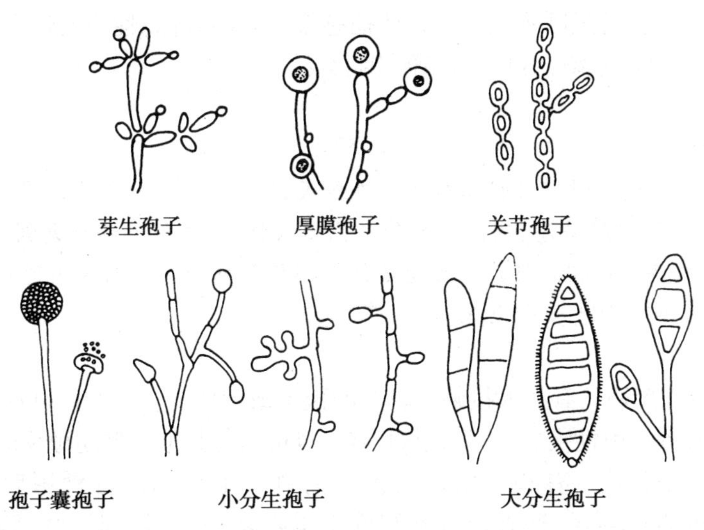

图 8-4　真菌的各种孢子形态

合而成；无性孢子直接由菌丝生成或由细胞出芽形成。病原性真菌多数只形成无性孢子，无性孢子依其形态的不同分以下 3 种：叶状孢子、分生孢子、孢子囊孢子（图 8-4）。

（二）培养与繁殖

大多数真菌营养要求不高，在弱酸性（pH 5~7）含糖的沙保弱培养基上生长良好，适宜温度为 22~28℃，深部感染的真菌以 37℃为宜。多数病原性真菌生长缓慢。病原性真菌依靠菌丝和孢子繁殖，无性繁殖是真菌的主要繁殖方式，有芽生、裂殖、萌管和隔殖等 4 种形式。

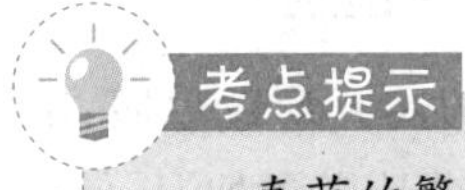
考点提示

真菌的繁殖方式

(三) 抵抗力

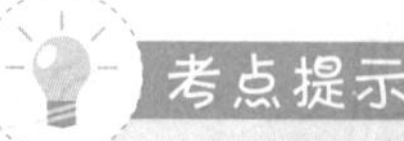

真菌感染消毒

真菌对干燥、日光、紫外线及一般消毒剂均有较强的抵抗力。真菌孢子不同于细菌芽胞,一般经60℃ 1小时即被杀灭。对2.5%碘酊、2%苯酚、0.1%升汞、10%甲醛较敏感。对常用的抗生素(如青霉素、链霉素、四环素)等均不敏感。克霉唑、两性霉素B、制霉菌素、酮康唑等对某些真菌有抑制作用。

二、致病性

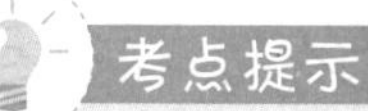

不同类型真菌所致疾病

不同真菌可通过不同的方式致病,真菌性疾病包括以下5方面:

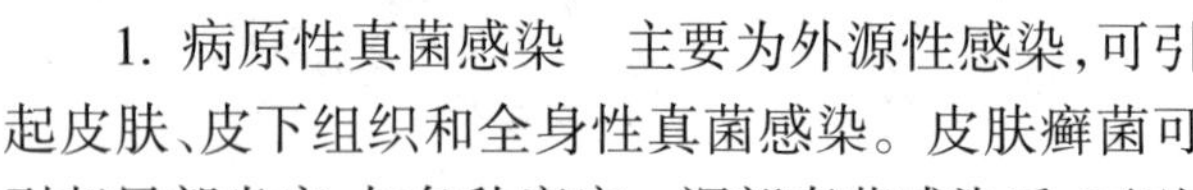

1. 病原性真菌感染　主要为外源性感染,可引起皮肤、皮下组织和全身性真菌感染。皮肤癣菌可引起局部炎症,如各种癣病。深部真菌感染后,可引起组织慢性肉芽肿性炎症和组织坏死。

2. 条件致病性真菌感染　主要为内源性感染,当机体免疫力降低或菌群失调时引起感染。如长期使用抗生素、放射治疗和化学治疗、营养不良、免疫缺陷病人所伴随的白假丝酵母菌感染,可引起鹅口疮、阴道炎、甲沟炎、肺炎、脑膜炎等。新生隐球菌一般是外源性感染,当机体免疫力降低时,可经呼吸道进入机体而感染,引起肺部急性或慢性炎症;部分病人经血行播散侵犯中枢神经系统,引起隐球菌性脑膜炎。

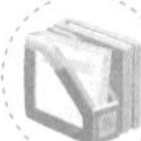

案例

病人,女,60岁,慢性肺源性心脏病合并肺炎,高热2周。2周内给予大量抗生素治疗。近日发现口腔黏膜破溃,创面上附着白色膜状物,拭去附着物可见创面轻微出血。

问题:1. 该病人口腔黏膜病变可能是什么病原体感染?为何会出现?

2. 如何确诊?如何防治?

3. 超敏反应性疾病　有些人接触到真菌的孢子或菌体时,可引起荨麻疹、湿疹、过敏性鼻炎、支气管哮喘等过敏性疾病(Ⅰ型超敏反应),也可引起其他类型超敏反应性疾病。

4. 真菌毒素中毒症　有些真菌在粮食或饲料上生长,人、畜食用后可导致急性或慢性中毒。如黄曲霉毒素、橘青霉毒素和镰刀霉毒素等可引起肝、肾、脑和血液系统等病变。

5. 真菌毒素与肿瘤　现已证实真菌毒素与某些肿瘤的发生有关,如黄曲霉毒素,小剂量可引起原发性肝癌,赭曲霉素诱发小鼠肾癌,镰刀霉毒素诱发大鼠胃癌、胰腺癌、垂体及脑肿瘤。

三、微生物学检查

对各种癣病的病人常取皮屑、甲屑或病发等置于玻片上,滴加10%氢氧化钾或氢氧化钠溶液一滴,加盖玻片微微加温,使标本透明。然后,置于镜下观察菌丝和孢子。

对疑似白假丝酵母菌和新生隐球菌感染者可根据病变取材,如痰液、脑脊液等,可经革兰染色后直接镜检,必要时分离培养。

四、防治原则

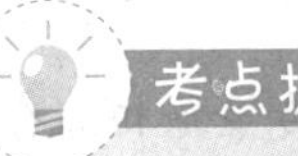

真菌感染疾病的治疗药物

预防癣病的主要措施是注意个人卫生，养成良好的卫生习惯，避免直接或间接与病人接触。预防深部真菌和条件致病性真菌感染，首先要祛除诱发因素，提高机体免疫力，合理使用抗生素。同时加强食品卫生检查，预防真菌毒素中毒。治疗常用克霉唑、咪康唑、两性霉素B、制霉菌素、酮康唑等。

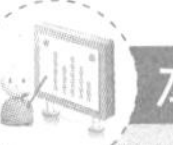

本章小结

支原体是一类缺乏细胞壁、呈高度多形性、能通过细菌滤器、在无生命培养基中能生长繁殖的最小的原核细胞型微生物；对人致病的主要有肺炎支原体，溶脲脲原体。衣原体是一类严格细胞内寄生、具有独特发育周期，并能通过细菌滤器的原核细胞型微生物；多数不致病，仅少数致病。立克次体属于原核细胞型微生物；常见的有普氏立克次体、莫氏立克次体与恙虫热立克次体。螺旋体属于原核细胞型微生物，对人致病的主要有钩端螺旋体、回归热螺旋体、梅毒螺旋体。放线菌属于原核细胞型微生物，大多数抗生素由放线菌产生。真菌属于真核细胞型微生物，多数对人类有益，少数能引起人类疾病，称为病原性真菌。

（李　冲）

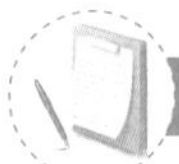

目标测试

一、选择题

A1/A2 型题

1. 能在无生命培养基上生长繁殖的最小微生物是
   A. 细菌　B. 支原体　C. 衣原体
   D. 立克次体　E. 病毒
2. 关于支原体的论述中错误的是
   A. 原核细胞型微生物　B. 有细胞壁　C. 可形成油煎蛋样菌落
   D. 对某些抗生素敏感　E. 独立生活的最小微生物
3. 具有独特发育周期的微生物是
   A. 细菌　B. 支原体　C. 衣原体
   D. 立克次体　E. 真菌
4. 下列对衣原体的描述，错误的是
   A. 有原体和始体两个发育阶段
   B. 始体以二分裂法繁殖
   C. 原体有感染性
   D. 始体有感染性
   E. 对青霉素不敏感

5. 立克次体的传播途径是

A. 节肢动物媒介传播　B. 呼吸道传播　C. 血液传播

D. 消化道传播　E. 接触传播

6. 钩体病的主要传染源和储存宿主是

A. 病人　B. 病鼠或病猪　C. 节肢动物

D. 携带者　E. 都不是

7. 梅毒的传染方式是

A. 性接触传播　B. 血液传播　C. 胎盘传播

D. 共用浴盆、洗澡毛巾　E. 都可以

8. 放线菌常用于

A. 制造抗生素　B. 食品生产　C. 农业生产

D. 遗传工程　E. 都不对

9. 真菌区别于细菌的本质特征是

A. 具有真正的细胞核　B. 有单细胞或多细胞等不同形态

C. 有多种繁殖方式　D. 对抗生素不敏感

E. 细胞壁中无肽聚糖

10. 真菌的繁殖方式不包括

A. 出芽　B. 形成菌丝　C. 产生孢子

D. 菌丝断裂　E. 复制

11. 鹅口疮由下列哪种真菌引起

A. 皮肤丝状菌　B. 白假丝酵母菌　C. 新生隐球菌

D. 酵母菌　E. 黄曲霉菌

12. 黄曲霉毒素与下列哪种肿瘤的关系最密切

A. 直肠癌　B. 食管癌　C. 原发性支气管肺癌

D. 原发性肝癌　E. 胃癌

A3/A4 型题

(13~14 题共用题干)

女性，16 岁，中专生。3 天前因咽痛、流涕、干咳、发热而就诊，体温多在 38℃左右，自服感冒药无效。同寝室有类似病人。体检右下肺有少量干啰音。X 线片显示左下肺淡薄阴影。WBC 7.6×10^9/L，粒细胞 82%。入院后完善相关检查，取呼吸道分泌物在培养基中培养后，出现油煎蛋样菌落。

13. 根据病情，推测其最可能的病原体是

A. 肺炎支原体　B. 流感病毒　C. 肺炎链球菌

D. EB 病毒　E. 金黄色葡萄球菌

14. 针对该病原体，选下列哪种抗生素效果较好

A. 青霉素　B. 林可霉素　C. 氯霉素

D. 红霉素　E. 万古霉素

B1 型题

(15~17 题共用备选答案)

A. 蚊　B. 蜱　C. 螨　D. 人虱　E. 鼠虱

15. 流行性斑疹伤寒的传播媒介是
16. 地方性斑疹伤寒的传播媒介是
17. 恙虫病的传播媒介是

(18~19题共用备选答案)

A. 致病性真菌感染
B. 条件致病性真菌感染
C. 真菌超敏反应性疾病
D. 真菌中毒症
E. 真菌毒素诱发肿瘤

18. 由内源性真菌引起的是
19. 由外源性真菌引起的是

二、简答题

1. 试述支原体、衣原体、螺旋体和真菌的主要致病特点和所致疾病。
2. 试比较真菌与细菌细胞结构的主要不同点。

第九章　人体寄生虫概述

学习目标

1. 掌握寄生虫、宿主、生活史、感染阶段的概念及寄生虫对宿主的致病作用。
2. 熟悉寄生虫病流行的环节、因素及防治原则。
3. 了解人体寄生虫学的研究范畴。
4. 学会常见寄生虫的分类。

第一节　寄生现象与生活史

一、寄生现象

(一) 寄生现象

在漫长的生物进化过程中,生物与生物之间形成了各种错综复杂的关系。自然界中,凡是两种不同的生物共同生活的现象,称为共生。根据共生生物之间的利害关系,可将共生现象分为共栖、互利共生和寄生。就医学而言,最重要的是研究寄生关系。

1. 共栖(commensalism)　两种不同的生物共同生活,一方受益,另一方既不受益,也不受害,此种现象称为共栖。例如鲫鱼用其吸盘吸附于大型鱼类的体表,被携带到各处觅食,这对大鱼既无益也无害。

2. 互利共生(mutualism)　两种生物共同生活,双方互相依靠,彼此受益,称为互利共生。例如,白蚁与其消化道中鞭毛虫的关系。白蚁为鞭毛虫提供食物和栖身地,而鞭毛虫为白蚁提供必需的、自身不能合成的酶,两者互相依靠,彼此受益。

3. 寄生(parasitism)　两种生物共同生活,一方受益,另一方受害,受害者提供营养物质和居住场所给受益者,这种关系称寄生。如人体寄生虫与人类的关系。受益者称为寄生物,受害者称为宿主。

(二) 寄生虫与宿主

1. 寄生虫(parasite)　营寄生生活并获益的低等动物称为寄生虫。寄生于人体的寄生虫称为人体寄生虫。

考点提示

寄生虫、宿主的概念

(1) 根据寄生部位不同可分为:①体内寄生虫,指寄生在宿主体内器官或组织、细胞内的寄生虫,如寄生于小肠的蛔虫。②体外寄生虫,主要指一些昆虫在刺吸血液时与宿主体表接触，吸血后便离开，如蚊、白蛉、虱和蚤等。体外寄生虫也可称暂时性寄生虫。

(2) 根据寄生性质不同可分为：①专性寄生虫，指寄生虫生活史的各个时期或某个阶段必须营寄生生活，否则就不能生存的寄生虫，如疟原虫、钩虫等。②兼性寄生虫，可寄生也可营自生生活，如粪类圆线虫。③偶然寄生虫，因偶然机会侵入宿主而营寄生生活，如某些蝇蛆。④机会致病寄生虫，通常处于隐性感染状态，当宿主免疫功能受损时出现异常增殖并致病，如刚地弓形虫、隐孢子虫等。

2. 宿主(host) 被寄生虫寄生的生物称为宿主。寄生虫需要适宜的宿主才能完成其生长、发育和繁殖过程。在此过程中有些寄生虫只需要一种宿主，有些寄生虫则需要两个或两个以上的宿主。根据寄生虫不同发育阶段所寄生的宿主不同，可将宿主分为以下几种类型：

(1) 终宿主(definitive host)：寄生虫成虫或有性生殖阶段所寄生的宿主。如血吸虫成虫寄生于人体并在人体内产卵，故人是血吸虫的终宿主。

(2) 中间宿主(intermediate host)：寄生虫幼虫或无性生殖阶段所寄生的宿主。某些寄生虫在生活史中需要两个以上的中间宿主，则按其寄生先后顺序分为第一中间宿主，第二中间宿主，如华支睾吸虫幼虫先后寄生在豆螺、沼螺、淡水鱼和虾体内，所以豆螺、沼螺为其第一中间宿主，淡水鱼、虾为其第二中间宿主。

(3) 保虫宿主(reservoir host)：指某些寄生虫既可寄生于人，又可寄生于某些脊椎动物，流行病学上将这些脊椎动物称为保虫宿主。例如华支睾吸虫的成虫既可寄生于人，又可寄生于猫，猫即为该虫的保虫宿主。

(4) 转续宿主(paratenic host)：某些寄生虫的幼虫侵入非适宜宿主后不能发育为成虫，但能存活并长期维持幼虫状态，这种非适宜宿主称为转续宿主。以后幼虫若有机会进入适宜宿主，可继续发育为成虫。例如，卫氏并殖吸虫童虫侵入野猪体内长期维持在幼虫状态，人或犬食入含有此种幼虫的野猪肉后，童虫即可在两者体内发育为成虫，因此，野猪即为该虫的转续宿主。

二、寄生虫生活史

寄生虫完成一代生长、发育和繁殖的完整过程称为寄生虫的生活史(life cycle)。寄生虫的生活史包括寄生虫侵入宿主的途径、虫体在宿主体内移行、定居及离开宿主的方式，以及发育过程中所需的宿主种类和内外环境条件等。

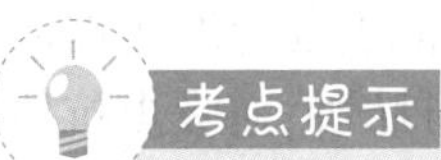

考点提示

生活史、感染阶段的概念

1. 生活史类型 各种寄生虫生活史繁简不一，其生活史类型主要以是否需要中间宿主划分为两种类型。①直接型：在完成生活史过程中不需要中间宿主，如阴道毛滴虫、蓝氏贾第鞭毛虫等原虫在传播过程中不需要中间宿主。此外，蠕虫中的蛔虫和钩虫，它们的虫卵或幼虫在外界环境中可直接发育至感染期而感染人体。②间接型：有些寄生虫完成生活史需要中间宿主或在吸血昆虫体内发育至感染阶段后才能感染人体，如疟原虫，血吸虫等。

2. 感染阶段(infective stage) 在寄生虫的生活史中，并不是每个发育阶段都能使人感染，而是必须发育到某一特定阶段，才能侵入宿主体内生存和发育。通常把寄生虫生活史中能感染人体的发育阶段称为感染阶段。如华支睾吸虫生活史中有虫卵、毛蚴、胞蚴、雷蚴、尾蚴、囊蚴、童虫及成虫阶段，只有囊蚴阶段才能使人感染，故囊蚴是华支睾吸虫的感染阶段。

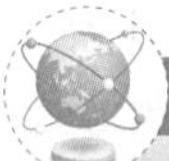

知识链接

惊骇的数字

目前在世界范围内,要求重点防治的10种热带病中,有7种是寄生虫病,即疟疾、血吸虫病、淋巴丝虫病、盘尾丝虫病、利什曼病、非洲锥虫病和美洲锥虫病。根据2011年WHO发布的资料:目前疟疾仍流行于全球99个国家,2010年全球疟疾病例为2.16亿例,死亡人数近70万。血吸虫病流行于世界的76个国家,至少2.4亿人感染血吸虫病。3700万人感染盘尾丝虫,导致27万人失明。寄生虫病不仅影响病人的健康和生活质量,而且也造成了社会经济的巨大损失,WHO资料报道,仅2011年用于资助疟疾防治的国际资金就高达20亿美元。

第二节 寄生虫与宿主的相互关系

一、寄生虫对宿主的作用

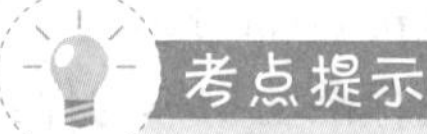

考点提示

寄生虫对宿主的致病作用

寄生虫在宿主体内的移行、定居、发育和繁殖等均可对宿主造成伤害,其主要表现在3方面:

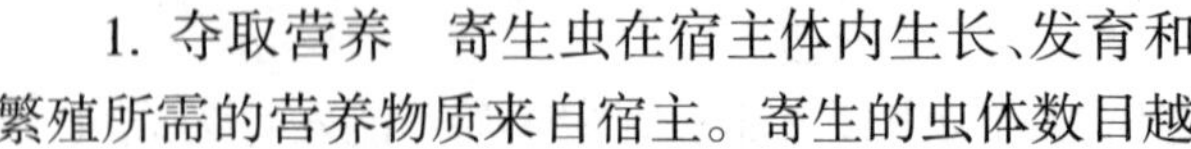

1. 夺取营养　寄生虫在宿主体内生长、发育和繁殖所需的营养物质来自宿主。寄生的虫体数目越多,被夺取的营养就越多,宿主受损害程度就越严重。如寄生于肠道的蛔虫和绦虫能夺取宿主的大量营养,并影响肠道的消化吸收功能,引起宿主营养不良。

2. 机械性损伤　寄生虫在宿主体内移行、定居均可对宿主组织造成损伤或破坏。如钩虫丝状蚴侵入皮肤时可引起钩蚴性皮炎;并殖吸虫童虫在宿主体内移行可引起肝、肺等多器官损伤;如果寄生部位是脑、心、眼等重要器官,则预后相当严重,甚至致命。

3. 毒性与免疫损伤　寄生虫的分泌物、排泄物、脱落物和死亡虫体的崩解物等均对宿主有毒性作用,或能引起免疫病理损害。如溶组织内阿米巴滋养体分泌溶组织酶,破坏组织导致肠壁溃疡和肝脓肿;血吸虫抗原与宿主抗体结合形成抗原-抗体复合物沉积于肾小球,可引起肾小球基底膜损伤。

上述寄生虫对宿主3方面的影响往往是综合在一起的,有时因合并其他生物的感染而加重了对宿主的损害。

二、宿主对寄生虫的作用

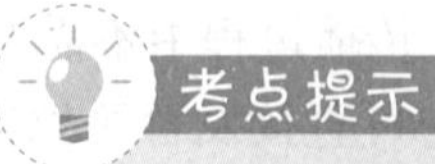

考点提示

宿主对寄生虫的作用

寄生虫一旦进入宿主,机体必然出现防御性生理反应,产生非特异性和特异性的免疫应答。通过免疫应答,宿主对寄生虫产生不同程度的抵抗。宿主与寄生虫相互作用,结果主要有以下3种:

1. 清除寄生虫　宿主将寄生虫全部清除,并具有抵御再感染的能力,但在寄生虫感染中这种现象极为罕见。

2. 带虫状态　宿主能清除部分寄生虫,并对再感染产生部分抵御能力,大多数寄生虫与宿主的关系属于此类型。人体感染寄生虫后没有明显的临床症状，但病原体还存在，与机体免疫力形成相对平衡状态，称带虫状态。处于带虫状态的人称带虫者，带虫者是重要的传染源。

3. 寄生虫病　宿主不能有效控制寄生虫，寄生虫在宿主体内发育甚至大量繁殖，引起寄生虫病，严重者可以致死，许多机会致病原虫感染属于此类。寄生虫病病人是重要的传染源。

寄生虫与宿主相互作用会出现何种结果与宿主的遗传因素、营养状态、免疫功能、寄生虫种类和数量、寄生部位等因素有关，这些因素的综合作用决定了宿主的感染程度或疾病状态。

第三节　寄生虫病的流行与防治原则

一、寄生虫病流行的环节

寄生虫病流行必须具备 3 个基本环节，即传染源、传播途径和易感人群。

考点提示

寄生虫病流行的环节

（一）传染源

传染源是指被寄生虫感染的人或动物，包括病人、带虫者和保虫宿主。

（二）传播途径

传播途径是指寄生虫从传染源传播到易感宿主的过程。寄生虫侵入人体的常见感染途径主要有下列几种：

1. 经口感染　多数寄生虫在其感染阶段污染食物、水源、手指、玩具等经口进入人体而感染，这是最常见的感染方式，如蛔虫、鞭虫、蛲虫、猪囊尾蚴等。

2. 经皮肤感染　寄生虫的感染阶段经皮肤侵入人体而感染，如钩虫丝状蚴。

3. 经胎盘感染　有些寄生虫可随母体血液经胎盘感染胎儿，如刚地弓形虫。

4. 经接触感染　某些寄生虫通过直接或间接接触方式侵入人体，如阴道毛滴虫、疥螨等。

5. 经媒介昆虫感染　有些寄生虫必须在媒介昆虫体内发育为感染阶段，并经媒介昆虫刺吸皮肤进入人体，如蚊子传播的疟疾和丝虫病。

除以上较常见的感染方式外，尚有其他一些途径也可导致寄生虫感染，如输血感染、呼吸道吸入感染、自体感染等。

（三）易感人群

易感人群是指对寄生虫缺乏免疫力或免疫力低下而处于易感状态的人群。人体对寄生虫感染的免疫多属带虫免疫，所以人对人体寄生虫普遍易感。其易感性的差异与机体免疫力、年龄等因素有关，如儿童、老年人及非流行区的人群进入流行区尤为易感。

二、影响寄生虫病流行的因素

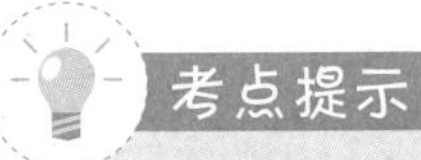

寄生虫病的流行因素

寄生虫病的流行除以上 3 个流行环节外，还受其他一些因素的影响，这些因素概括为以下 3 个方面：

1. 自然因素　包括地理环境和气候因素，如温度、湿度、雨量、光照等。其中地理环境会影响到中间宿主的孳生与分布，气候条件会影响到寄生虫在外界的生长、发育及其在中间宿主和媒介昆虫的孳生。如肺吸虫的中间宿主溪蟹和蝲蛄只在山区小溪中生长，因此肺吸虫病常见于山区、丘陵地区。

2. 生物因素　有些寄生虫在其生活史中需要中间宿主，所以中间宿主对寄生虫病的能否流行起决定性作用。如血吸虫的中间宿主钉螺分布在我国长江以南地区，因此我国北方地区无血吸虫病流行。

3. 社会因素　包括社会制度、经济状况、科学水平、文化教育、医疗卫生、防疫保健及人们的生活方式和生活习惯等。如贫困地区较差的卫生条件增加了寄生虫病流行的机会。

自然因素、生物因素和社会因素三者常相互作用，共同影响寄生虫病的流行。由于前两种因素一般相对较稳定，而社会因素在不断变化，因此社会的稳定、经济的发展、医疗卫生的进步以及人们科学文化水平的提高，将对控制寄生虫病的流行起到关键作用。

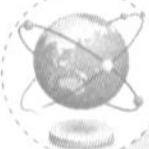

知识链接

寄生虫病流行的特点

寄生虫病的流行常有明显的地方性、季节性及自然疫源性。钩虫病在我国淮河及黄河以南地区广泛流行，但在气候干寒的西北地带则很少流行。在温暖、潮湿的环境中有利于钩虫卵在外界的发育，因此钩虫感染多见于春、夏季节。有些寄生虫除了寄生于人体外，还可在其他脊椎动物体内寄生，这类在脊椎动物和人之间自然传播的寄生虫病称为人兽共患寄生虫病，它们具有明显的自然疫源性，我国已知此类疾病有30多种，如血吸虫病、华支睾虫病等。

三、寄生虫病的防治原则

根据寄生虫病的流行环节和影响因素，采取以下措施，阻止寄生虫生活史的完成，有效地控制和消灭寄生虫病。

考点提示

寄生虫病的防治原则

1. 控制和消灭传染源　在寄生虫病传播过程中，传染源是主要环节。在流行区，普查、普治病人和带虫者以及保虫宿主是控制传染源的重要措施。在非流行区，监测和控制来自流行区的流动人口是防止传染源输入和扩散的必要手段。

2. 切断传播途径　针对各种寄生虫病传播的不同途径，采取综合措施。加强粪便和水源管理，注意环境和个人卫生，消灭及控制媒介节肢动物和中间宿主。

3. 保护易感人群　广泛宣传健康教育，改变不良的饮食习惯和行为方式，提高自我预防和保护意识，必要时预防服药以及皮肤涂抹驱避剂。

由于大多数寄生虫的生活史比较复杂，以及影响寄生虫病流行的因素较多，因此单一的防治措施往往难以奏效，所以采取综合防治措施对控制我国寄生虫病的流行是切实有效的。

第四节　人体寄生虫学的研究范畴

人体寄生虫学又称医学寄生虫学，是研究与人体健康有关的寄生虫的形态结构、生长发育、繁殖规律，阐明寄生虫与人体和外界环境因素相互关系的一门科学，也是预防医学和临床医学的基础课程。人体寄生虫学包括医学原虫学、医学蠕虫学和医学节肢动物3部分内容。

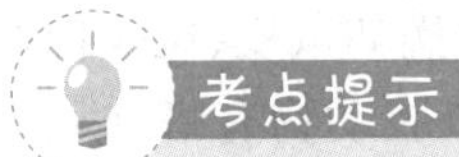

人体寄生虫学的研究范畴

一、医学原虫

原虫为单细胞真核动物，大部分营自由生活，分布在海洋、土壤，水体或腐败物内。原虫个体微小，外形多变，常随虫种或生活过程不同而异。

1. 形态结构　原虫形态多样，有圆球形、卵圆形、梭形、梨形、不规则形等，但其结构与单个动物细胞一样，由胞膜、胞质和胞核组成。

2. 运动　有运动细胞器的原虫可以进行伪足运动、鞭毛运动和纤毛运动，没有运动细胞器的原虫则以扭动或滑行的方式运动。

3. 生殖　原虫的主要生殖方式有无性生殖和有性生殖两种。前者包括二分裂、多分裂和出芽生殖，后者包括接合生殖和配子生殖，而有些原虫的生活史则无性生殖和有性生殖交替完成，称为世代交替。

4. 营养与代谢　原虫通过表膜的渗透和扩散吸收小分子养料，大分子物质则经胞饮摄取。原虫可利用葡萄糖获取能量，无氧糖代谢是其能量代谢的主要途径。

5. 分类　根据运动细胞器的有无和类型以及生殖方式，可将原虫分为叶足虫、鞭毛虫、纤毛虫和孢子虫4类。

二、医学蠕虫

蠕虫为多细胞无脊椎动物，借肌肉的收缩而蠕动。根据形态特征，医学蠕虫主要分为线虫纲、吸虫纲、绦虫纲。

根据医学蠕虫完成生活史是否需要中间宿主，可将其分为两类：土源性蠕虫和生物源性蠕虫。前者在发育过程中不需要中间宿主，其虫卵在外界环境中直接发育到感染阶段，侵入人体继续发育，即直接型生活史，大多数线虫属于此类。后者在发育过程中需要中间宿主，虫卵或幼虫必须经中间宿主体内发育至感染阶段，侵入人体继续发育，即间接型生活史，所有吸虫、大部分绦虫属于此类。

1. 线虫　线虫成虫的共同特点：①虫体呈线状或圆柱状。②雌雄异体。③消化道为简单的直管，前端有口，末端有肛门。④生殖器官发达：雄性为单管型，雌性为双管型。主要有蛔虫、钩虫、蛲虫等。

2. 吸虫　吸虫成虫的共同特点：①虫体多呈叶状或舌状，均有口吸盘和腹吸盘。②多为雌雄同体。③消化道简单不完整，有口无肛门。④生殖器官发达。主要有肝吸虫、肺吸虫、日本血吸虫等。

3. 绦虫　绦虫成虫的共同特点：①虫体呈带状，背腹扁平，分节。②雌雄同体。③虫体无消化道。④生殖器官发达。主要有猪带绦虫、牛带绦虫、包生绦虫。

三、医学节肢动物

医学节肢动物是指通过骚扰、螫刺、吸血、毒害、寄生和传播病原体等方式危害人畜健康的节肢动物。据统计，传染病中有2/3是由医学节肢动物作为媒介传播的，称为虫媒病。引起巨大危害的虫媒病如鼠疫、斑疹伤寒、疟疾等都曾造成广泛流行，夺取许多人的生命。

常见的医学节肢动物有蜱、螨、蚊(传播疟疾、流行性乙型脑炎等)、蝇(传播痢疾、伤寒等)、蚤(传播鼠疫等)。

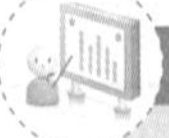

本章小结

人体寄生虫学包括医学原虫学、医学蠕虫学和医学节肢动物3部分内容。根据共生生物之间的利害关系，可将共生现象分为共栖、互利共生和寄生。根据寄生虫不同发育阶段所寄生的宿主不同，可将宿主分为终宿主、中间宿主、保虫宿主、转续宿主4类。寄生虫完成一代生长、发育和繁殖的完整过程称为寄生虫的生活史。寄生虫生活史中能感染人体的发育阶段称为感染阶段。寄生虫对宿主的损害主要表现为：夺取营养、机械性损伤、毒性与免疫损伤。寄生虫病的流行包括传染源、传播途径、易感人群3个基本环节。寄生虫病的综合防治措施：控制和消灭传染源、切断传播途径以及保护易感人群。

(李晓琴)

目标测试

一、选择题

A1/A2 型题

1. 寄生虫病的流行特点是
   A. 常有暴发流行
   B. 普遍性，各个国家均可流行
   C. 卫生习惯差的人群
   D. 地方性、季节性和自然疫源性
   E. 儿童、青少年人群
2. 寄生虫的感染阶段是
   A. 寄生虫虫卵发育阶段
   B. 寄生虫幼虫发育阶段
   C. 寄生虫成虫发育阶段
   D. 寄生虫发育的任何阶段
   E. 寄生虫生活史中能感染人的阶段
3. 寄生虫幼虫或无性生殖阶段所寄生的宿主称为
   A. 中间宿主
   B. 保虫宿主
   C. 转续宿主
   D. 终宿主
   E. 以上都不是
4. 寄生虫的感染途径有
   A. 经口感染
   B. 经胎盘感染
   C. 直接或间接接触感染
   D. 经皮肤感染
   E. 以上都是
5. 寄生是指
   A. 两种生物共同生活，互不干扰
   B. 两种生物共同生活，一方受益，另一方受害
   C. 两种生物共同生活，双方均受益

D. 两种生物共同生活,彼此都受害

E. 两种生物共同生活,一方受益,另一方既不受益,也不受害

二、简答题

1. 简述寄生虫对宿主的致病作用。
2. 影响寄生虫病的流行因素有哪些?

第十章　常见人体寄生虫

学习目标

1. 具有预防常见寄生虫病的意识和能力，养成良好健康的饮食习惯。
2. 掌握常见寄生虫的寄生部位、感染阶段、感染方式及致病性。
3. 熟悉常见寄生虫的形态结构及防治原则。
4. 了解常见寄生虫的流行情况。
5. 学会常见寄生虫的实验室检查方法。

第一节　线　虫　纲

线虫属于线形动物门的线虫纲，种类繁多，分布广泛。寄生在人体的线虫有10余种，常见的线虫包括似蚓蛔线虫、钩虫、蠕形住肠线虫、丝虫等。

线虫纲成虫呈线状或圆柱状，两侧对称，体表光滑不分节；雌雄异体，雄虫较雌虫小，雌虫尾端尖直，雄虫尾端多向腹面卷曲或膨大成伞状；消化道为直管状，前端有口，末端有肛门；生殖器官发达，雄性为单管型，雌性多具两套结构相同的生殖系统，即双管型。

线虫卵一般为卵圆形，无卵盖，卵壳多为淡黄色、棕色或无色。卵内含有未分裂卵细胞，如蛔虫卵；有的卵细胞正在分裂中，如钩虫卵；有的含有胚胎，如蛲虫卵；有的在产出前已形成幼虫，如丝虫等。

线虫的发育经过卵、幼虫、成虫3个阶段。线虫的主要特征是蜕皮。幼虫一般蜕皮4次后发育为成虫。

一、似蚓蛔线虫

似蚓蛔线虫简称蛔虫，是人体最常见寄生虫之一，也是寄生在人体肠道最大的线虫。幼虫在人体内移行可引起蛔蚴性肺炎或全身变态反应，成虫寄生于小肠，引起蛔虫病。

（一）形态

1. 成虫　成虫形似蚯蚓，呈长圆柱状，活时略呈粉红色，死后呈灰白色。体表可见细横纹和明显的侧索，口孔位于虫体的顶端，周围有排列呈“品”字形的三唇瓣。雌雄异体，雌虫长20~35cm，尾部尖直；雄虫长15~31cm，尾部向腹面卷曲。

考点提示

蛔虫成虫和虫卵的形态特点

2. 虫卵 分受精卵与未受精卵两种(图 10-1)。

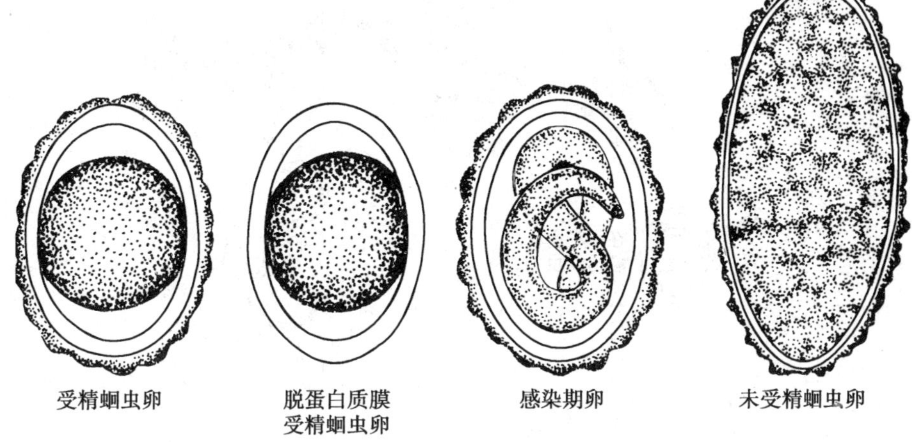

图 10-1 蛔虫虫卵

(1) 受精卵:为宽椭圆形,大小为(45~75)μm×(35~50)μm,在肠道被胆汁染成棕黄色,卵壳较厚,外附一层凹凸不平、排列均匀的蛋白质膜。卵内含有一个大而圆的卵细胞,与卵壳间形成新月形空隙。

(2) 未受精卵:为长椭圆形,大小为(88~94)μm×(39~44)μm,卵壳与蛋白质膜较薄,卵内充满大小不等的折光性颗粒。

受精卵及未受精卵的蛋白质膜脱落后,卵壳可呈无色透明,应注意与其他线虫卵区别。

(二) 生活史

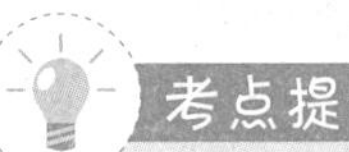

考点提示

蛔虫的感染阶段和感染方式

蛔虫生活史简单,不需要中间宿主,属土源性蠕虫。成虫寄生于人体小肠中,以肠内半消化食物为食,包括在外界土壤发育和人体内发育两个阶段(图 10-2)。

1. 在外界土壤发育 雌雄交配后雌虫产卵,受精卵随宿主粪便排出体外,在潮湿、荫蔽、氧气充足、温度 21~30℃的土壤中,约经 2 周,卵细胞发育为幼虫,再经 1 周,卵内细胞蜕皮 1 次后发育成感染期虫卵。

2. 在人体内发育 感染期虫卵被人误食,在小肠内孵化后,幼虫破壳逸出,侵入肠壁,进入静脉或淋巴管中,经肝、右心到达肺脏,穿破肺泡毛细血管进入肺泡,在肺泡内蜕皮 2 次,然后沿支气管、气管上行至咽部,随着吞咽动作经食道、胃到达小肠,再蜕皮 1 次,经数周发育为成虫。每条雌虫每日排卵约 24 万个,自人体感染到雌虫产卵需 60~75 天,成虫在人体内存活时间一般约为 1 年。

(三) 致病性

考点提示

蛔虫的主要致病作用

蛔虫致病性主要包括幼虫在体内移行和成虫在小肠内寄生引起的变态反应、机械性损伤和成虫夺取营养作用。

1. 幼虫致病 幼虫在机体内移行的过程中,可

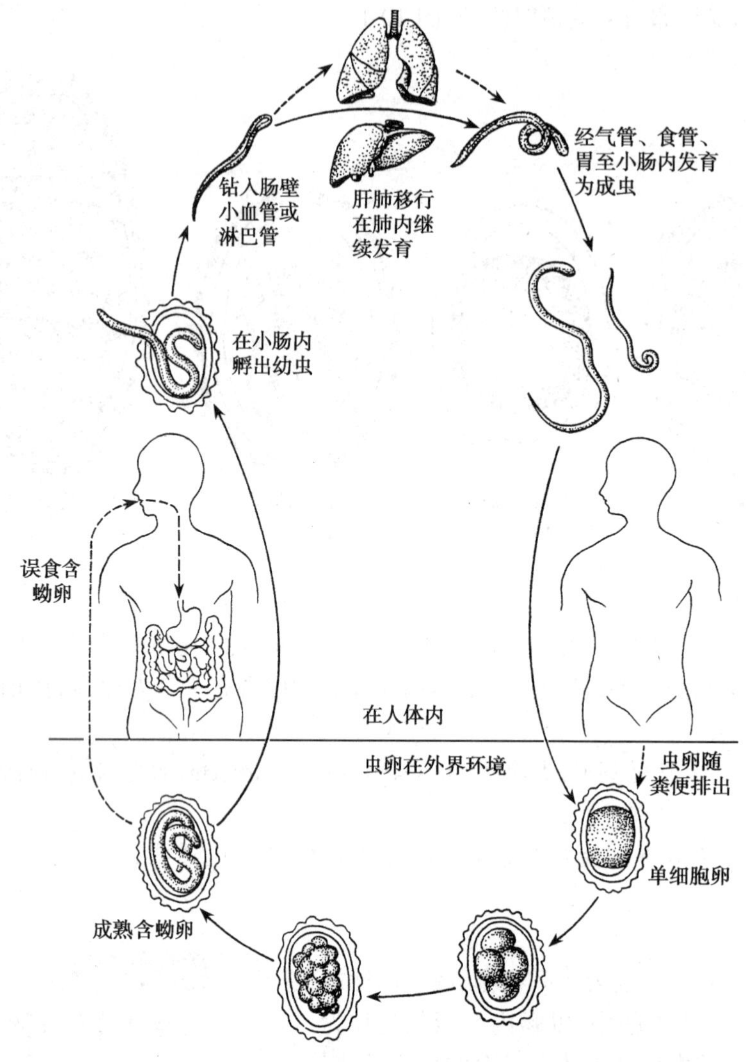

图 10-2 蛔虫生活史

导致机械性损伤和全身超敏反应，尤以肺脏损伤最为严重，可引起蛔蚴性肺炎、哮喘和嗜酸性粒细胞增多症。严重感染时，还可造成脑、肝、脾等器官的异位寄生。

2. 成虫致病

(1) 夺取营养：成虫寄生在人体小肠中，由于掠夺营养和损伤肠黏膜影响吸收，导致宿主营养不良，重度感染儿童可出现发育障碍，病人表现为食欲缺乏、恶心、呕吐、腹泻、间歇性脐周围腹痛。

(2) 引起变态反应：由于蛔虫变应原被人体吸收后，可引起宿主出现Ⅰ型超敏反应，病人表现为荨麻疹、皮肤瘙痒、血管神经性水肿、结膜炎等。

(3) 机械性损伤：蛔虫具有钻孔习性，若宿主机体不适或受到不当因素刺激时，可钻入开口于肠壁的各种管道，引起胆道蛔虫病、蛔虫性胰腺炎、阑尾炎等并发症。严重者可穿透肠壁引起肠穿孔；蛔虫数量较多时，可以相互扭结成团而造成肠梗阻。

(四) 实验室检查

1. 虫卵的检查　由于蛔虫雌虫产卵量大，一般采用粪便直接涂片法检查，查 3 张涂片检

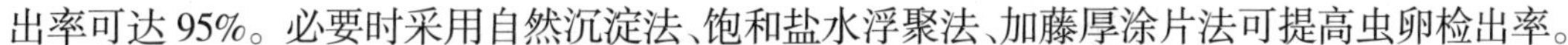

出率可达 95%。必要时采用自然沉淀法、饱和盐水浮聚法、加藤厚涂片法可提高虫卵检出率。

2. 虫体检查　自病人呕吐物、粪便或其他部位检出虫体，根据形态进行鉴定，即可确诊。

3. 试验性驱虫　疑似蛔虫病但粪便中查不到虫卵者，可能肠内仅有雄虫寄生或雌虫未发育成熟，可参考临床表现，采用试验性驱虫进行诊断。

（五）流行与防治

1. 流行情况　蛔虫呈世界性分布，尤其在温暖、潮湿、卫生条件差的地区，人群普遍易感。感染率农村高于城市，儿童高于成人。引起蛔虫病广泛流行主要和蛔虫生活史简单、产卵量大，蛔虫卵对外界环境抵抗力强及人们不良生活、生产行为等因素有关。

2. 防治原则　加强卫生宣传教育，注意个人卫生、饮食卫生；加强粪便管理和无害化处理，防止粪便污染环境；消灭蟑螂和苍蝇；治疗病人和带虫者，是控制传染源的重要措施，驱虫时间宜选在感染高峰后的秋冬季节，学龄儿童可采用集体服药，常用的驱虫药物有阿苯达唑和甲苯达唑。

二、钩虫

寄生于人体的钩虫主要包括十二指肠钩口线虫(简称十二指肠钩虫)及美洲板口线虫(简称美洲钩虫)，两种钩虫在形态和生活史上很相似。成虫寄生于人体小肠，引起钩虫病，人群感染率较高，对人体危害较为严重，是我国 5 大寄生虫病之一。

（一）形态

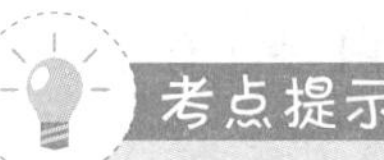

钩虫成虫、幼虫、虫卵的形态特点

1. 成虫　虫体半透明，细长约 1cm，活体肉红色，死后呈灰白色，十二指肠钩虫虫体向背侧略弯呈“C”形，美洲钩虫虫体头、尾部分别向背、腹部弯曲，呈“S”形。雌虫略大于雄虫，雌虫尾端呈圆锥状，雄虫尾端膨大呈交合伞。十二指肠钩虫交合伞略呈圆形，交合刺末端分开；美洲钩虫交合伞略呈扁圆形，交合刺末端合并，呈倒钩状。虫体顶端有发达的口囊，十二指肠钩虫口囊内有钩齿 2 对，美洲钩虫口囊内有板齿 1 对。口囊两侧有 1 对头腺，能分泌抗凝素和乙酰胆碱酯酶。抗凝素能阻止宿主肠壁伤口血液凝固，乙酰胆碱酯酶可破坏乙酰胆碱，降低宿主肠壁蠕动，有利于虫体的附着。

2. 幼虫　分为杆状蚴和丝状蚴两个阶段(图 10-3)。杆状蚴体壁透明，前端钝圆，后端尖细。口腔细长，有口孔，杆状蚴有两期，第一期杆状蚴大小为(0.23~0.4)mm×0.017mm，第二期杆状蚴大小约为 0.4mm×0.029mm。丝状蚴大小约为(0.5~0.7)mm×0.025mm，口腔封闭，在与咽管连接处的腔壁背面和腹面各有 1 个角质矛状结构，称为口矛或咽管矛，有助于虫体穿刺作用。丝状蚴具有感染能力，故又称为感染期蚴。

3. 虫卵　椭圆形，无色透明，卵壳薄，大小为(56~76)μm×(36~40)μm。新鲜粪便中的虫卵内含 2~4 个卵细胞，卵壳与卵细胞之间有明显空隙。若病人便秘或粪便放置过久，卵内细胞可继续分裂为多细胞期。两种钩虫卵极为相似，不易区别。

（二）生活史

成虫寄生于人体小肠上段，凭借钩齿或板齿咬附在肠黏膜上，以宿主的血液、组织液及脱落的肠上皮细胞为食。雌雄交配产卵，卵随粪便排出。

1. 在外界环境中的发育　钩虫卵在温暖、潮湿、荫蔽、氧气充足的疏松土壤中，卵内细胞不断分裂，24 小时内第一期杆状蚴即可破壳孵出，以细菌及有机物为食后快速生长，48 小

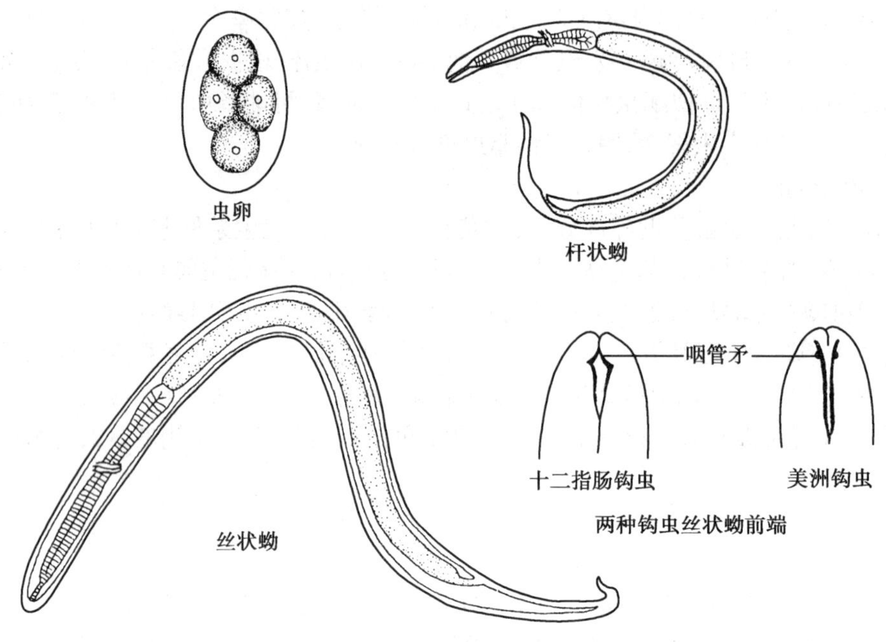

图 10-3　钩虫卵和钩蚴

时内发育为第二期杆状蚴。经 5~6 天后，虫体口腔封闭，停止摄食，发育为丝状蚴，为钩虫的感染阶段，感染期蚴主要生存于表层土壤内，可借覆盖体表水膜的表面张力，沿植物的茎或枝向上爬行。

2. 在人体内的发育　丝状蚴具有明显的向温性、向湿性，当与人体皮肤接触时，受人体温度的刺激，虫体活动力显著加强，经毛囊、汗腺、皮肤破损处主动钻入皮下，然后进入血管或淋巴管，随血液循环经右心至肺，穿过肺泡毛细血管壁进入肺泡，沿支气管、气管上行至咽部，随吞咽动作到达食管、胃和小肠，经 3~4 周发育为成虫。部分幼虫可随痰经口排出。自幼虫侵入人体到成虫交配产卵，一般需要 5~7 周，每条十二指肠钩虫每日产卵 1 万 ~3 万个，每条美洲钩虫每日产卵 5 千 ~1 万个，成虫在人体内一般可存活 3~5 年(图 10-4)。

钩虫主要通过皮肤感染人体外，也存在经口感染的可能性，尤以十二指肠钩虫多见。被吞食而未被胃酸杀死的感染期蚴，有可能直接在小肠内发育为成虫。

(三) 致病性

两种钩虫的致病作用相似，但十二指肠钩虫对人的危害比美洲钩虫更大。

1. 幼虫的致病性

(1) 钩蚴性皮炎：俗称“粪毒”或“地痒疹”。丝状蚴通过接触宿主皮肤后侵入，数分钟至 1 小时后病人皮肤即有烧灼样、针刺样感觉，奇痒无比，继而感染处出现充血斑点或丘疹，搔破后常继发感染，形成脓疱，结痂脱皮后痊愈。

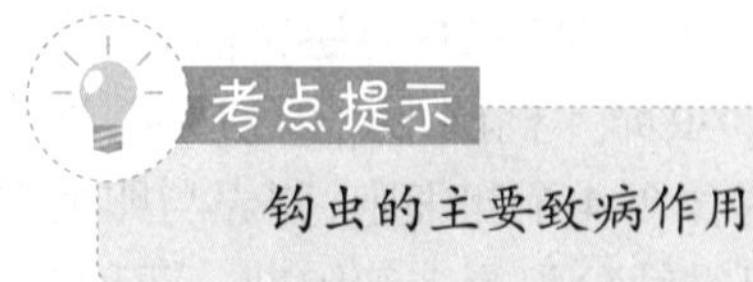

(2) 钩蚴性肺炎：幼虫移行至肺，穿破肺部微血管引起肺部出血和炎症反应，临床症状与蛔蚴性肺炎相似，病人可出现阵发性咳嗽、血痰、哮喘等症状。

2. 成虫的致病性

(1) 贫血：成虫以其钩齿或板齿咬附肠壁，吸取宿主体内血液和肠黏膜为食，同时分泌抗

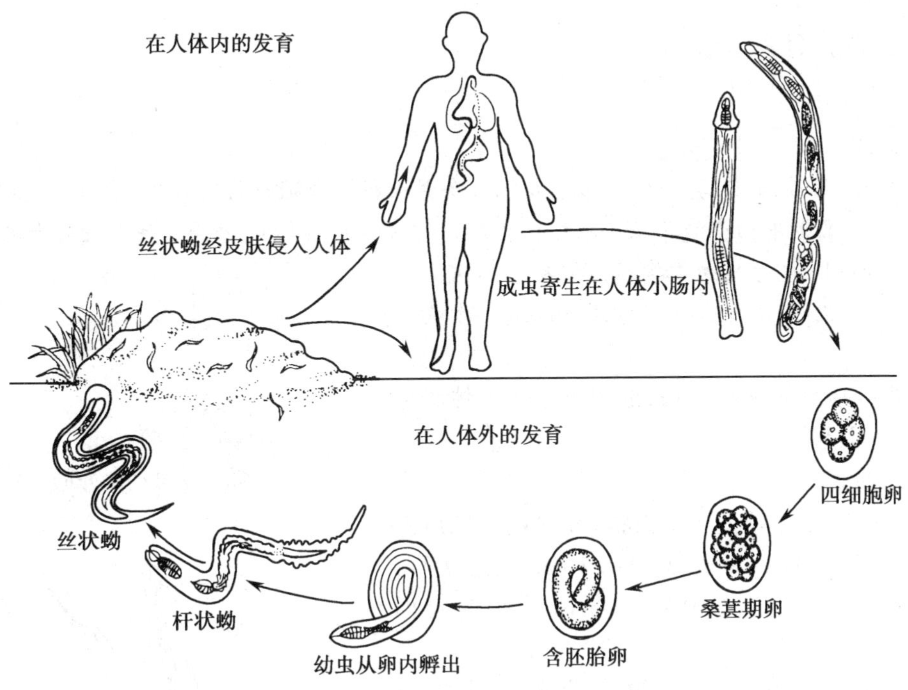

图 10-4 钩虫生活史

凝素，并经常更换咬附部位，使新旧伤口长期慢性流血，从而导致缺铁性贫血。病人皮肤蜡黄、黏膜苍白、眩晕、乏力、心慌气促，严重者甚至完全丧失劳动力；妇女可致停经、流产等。

(2) 消化系统功能紊乱和异嗜症：早期可出现消化道功能紊乱，出现恶心、呕吐、腹泻、食欲亢进等现象，临床上易被误诊；感染和贫血较严重的个别病人还喜食生米、泥土、石块等，称为“异嗜症”，引起异嗜症的原因不明，临床病人服用铁剂后，症状可自行消失。

(3) 婴儿钩虫病：表现为急性便血性腹泻，大便呈黑色或者柏油样，面色苍白，发热，肝(脾)大，生长发育迟缓等。一般贫血较为严重，预后差。

(四) 实验室检查

粪便检查中检出钩虫卵或孵化出钩蚴为确诊的依据。

1. 虫卵的检查　直接涂片法简便易行，但检出率低，常用饱和盐水浮聚法提高检出率，为检查钩虫卵的首选方法。

2. 钩蚴的检查　又称试管滤纸培养法，可用于鉴定虫种。在适宜的温度和湿度条件下，钩虫卵在数日内发育并孵出幼虫，3~5 天后观察结果，虽然优于饱和盐水浮聚法，但需要的时间长。

(五) 流行与防治

1. 流行情况　钩虫病呈世界性分布，尤其是热带和亚热带地区，流行较为广泛。我国主要流行于淮河及黄河以南的广大地区，人主要因接触含有丝状蚴的土壤和水而感染，多数为十二指肠及美洲钩虫混合感染。少数因食入被十二指肠钩虫的丝状蚴污染的蔬菜和水，经口感染。

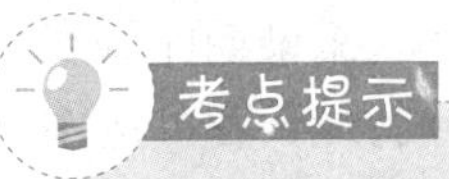

钩虫的防治原则

2. 防治原则　在流行区进行普查普治是预防钩虫病的重要环节，常用驱虫药物有阿苯达唑、甲苯咪唑、左旋咪唑、噻嘧啶等；加强粪便管理，使用无害化粪便作肥料，减少钩虫卵对外界环境的污染；加强个人防护，改良耕作方法，尽量减少手、足直接与泥土接触。

三、蠕形住肠线虫

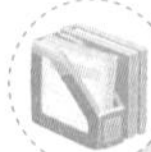

案例

患儿,男性,5岁,其母代诉该患儿近3个月来夜间睡眠时常有夜惊、磨牙、抓挠肛门等症状,大便时有白色线头状小虫排出,蠕动。查体:患儿消瘦,肛周皮肤有红肿和抓痕。

问题:1. 该患儿初步诊断为何病?如何防治?

2. 采用什么检查方法可以进一步确诊?

蠕形住肠线虫又称蛲虫,成虫寄生于人体肠道的回盲部,引起蛲虫病。

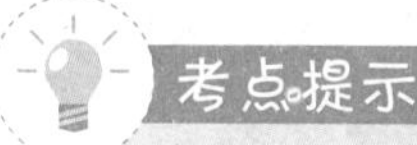

考点提示

蛲虫成虫和虫卵的主要特点

(一) 形态

1. 成虫 虫体细小,线头状,乳白色。雌虫大于雄虫,体长为(8~13)mm×(0.3~0.5)mm,尾端尖直;雄虫体长为(2~5)mm×(0.1~0.2)mm,尾端向腹面弯曲。

2. 虫卵 无色透明,卵壳厚,两侧不对称,一侧扁平,一侧略凸,形似柿核,大小为(50~60)μm×(20~30)μm。卵内含蝌蚪期胚蚴,与空气接触后,很快发育成幼虫,成为感染期卵(图10-5)。

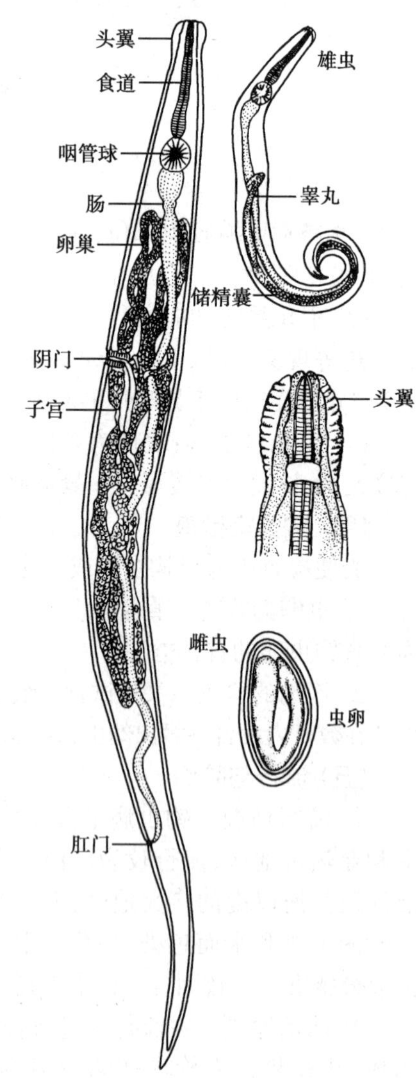

图10-5 蛲虫成虫及虫卵形态

(二) 生活史

成虫寄生于人体的盲肠、结肠及回肠下段,以肠内容物、组织液和血液为食。雌雄交配后,大多数雄虫很快死亡而被排出,雌虫随肠内容物移行至直肠。当宿主夜间睡眠时,肛门括约肌较松弛,部分雌虫可自肛门爬出,受外界温度、湿度及空气的刺激,在肛门周围产卵,雌虫产卵后大多死亡,少数能返回直肠或误入女性阴道、尿道等处异位寄生。

虫卵在肛门附近,约经6小时即可发育成为内含幼虫的感染期卵。感染期卵主要经肛门-手-口途径或空气吸入,引起直接或间接感染,被吞食的虫卵在十二指肠内孵出幼虫,沿小肠下行至回盲部发育为成虫。自吞入感染期卵到发育为成虫需2~6周,雌虫寿命2~4周,最长者可达101天(图10-6)。

(三) 致病性

雌虫在肛周移行、产卵,刺激皮肤引起肛门及会阴部奇痒,病人易以手抓破皮肤引起细菌继发感染。患儿常伴有烦躁不安、夜惊、失眠、夜间磨牙等神经精神症状。雌虫若误入阑尾、尿道、阴道、子宫、输卵管等处异位寄生,可引起相应部位炎症。

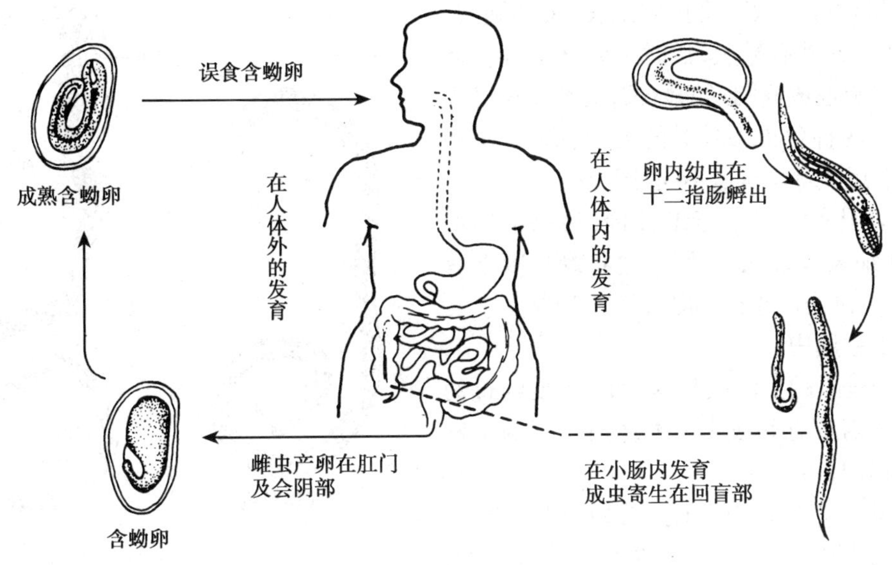

图 10-6 蛲虫生活史

(四) 实验室检查

考点提示

常用的实验室检查方法

因蛲虫一般不在肠道内产卵，因此粪便中虫卵检出率较低。常用透明胶纸拭子法或生理盐水棉签拭子法，在清晨排便前或洗澡前在肛周查虫卵，检出率较高。此外，如在肛周和粪便中检获成虫，可根据形态特点进行鉴别。

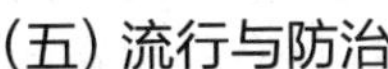

(五) 流行与防治

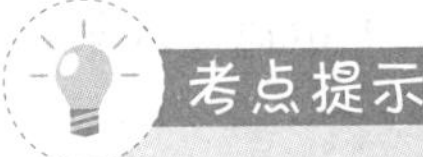

考点提示

蛲虫病的防治原则

1. 流行情况 蛲虫病呈世界性分布，国内感染也较为普遍，儿童感染率高于成人，尤以幼儿及学龄前儿童感染率较高。

2. 防治原则 加强卫生宣传教育，注意个人卫生和家庭卫生，教育儿童养成勤剪指甲、不吮吸手指、饭前便后洗手的良好卫生习惯；夜间穿满裆裤、定期洗晒被褥、清洗消毒玩具；对幼儿园、小学等集体机构生活的儿童定期普查普治，常用的驱虫药物为阿苯达唑和甲苯达唑。

四、班氏吴策线虫和马来布鲁线虫

丝虫是由节肢动物传播，寄生于人体和其他脊椎动物组织内的一类线虫。成虫寄生于终宿主的淋巴系统、皮下组织和体腔。寄生于人体的丝虫有 8 种，我国仅有班氏吴策线虫(班氏丝虫)和马来布鲁线虫(马来丝虫)，引起的丝虫病是我国 5 大寄生虫病之一。

(一) 形态

1. 成虫 两种丝虫成虫的形态相似，虫体乳白色，细长如丝线，体表光滑。班氏丝虫较大，雌虫为(59~105)mm×(0.2~0.3)mm，雄虫(28~42)mm×(0.1~0.15)mm，马来丝虫较小，雌虫为(40~69)mm×(0.12~0.22)mm，雄虫(14~28)mm×(0.07~0.11)mm。成虫寄生在淋巴系统，一般不容易检获。

2. 微丝蚴　微丝蚴虫体细长，头端钝圆，尾端尖细，外被有鞘膜，活时呈蛇样运动。体内有很多圆形或椭圆形的体核，头端无核区为头间隙。两种丝虫微丝蚴的大小、形态、头间隙、体核、尾核等均有所不同(图 10-7)。

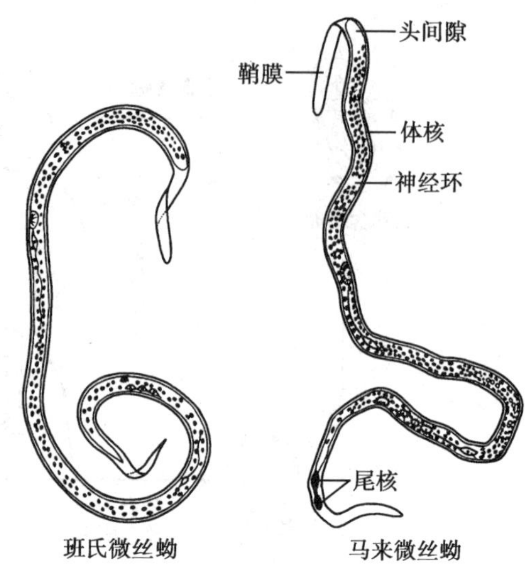

图 10-7　两种丝虫微丝蚴

3. 丝状蚴　寄生于蚊体内，为感染期幼虫，虫体细长呈线状，活跃。丝状蚴自蚊下唇逸出，经吸血伤口或正常皮肤侵入人体。

(二) 生活史

两种丝虫的生活史基本相似，需要经过幼虫在蚊体内发育和成虫在人体内发育两个发育阶段(图 10-8)。

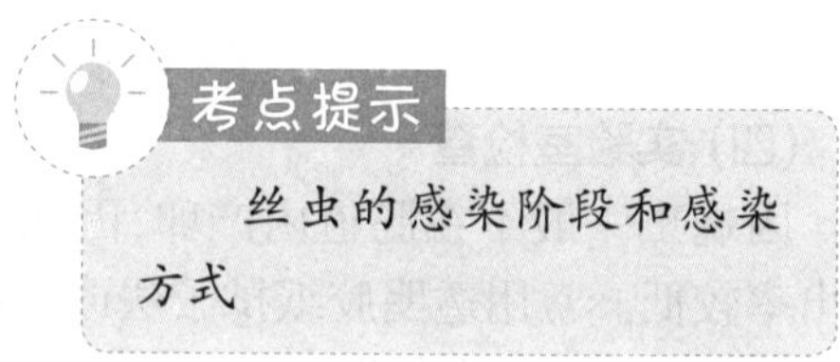

1. 幼虫在蚊体内发育　当蚊叮吸带有微丝蚴的病人血液时，微丝蚴随血液进入蚊胃，脱去鞘膜，穿过胃壁经血腔侵入胸肌，形成腊肠期幼虫。腊肠蚴经蜕皮 2 次后，发育为细长、活跃的丝状蚴。丝状蚴是丝虫的感染阶段。丝状蚴离开胸肌，进入蚊血腔，到达蚊的下唇，当蚊再次叮人吸血时，幼虫自蚊下唇逸出，经皮肤侵入人体。班氏微丝蚴在易感蚊体内需 10~14 天发育成感染期丝状蚴，马来微丝蚴则需 6~6.5 天。

2. 成虫在人体内发育　感染期丝状蚴进入人体后的具体移行途径，至今尚未完全清楚。一般认为，幼虫可迅速侵入附近的淋巴管，再移行至大淋巴管及淋巴结，幼虫在此再经

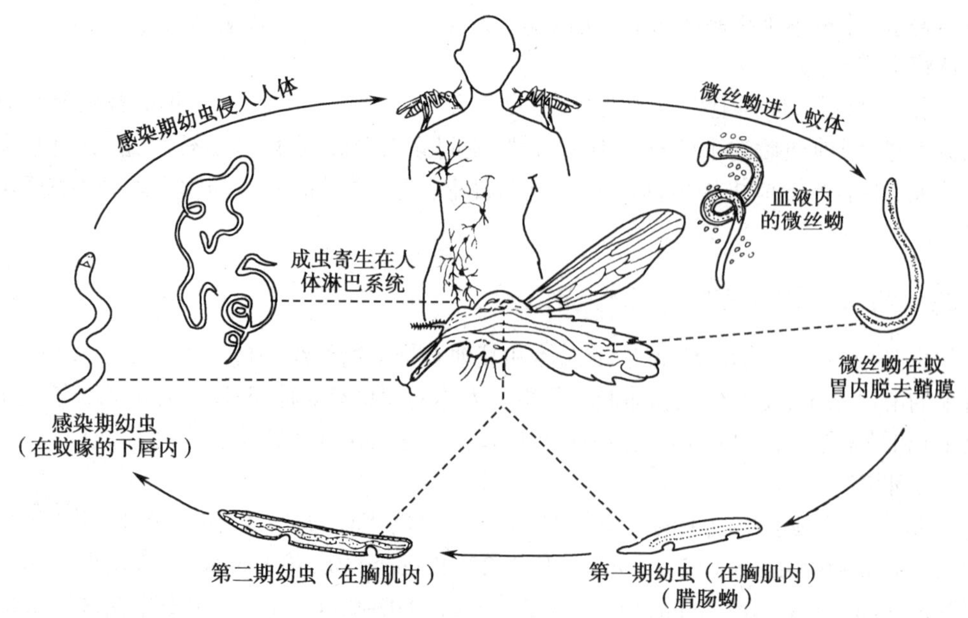

图 10-8　丝虫生活史

2 次蜕皮发育为成虫。雌雄成虫常互相缠绕在一起，以淋巴液为食。成虫交配后，雌虫产出微丝蚴，微丝蚴可停留在淋巴系统内，但大多随淋巴液经胸导管进入血液循环。微丝蚴在人体外周血液中，它们白天滞留在肺毛细血管中，夜晚则出现于外周血液，这种现象称夜现周期性。两种微丝蚴在外周血液中出现的略有不同，班氏微丝蚴为晚上 10 时至次晨 2 时，马来微丝蚴为晚上 8 时至次晨 4 时。

人体感染班氏丝虫后 3 个月即可在淋巴组织中查到成虫，成虫的寿命一般为 4~6 年，个别可长达 40 年。

（三）致病性

人体感染丝虫后，其发病机制取决于多种因素，如机体对丝虫抗原性刺激的反应、侵入的虫种和数量、重复感染的次数、虫体的死活情况、寄生部位和有无继发感染等。依据感染者对丝虫抗原产生的免疫应答能力不同，病人可出现不同的临床表现，分为以下几种类型：

1. 微丝蚴血症　当血中出现微丝蚴达到一定密度后趋于稳定状态，成为带虫者。一般无任何症状或仅有发热和淋巴管炎表现。

2. 急性期过敏和炎症反应　幼虫和成虫的分泌物、代谢及虫体分解产物及雌虫子宫排出物等均可刺激机体产生局部和全身性反应。早期在淋巴管可出现内膜肿胀，内皮细胞增生，随之管壁及周围组织发生炎症细胞浸润，导致淋巴管壁增厚，瓣膜功能受损，管内形成淋巴栓，临床表现为急性淋巴管炎、淋巴结炎及丹毒样皮炎等，以下肢为多见。当炎症波及皮肤浅表微细淋巴管时，局部皮肤出现弥漫性红肿，表面光亮，有压痛及灼热感，即为丹毒样皮炎。如果班氏丝虫成虫寄生于阴囊内淋巴管中，可引起精索炎、附睾炎或睾丸炎。在出现局部症状的同时，病人常伴有畏寒发热、头痛、关节酸痛等，即丝虫热。

3. 慢性期阻塞性病变　淋巴系统阻塞是引起丝虫病慢性体征的重要因素。

随着急性炎症的反复发作，死亡成虫的刺激，以微丝蚴为中心形成丝虫性肉芽肿以及虫体与宿主之间的炎症反应相互作用，导致局部淋巴回流受阻。阻塞部位远端的淋巴管内压力增高，形成淋巴管曲张甚至破裂，淋巴液流入周围组织导致淋巴肿或淋巴积液。由于阻塞部位不同，病人产生的临床表现也不同，主要有象皮肿、睾丸鞘膜积液、乳糜尿等。

4. 隐性丝虫病　称为热带肺嗜酸性粒细胞增多症，约占丝虫病病人中的 1%。临床表现为夜间发作性哮喘或咳嗽，伴疲乏和低热，血中嗜酸性粒细胞超度增多，IgE 水平显著升高，胸部 X 线透视可见中下肺弥漫性粟粒样阴影。外周血中查不到微丝蚴，但在肺或淋巴结的活检中可查到微丝蚴。

（四）实验室检查

1. 病原学检查　从外周血液、乳糜尿、抽出液中查微丝蚴和成虫是诊断本病的依据。

（1）血液微丝蚴检查：由于微丝蚴具有夜现周期性的特点，采血时间以晚上 9 时至次晨 2 时为宜。方法有厚血膜法、新鲜血滴法、薄膜过滤浓集法、海群生白天诱出法等，其中厚血膜法最常用，离心沉淀法适用于门诊。

（2）体液和尿液检查微丝蚴：在鞘膜积液、淋巴液、腹水、乳糜尿及尿液中均可查到微丝蚴。取上述标本直接涂片，染色镜检。

（3）组织内活检：对淋巴系统炎症正在发作的病人，或在治疗后出现淋巴结节的病人，可用注射器从可疑的结节中抽取成虫，或切除可疑结节，在解剖镜下或肉眼下剥离组织检查成虫。

2. 免疫学检查　主要有间接荧光抗体试验（IFA）和酶联免疫吸附试验（ELISA）。此外，

DNA 探针已用于丝虫病的诊断。

(五) 流行与防治

1. 流行情况　班氏丝虫病呈世界性分布,以亚洲与非洲最为严重;马来丝虫病仅限于亚洲,主要流行于东南亚、东亚和南亚国家。丝虫病的流行主要和温度、湿度、雨量、地理环境等自然因素有关。丝虫病曾经流行于我国 16 个省(市)自治区,2007 年 WHO 审核认可,中国在全球 83 个丝虫病流行国家和地区中率先消除丝虫病。

2. 防治原则　普查普治、防蚊灭蚊是两项主要措施。普查以全体居民为对象,发现病人及带虫者及时治疗。治疗药物主要是海群生(又名乙胺嗪),大面积的防治,可全民食用含海群生的食盐。采取综合措施,灭蚊防蚊,减少蚊叮咬,切断丝虫病传播。在丝虫病已达到基本控制的情况下,防治工作重点应转入监测管理。

第二节　吸　虫　纲

吸虫属于扁形动物门吸虫纲,种类繁多,寄生人体的吸虫有 30 余钟。我国主要有华支睾吸虫、卫氏并殖吸虫、日本裂体吸虫、布氏姜片虫等。

吸虫纲的各种吸虫形态结构及生活史基本相似。成虫多呈叶状或舌状,少数呈圆柱形(如血吸虫),背腹扁平,两侧对称。有口吸盘和腹吸盘;前端有口、末端无肛门;除血吸虫外,均为雌、雄同体。

虫卵多呈椭圆形,均有卵盖(除血吸虫外),其大小、形态、颜色、卵壳、内含物等因虫种不同而异。

吸虫的生活史复杂,不仅有世代交替(含有性生殖和无性生殖),还有宿主的转换,大多数吸虫需要 1~2 个中间宿主。其发育期通常包括虫卵、毛蚴、胞蚴、雷蚴、尾蚴、囊蚴、童虫、成虫等阶段;均需螺体作为中间宿主,感染阶段除血吸虫为尾蚴外均为囊蚴,感染途径及方式除血吸虫为经皮肤感染外均为经口感染。最后在适宜的寄生部位发育为成虫。

一、华支睾吸虫

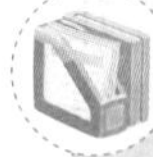

案例

病人,男,35 岁,主诉发热、乏力、食欲减退、右上腹隐痛半年余,因右上腹阵发性剧烈疼痛 1 日就诊入院。查体:体温 37.7℃,肝区叩击痛,皮肤巩膜黄染。询问病史:病人平时喜欢吃凉拌生鱼片。两个月前,家人发现该病人脸色变黄,没精打采、食欲缺乏。实验室检查:WBC 13×10^9/L,粪检华支睾吸虫卵(+),诊断为华支睾吸虫合并胆囊炎。

问题:1. 该病人确诊依据是什么?

2. 分析该病人的感染途径及原因。

3. 如何防治?

华支睾吸虫又称中华分支睾吸虫,简称肝吸虫。成虫寄生于终宿主的肝胆管内,引起肝吸虫病。

(一) 形态

1. 成虫　虫体扁平而狭长,形似葵花子,大小为(10~25)mm×(3~5)mm。有口、腹吸盘各

1个，口吸盘略大于腹吸盘；雌雄同体，卵巢1个，位于子宫之下，睾丸1对，呈珊瑚状分支，前后排列于虫体后1/3处。

2. 虫卵　形似芝麻粒，黄褐色，大小为(27~35)μm×(12~20)μm，为常见寄生虫中最小的虫卵。一端较窄且有明显的卵盖，卵盖周围的卵壳隆起形成肩峰，另一端有小疣状突起。卵内含有毛蚴(图10-9)。

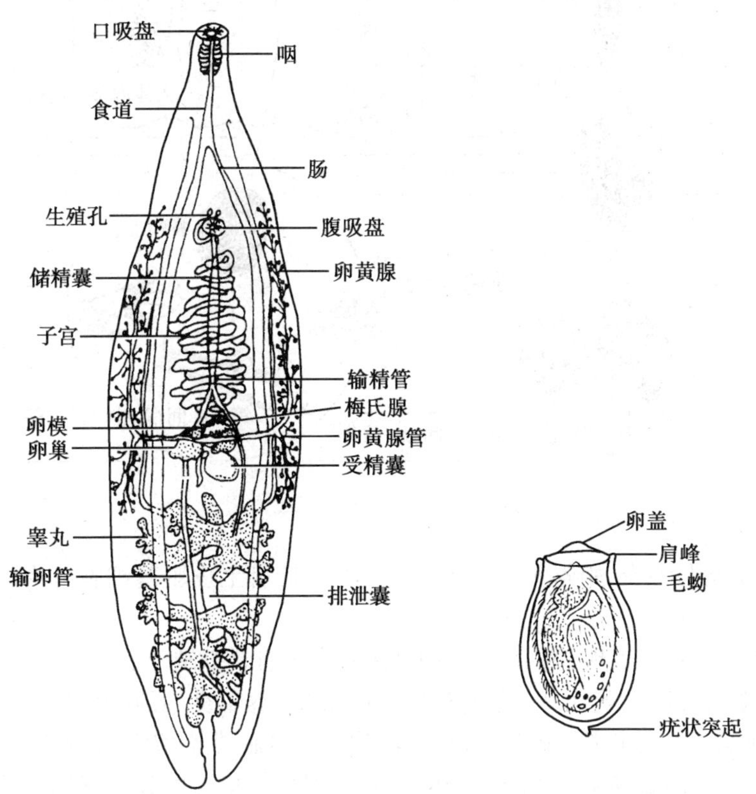

图10-9　华支睾吸虫成虫及虫卵

（二）生活史

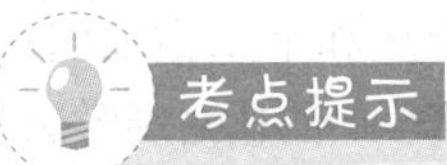

成虫寄生于人或猫、犬等动物的肝胆管内，虫卵随胆汁进入肠腔，随宿主粪便排出体外入水。如被第一中间宿主沼螺、涵螺、豆螺等淡水螺吞食，在螺体内孵出毛蚴，经胞蚴、雷蚴阶段的发育后形成尾蚴。尾蚴逸出螺体，在水中遇到第二中间宿主淡水鱼、虾，则钻入其皮下、肌肉等处发育成囊蚴。

人或猫、犬等动物食入含活囊蚴的淡水鱼、虾而感染，囊蚴在宿主小肠消化液的作用下，破囊发育为童虫，童虫经胆总管或穿过肠壁由腹腔进入肝胆管中，逐渐发育为成虫。从食入囊蚴到粪便中出现虫卵约需1个月，成虫寿命一般为20~30年(图10-10)。

（三）致病性

成虫寄生于肝胆管内，导致肝吸虫病。虫体分泌物、代谢产物及虫体活动的机械性刺激，引起胆管炎症，由于管壁增厚、管腔狭窄，加之虫体的阻塞作用，可引起阻塞性黄疸。若合并

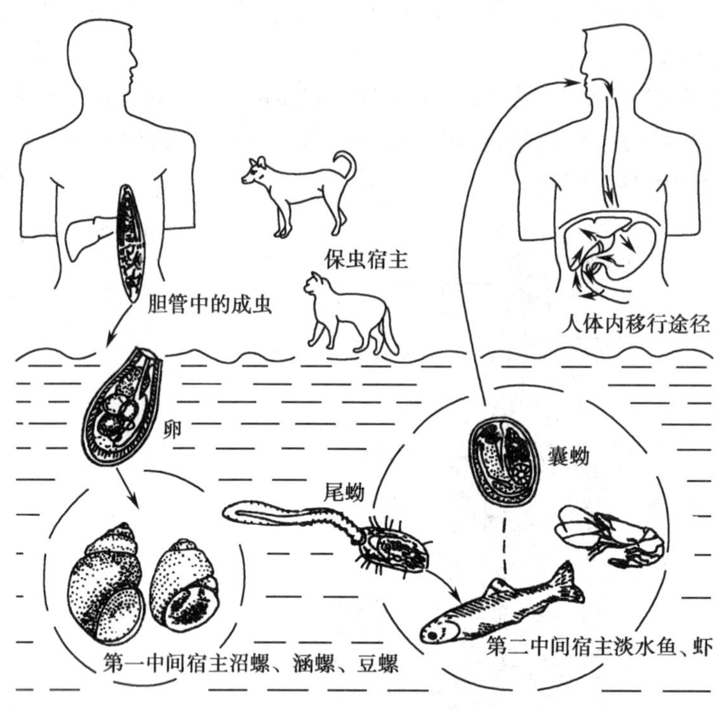

图 10-10 华支睾吸虫生活史

细菌感染，则引起胆囊炎、胆管炎。虫体碎片、虫卵、胆管上皮脱落细胞可构成胆石的核心，引起胆石症。

轻者无明显的临床表现，为带虫者；中度感染者可有食欲缺乏、厌油、乏力、上腹部不适、肝区隐痛、肝脏轻度肿大等症状；重度感染者可出现营养不良、肝脾大、腹痛、腹泻、发热、黄疸等症状。晚期病人则出现肝硬化，甚至上消化道大出血、肝性脑病而死亡。儿童严重感染者可引起发育障碍或侏儒症。此外，国内外有文献报道，华支睾吸虫感染与胆管上皮癌、肝细胞癌的发生有一定关系。

（四）实验室检查

1. 病原学检查　发现虫卵是确诊肝吸虫病的依据。粪便涂片法虽然简便，但检出率低，故多采用粪便集卵法和十二指肠引流液离心沉淀法检查。

2. 免疫学检查　常用免疫学方法为酶联免疫吸附试验、间接血凝试验等，主要用于临床辅助诊断和流行病学调查。

3. 影像学检查　B 超和 CT 等检查也有助于华支睾吸虫的诊断，其中 CT 检查效果最佳。

（五）流行与防治

1. 流行情况　华支睾吸虫主要分布在东亚及东南亚国家。在我国除青海、宁夏、内蒙古、西藏等尚未见报道，其余各省市、自治区都有不同程度流行。人因食入含活囊蚴的淡水鱼虾而感染。

2. 防治原则　加强卫生宣教，改变饮食习惯，不食生的或半生的鱼虾，生、熟餐具要分开；加强粪便管理，严禁新鲜粪便入水；定期治理鱼塘，药物灭螺，不用生鱼喂猫、犬；积极治疗病人和感染者，首选药物为吡喹酮。

二、卫氏并殖吸虫

卫氏并殖吸虫简称肺吸虫，成虫主要寄生于人或猫、犬科动物的肺脏，引起肺吸虫病。

（一）形态

1. 成虫　虫体肥厚，椭圆形，背面隆起，腹面扁平，形似半粒黄豆。大小为(7.5~12)mm×(4~6)mm。有口、腹吸盘各1个，大小略同，雌雄同体。卵巢1个，分5~6叶，与子宫并列于腹吸盘之后；两个睾丸分支如指状，并列于虫体后1/3处。由于雌性、雄性生殖器官均并列，故称并殖吸虫。

2. 虫卵　椭圆形，金黄色，大小为(80~118)μm×(48~60)μm。前端稍宽，后端略窄。一端有卵盖，稍倾斜。卵壳厚薄不匀，近卵盖端壳薄。卵内含1个卵细胞及10余个卵黄细胞(图10-11)。

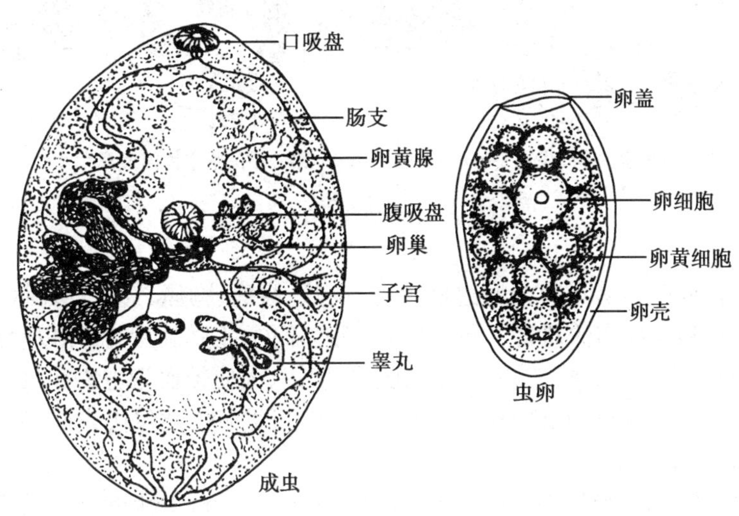

图10-11　卫氏并殖吸虫成虫及虫卵

（二）生活史

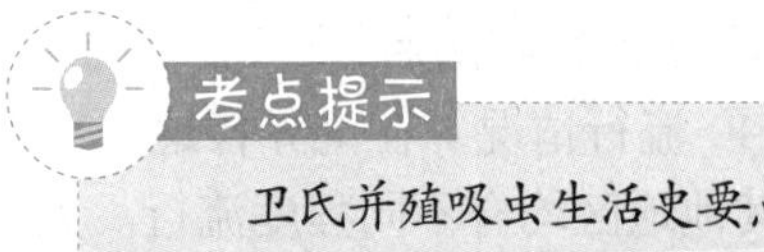

成虫寄生于人或猫科、犬科等食肉性哺乳动物的肺脏，以坏死组织和血液为食。虫卵可经气管随痰排出或随粪便排出。虫卵入水后，在适宜的温度下孵出毛蚴。毛蚴在水中游动，遇第一中间宿主川卷螺侵入体内，经过胞蚴、母雷蚴、子雷蚴等发育阶段，形成大量尾蚴。成熟的尾蚴从螺体逸出后，进入第二中间宿主溪蟹、蝲蛄体内，发育成囊蚴。

人或其他保虫宿主因食入含有活囊蚴的淡水蟹、蝲蛄而感染。囊蚴在宿主消化液作用下破囊而出，发育为童虫，童虫活动能力强，可在组织中移行并在各脏器、腹腔间窜扰，1~3周后，穿过膈肌经胸腔到达肺部，在肺内发育为成虫。从囊蚴进入体内至虫体发育成熟并产卵需2~3个月，成虫一般寿命为5~6年，长者可达20年(图10-12)。

（三）致病性

肺吸虫病主要是由于童虫和成虫在组织器官移行、窜扰、寄生所致的机械性损伤以及其代谢物而引起的免疫病理损伤。童虫在体内移行可引起急性期症状，轻者仅表现为厌食、乏

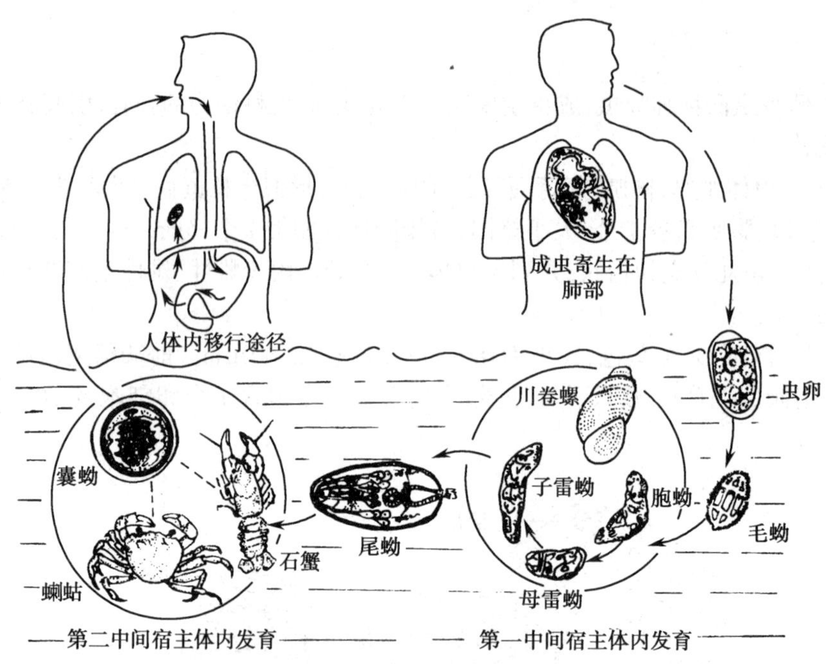

图 10-12 卫氏并殖吸虫生活史

力、腹泻、低热等症状，重者可有全身过敏反应、高热、腹痛、胸痛、气短等症状。成虫所致慢性肺吸虫病，依据累及损伤的器官不同，临床表现也不同：①胸肺型：临床以咳嗽、胸痛、咳果酱样或铁锈色血痰为主要症状。②腹型：以腹痛、腹泻、大便带血为主要症状。③脑型：出现头痛、头晕、偏瘫、视力障碍、癫痫等症状。④皮下型：可见游走性包块或结节。

(四) 实验室检查

1. 病原学检查 痰液或粪便中检出虫卵即可确诊。粪检虫卵以自然沉淀法较好；痰检虫卵的检出率高于粪检法。

2. 免疫学检查 常用方法有皮内试验，酶联免疫吸附试验等。

3. 活组织检查 摘除皮下结节进行检查，若发现童虫，有诊断意义。

(五) 流行与防治

1. 流行情况 在世界各地分布较广，目前我国除西藏、新疆、内蒙古、青海、宁夏未报道外，其他地区均有不同程度流行。人因食入含活囊蚴的溪蟹、蝲蛄而感染。

2. 防治原则 加强卫生宣教，不生食溪蟹、蝲蛄，不饮疫区生水是预防本病最有效的措施。加强粪便和水源管理，不随地吐痰，防止粪便和痰中的虫卵污染水源。治疗病人和带虫者的药物有吡喹酮、硫氯酚。

三、日本裂体吸虫

日本裂体吸虫又称日本血吸虫，成虫寄生在哺乳动物的肠系膜下静脉内，引起的日本血吸虫病为我国 5 大寄生虫病之一。

(一) 形态

1. 成虫 虫体呈圆柱形，外观似线虫。口、腹吸盘位于虫体前端。雌雄异体，雄虫乳白色，大小为(10~20)mm×(0.5~0.55)mm，虫体扁平，自腹吸盘以下虫体两侧向腹面卷曲形成抱雌沟；雌虫灰褐色，前细后粗，腹吸盘不及雄虫明显，大小为(12~28)mm×(0.1~0.3)mm，比雄虫细长，常居于抱雌沟内，与雄虫呈合抱状态。

2. 虫卵 为椭圆形，淡黄色，大小平均为89μm×67μm。卵壳较薄，无卵盖，侧边有一小棘。成熟卵内含一毛蚴，毛蚴与卵壳间常可见油滴状毛蚴分泌物。

3. 尾蚴 尾蚴大小约320μm×77μm，由体部和尾部组成，尾部又分尾干和尾叉；体部前端有口吸盘和头腺，后有腹吸盘和穿刺腺(图10-13)。尾蚴是血吸虫的感染阶段。

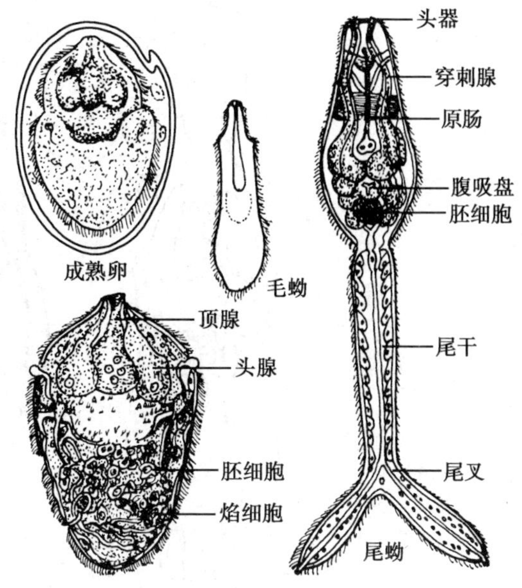

图10-13 日本血吸虫虫卵和幼虫

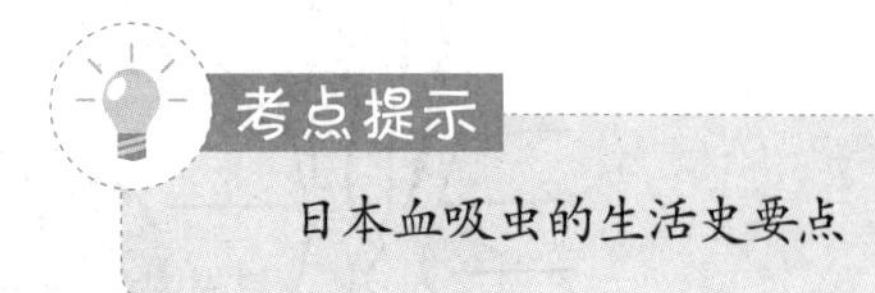

(二) 生活史

成虫寄生于人和多种哺乳动物的门脉-肠系膜静脉系统的血管内，以血液为食。雌雄合抱逆行到肠系膜下静脉内交配产卵，部分虫卵沉积在肠壁静脉及周围组织。卵内毛蚴的分泌物可渗透卵壳，引起周围组织的血管壁发生炎症、坏死。少部分虫卵可随坏死组织落入肠腔，随宿主粪便排出体外。大部分不能排出的虫卵在肝、肠等组织中逐渐死亡、钙化。

成熟的虫卵入水，在适宜环境下，孵出毛蚴，如遇中间宿主钉螺即主动侵入，在钉螺体内经母胞蚴、子胞蚴的无性繁殖，产生大量尾蚴。尾蚴是日本血吸虫的感染阶段。尾蚴自螺体逸出，上浮到水面下。当终宿主人或哺乳动物皮肤接触到疫水(含尾蚴的水)时，尾蚴即侵入皮肤成为童虫。童虫经小血管或小淋巴管随血流至肺循环进入体循环而达全身各部，但只有到达门脉-肠系膜静脉系统的童虫才能发育为成虫。自尾蚴侵入宿主至成虫产卵至少约需24天，一般在人体感染30天后可在粪便中检到虫卵。成虫在人体内寿命一般为3~5年，最长可活40年。(图10-14)。

(三) 致病性

日本血吸虫的尾蚴、童虫、成虫及虫卵均能对宿主产生机械损伤和免疫病理作用，其中虫卵的损伤最为严重。

1. 幼虫的致病性 尾蚴钻入宿主皮肤，引起局部瘙痒和丘疹，称尾蚴性皮炎；童虫移行时可引起所经脏器的病变，尤以肺部较明显，病人可有发热、咳嗽、咯血、食欲减退、嗜酸性粒细胞增多等症状。

2. 成虫的致病性 成虫寄生在血管内，由于活动和代谢，可以引起静脉内膜炎、静脉周围炎和Ⅲ型超敏反应。

3. 虫卵的致病性 虫卵是日本血吸虫的主要致病因素，卵内毛蚴释放的可溶性抗原刺激宿主发生Ⅳ型超敏反应，形成虫卵肉芽肿。以虫卵为中心的肉芽肿体积较大，常出现中心坏死，形成嗜酸性脓肿，肉芽肿逐渐发生纤维化，病变部位常见于肝脏和结肠。日本血吸虫病临床表现通常分为3期：①急性期：病人出现发热、食欲减退、腹痛、腹泻及呼吸系统症状

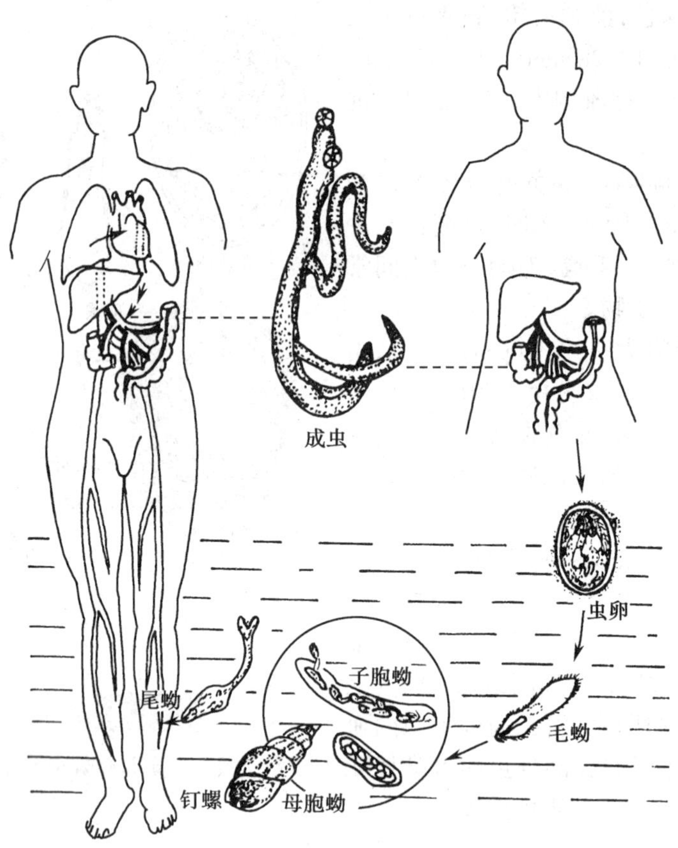

图 10-14　日本血吸虫生活史

等。②慢性期:表现为肝脾大、间歇性腹泻、脓血便、贫血、消瘦、乏力等。③晚期:病人出现肝纤维化、门静脉高压、巨脾、腹水等,多因上消化道出血及肝性脑病而死亡。儿童反复感染,可影响生长发育而致侏儒症。

(四) 实验室检查

1. 病原学检查　从粪便中检获虫卵或孵出毛蚴,即可确诊为血吸虫病。粪便直接涂片法适用于重度感染的早期病人,水洗沉淀毛蚴孵化法检出率较高。慢性血吸虫病病人及粪便检出率低的血吸虫病病人,可采用直肠黏膜活组织检查。

2. 免疫学检查　在基本消灭血吸虫病的地区,也可采用环卵沉淀试验、酶联免疫吸附试验等免疫学检查,用于流行病学调查及疾病的辅助诊断。

(五) 流行与防治

1. 流行情况　日本血吸虫主要分布在中国、日本、菲律宾及印度尼西亚等东南亚国家。我国长江流域及其以南的省、市、自治区均有不同程度的流行。人因接触含尾蚴的疫水而感染。

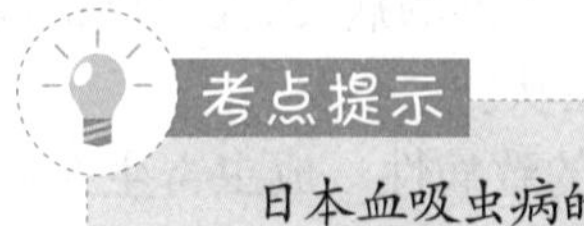

2. 防治原则　加强卫生宣教,加强人、畜粪便管理,防止粪便污染水源;消灭钉螺,做好个人防护,改变人们的行为习惯和生产劳动方式;普查普治病人、病畜,吡喹酮为治疗首选药物。

第三节 绦 虫 纲

绦虫又称为带虫，属于扁形动物门的绦虫纲。成虫虫体呈带状，背腹扁平、分节，雌雄同体，无消化道。虫体分为头节、颈部、链体3部分。生活史复杂，均需中间宿主。寄生于人体的绦虫30余种，我国常见的有链状带绦虫、肥胖带绦虫和细粒棘球绦虫。

一、链状带绦虫

链状带绦虫又称为猪带绦虫、猪肉绦虫、有钩绦虫。成虫寄生于人体小肠内，引起猪带绦虫病。幼虫寄生在人或猪的组织内，引起猪囊尾蚴病。

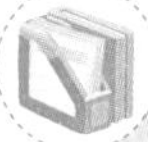

案例

病人，男，47岁，自诉近2个月来感头痛、头晕、恶心和呕吐，自觉肌肉酸痛。查体：T 36.5℃，BP 130/70mmHg，眼底双侧视盘呈轻度水肿，无出血。在胸前和后头发际处发现两处有多个皮下活动性结节。颅脑CT显示：脑实质见散在点状高密度灶，边界清楚。入院后经降颅内压治疗，症状不见减轻，出现视物模糊、抽搐。询问病史：病人居住地居民喜欢吃生肉片。

问题：1. 此病例可能诊断为哪种寄生虫病？

2. 确诊的主要依据是什么？

（一）形态

考点提示

猪带绦虫的成虫、虫卵和囊尾蚴的形态特征

1. 成虫　虫体背腹扁平，呈乳白色带状，长2~4m，由头节、颈部、链体3部分组成，雌雄同体。头节近似球形，直径约1mm，上有4个吸盘，顶端有顶突及小钩，为链状带绦虫的附着器官。颈部纤细，具有生发功能。链体由700~1000个节片组成，依次为幼节、成节和孕节。幼节呈扁长方形，生殖器官尚未发育成熟；成节为正方形，内含成熟的生殖器官各一套；孕节较大，又称妊娠节片，内含充满虫卵的子宫，子宫两侧各有7~13个分支。

2. 虫卵　球形或近似球形，直径为31~43μm。卵壳薄，容易脱落。虫卵外层为较厚的胚膜，呈棕黄色，上有放射状条纹，卵内含球形的六钩蚴。

3. 囊尾蚴　又称囊虫，为白色半透明的囊状物，囊内充满透明液体。黄豆粒大小，约5mm×(8~10)mm。囊壁分为两层，有一向内凹陷的头节，受胆汁刺激后可翻出，其构造与成虫头节相同(图10-15)。

（二）生活史

考点提示

猪带绦虫的感染阶段和感染方式

人是猪带绦虫唯一的终宿主，也可作为中间宿主，但猪是主要的中间宿主。虫卵和囊尾蚴都是猪带绦虫的感染阶段。

成虫寄生于人体小肠，孕节常数节连在一起从链体上脱落至肠腔，随粪便排出体外。当猪食入孕节或虫卵后，在小肠消化液的作用下孵出六钩蚴，六钩蚴钻入小肠壁，随血液循环或淋巴循

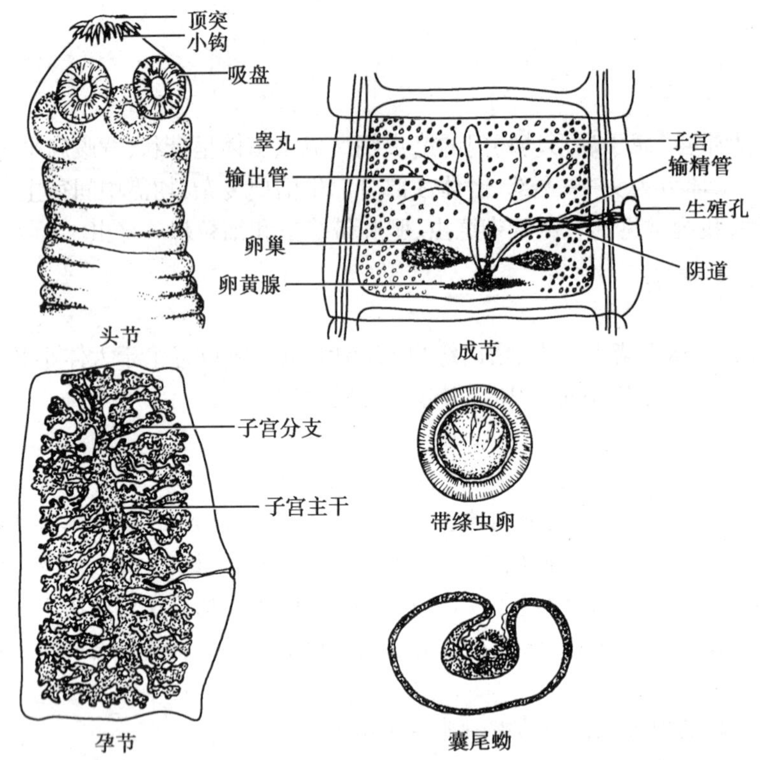

图 10-15 猪带绦虫各期形态

环到达猪的全身各处，尤其是运动较多的肌肉，约经 10 周发育为囊尾蚴。含囊尾蚴的猪肉俗称“米猪肉”、“豆猪肉”或“米糁肉”。人因生食或半生食含活囊尾蚴的猪肉而感染，囊尾蚴在小肠内受胆汁的刺激翻出头节并附着于小肠黏膜，经 2~3 个月发育为成虫并排出孕节和虫卵，成虫寿命可达 25 年之久。

人作为中间宿主被猪囊尾蚴寄生，引起囊尾蚴病，其感染阶段是虫卵。人体感染猪肉绦虫卵的方式有 3 种：①异体感染：误食外界虫卵所引起的感染。②自身体外感染：误食自己排出的虫卵而引起的感染。③自身体内感染：由于反胃、呕吐等，病人肠道内成虫脱落的孕节或虫卵随肠道的逆蠕动反流到胃、十二指肠处，卵内六钩蚴孵出而造成感染，这种感染往往十分严重。猪囊尾蚴在人体内可存活 3~5 年，但无法继续发育为成虫（图 10-16）。

（三）致病性

1. 成虫的致病性 猪带绦虫病病人大多无明显临床症状，少数病人可有腹部不适、消化不良、腹泻、体重减轻等症状。偶尔可致肠穿孔、肠梗阻。

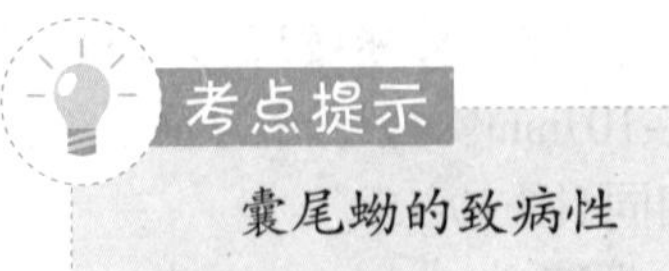

2. 幼虫的致病性 囊尾蚴在寄生部位造成占位性病变，压迫周围组织，刺激邻近组织产生炎症，危害程度因囊尾蚴的数量和寄生部位而不同。临床常见以下几种类型：

（1）皮下及肌肉囊尾蚴病：最常见，囊尾蚴位于皮下或黏膜下、肌肉中形成结节。数目可由 1 个至数千个，以躯干和头部较多，四肢较少。结节在皮下呈圆形或椭圆形，直径 0.5~1.5cm，硬似软骨，与皮下组织无粘连，无压痛。常分批出现，并可自行逐渐消失。感染轻时可无症状，寄生数量多时，可自觉肌肉酸痛无力，发胀、麻木。

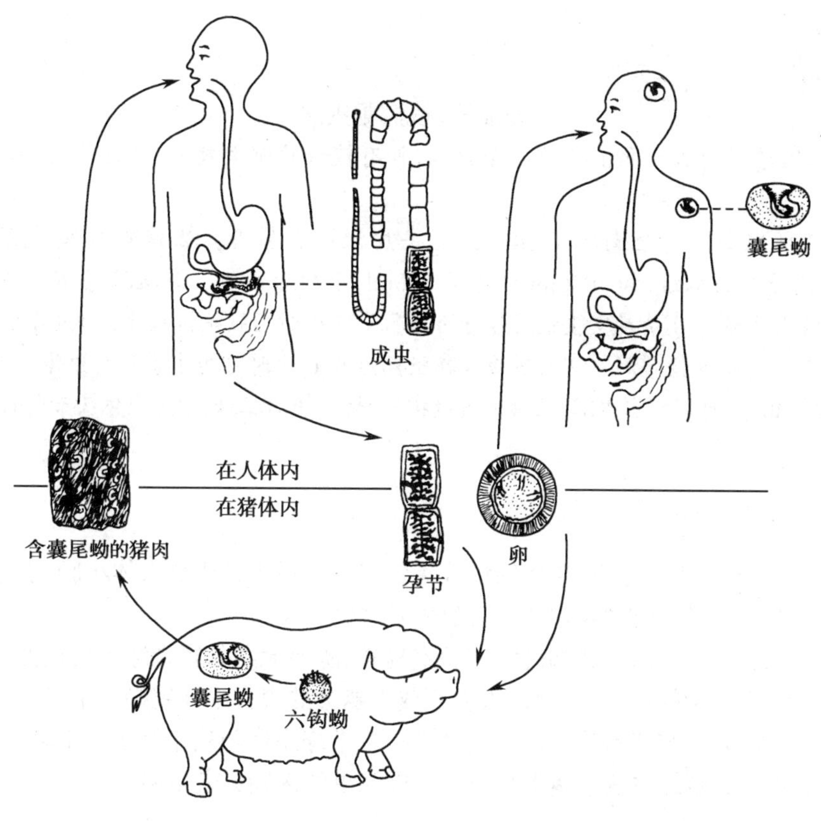

图 10-16 猪带绦虫生活史

(2) 脑囊尾蚴病:临床症状极为复杂,以癫痫发作最多见。表现为头痛、恶心、呕吐、失语、瘫痪、痴呆等。

(3) 眼囊尾蚴病:症状轻者表现为视力障碍。当虫体死亡后产生强烈的刺激,可导致视网膜脱离,并发白内障、青光眼,甚至失明。

(四) 实验室检查

1. 病原学检查　对可疑病人采用粪便直接涂片法、饱和盐水漂浮法检查虫卵和孕节,肛门拭子法能提高虫卵检出率。皮下结节病人可采用手术摘取活体组织检查囊尾蚴。

2. 免疫学检查　采用皮内试验、酶联免疫吸附试验等免疫学方法对脑囊尾蚴病有重要的临床辅助诊断价值。

此外,眼囊尾蚴病还可借助检眼镜检查,脑囊尾蚴病可采用 X 线、CT、磁共振等影像学诊断进行辅助诊断。

(五) 流行与防治

1. 流行情况　猪肉绦虫病呈世界性分布,但感染率不高。我国主要分布在东北、华北、西北及广西、云南等地,病人以青壮年为主,农村多于城市,男性多于女性。人因食入被虫卵污染的食物或含活囊尾蚴的猪肉而感染。

2. 防治原则　加强卫生宣教,注意个人卫生及饮食卫生,饭前便后洗手,不食生的或未熟猪肉,用于生、熟肉的刀和砧板要分开使用,加强肉类检疫;加强厕所和猪舍的管理,防止人畜相互感染。治疗猪带绦虫病可采用吡喹酮、阿苯达唑和甲苯达唑等药物,槟榔、南瓜子合剂驱虫效果良好;治疗囊尾蚴病以手术摘除为主,首选药物为吡喹酮。

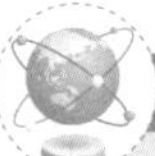
知识链接

南瓜子、槟榔驱虫法

祖国医学用南瓜子和槟榔治疗绦虫病，具有较好的驱虫效果，且副作用小。具体方法如下：

1. 药物准备 ①生南瓜子100~200g去皮微炒后备用。②槟榔100g先用水浸泡一晚，倒掉浸泡的水后，加1000ml水煮至500ml，冷却后备用。③硫酸镁20~30g。

2. 服用方法 ①清晨空腹服用炒好的南瓜子，1小时后服槟榔煎汁200ml左右，半小时后再服20~30g硫酸镁导泻。②大多病人在服药后5~6小时可排出完整的虫体。③若只有部分虫体排出时，可用温水坐浴，让虫体慢慢排出，切勿用力拉扯，以免虫体头节留在体内。

二、肥胖带绦虫

肥胖带绦虫又称牛带绦虫、牛肉绦虫或无钩绦虫。成虫寄生在人体小肠，引起牛带绦虫病，幼虫寄生在牛、羊等动物的组织内，引起牛囊尾蚴病。

牛带绦虫的形态、生活史、致病性、实验室检查、防治原则与猪带绦虫均相似。人为本虫的唯一终宿主，牛为中间宿主，人因食入生的或未熟透的含有牛囊尾蚴的牛肉而感染。牛囊尾蚴不寄生于人体，是与猪带绦虫的重要区别。牛带绦虫卵与猪带绦虫卵不易区别，故发现虫卵时，只能诊断为带绦虫病。猪带绦虫与牛肉绦虫的区别见表10-1。

表10-1 猪带绦虫和牛带绦虫的区别

区别点	猪带绦虫	牛带绦虫
体长	2~4m	4~8m
节片	700~1000节，较薄、略透明	1000~2000节，较厚、透明
头节	球形，直径1mm，有顶突和小钩	略呈方形，直径1.5~2.0mm，无顶突及小钩
成节	卵巢分为3叶，睾丸150~200个	卵巢只分2叶，睾丸300~400个
孕节	子宫分支不整齐，每侧7~13支	子宫分支较整齐，每侧5~30支
囊尾蚴	头节有顶突和小钩，寄生于人体	头节无顶突及小钩，不寄生于人体

牛带绦虫病病人一般无明显症状，偶有腹部不适、消化不良、腹痛、腹泻等症状。多数病人伴有孕节逸出肛门时瘙痒现象，实验室诊断和猪带绦虫相似。

牛带绦虫呈世界性分布，在有生食或半生食牛肉习惯的地区和民族中更易形成流行。我国新疆、内蒙古、西藏、云南、宁夏、四川、广西等少数民族地区呈地方性的流行。病人多为青壮年人，一般男性稍多于女性。

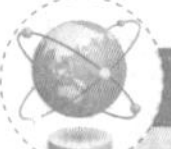
知识链接

习惯与牛带绦虫病

广西和贵州的苗族、侗族群众习惯人畜共居一楼，人住楼上，楼下即是牛圈，人粪便直接从楼上排入牛圈内，使牛受染机会增多。当地少数民族又有吃生肉或不熟牛肉的习惯。如苗族、侗族人喜吃“红肉”、“腌肉”，傣族人喜吃“剁生”等，都是将生牛肉稍加佐料即食。这些食肉习惯都容易造成人感染牛带绦虫。

三、细粒棘球绦虫

细粒棘球绦虫，又称包生绦虫。成虫寄生于犬科动物的小肠，幼虫为棘球蚴，又称包虫，寄生于人和多种食草类动物的组织内，称棘球蚴病或包虫病，是我国重点防治的寄生虫病之一。

(一) 形态

1. 成虫　是绦虫中最小的虫种之一，大小为(2~7)mm×(0.5~0.6)mm。头节呈梨形，直径 0.3mm，具有顶突和 4 个吸盘。除头节和颈部外，整个链体仅有幼节、成节和孕节各 1 节，偶或多 1~2 节。

2. 虫卵　虫卵与猪带绦虫、牛带绦虫卵基本相同，在光镜下难以区别，统称为带绦虫卵。

3. 棘球蚴　为圆形或不规则的囊状体。其大小和形态因寄生时间长短、寄生部位和宿主不同而异，其直径从几毫米至数百毫米。棘球蚴由囊壁和囊内容物组成。囊壁分为两层，外层为角皮层，内层为生发层。生发层可向囊内长出原头蚴、生发囊和子囊。囊液又称棘球蚴液，其中漂浮着许多由囊壁脱落而游离的原头蚴、生发囊、子囊，统称为棘球蚴砂(图 10-17)。

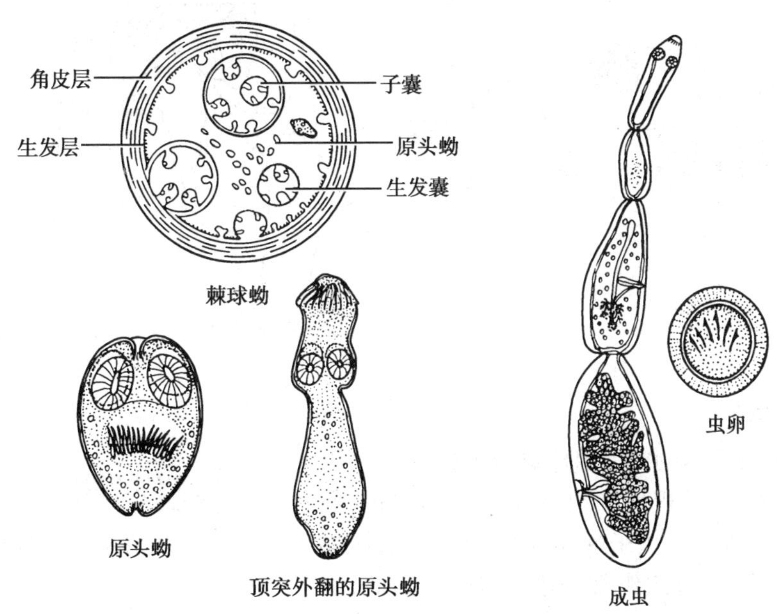

图 10-17　细粒棘球绦虫各期形态

(二) 生活史

细粒棘球绦虫的终宿主是犬、狼等食肉性动物；中间宿主是羊、牛、骆驼等多种食草类动物和人。

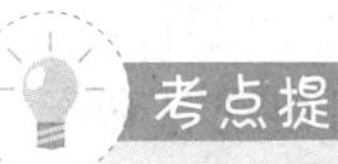

考点提示

细粒棘球绦虫的感染方式和感染阶段

成虫寄生于犬、狼等犬科肉食动物的小肠。孕节或虫卵随粪便排出，污染牧草、水源及周围环境。孕节或虫卵被中间宿主(羊、牛、人)吞食后，在小肠内孵出六钩蚴并穿入肠壁，通过血液循环和淋巴循环到达肝、肺等组织器官，再经过 3~5 个月后发育成棘球蚴。含棘球蚴的家畜内脏或组织被犬、狼等终宿主吞食后，囊内原头蚴散出，在小肠内约经8周时间发育为成虫。在犬科动物肠道中寄生的成虫一般为数百条至数千条。成虫寿命仅为5~6个月，棘球蚴在人体内可存活40余年(图10-18)。

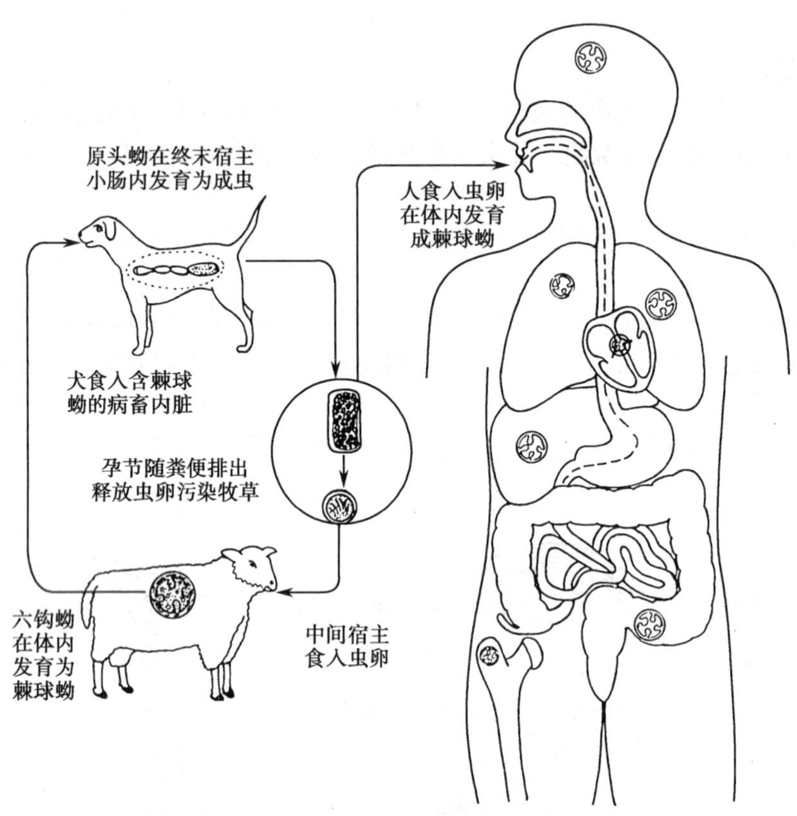

图10-18 细粒棘球绦虫生活史

(三)致病性

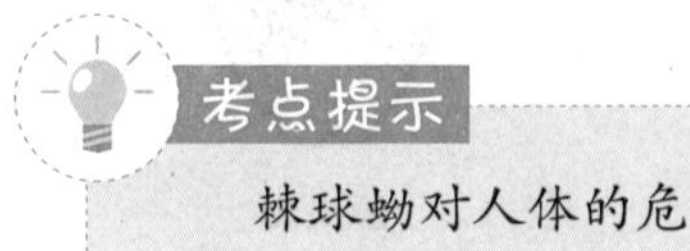

棘球蚴病俗称包虫病，棘球蚴对人体的危害以机械损害为主，严重程度取决于棘球蚴的体积、数量、寄生时间和部位。由于棘球蚴的不断生长，压迫周围组织、器官，引起组织细胞萎缩、坏死，因此，临床表现极其复杂，常见症状有：

1. 局部压迫和刺激症状　如寄生在肝脏可有肝区疼痛、阻塞性黄疸、胆囊炎等。寄生在肺部可出现呼吸急促、胸痛等呼吸道刺激症状；寄生在颅脑则引起头痛、呕吐甚至癫痫等；寄生在骨内，易造成骨折或骨碎裂。

2. 过敏症状　可出现荨麻疹、血管神经性水肿等。若棘球蚴破裂，大量囊液溢出可引起过敏性休克，甚至死亡。

3. 全身中毒症状　如食欲减退、体重减轻、消瘦、发育障碍和恶病质等。

4. 继发性棘球蚴病　棘球蚴可因手术不慎、外伤或继发细菌感染等原因造成破裂，原头蚴进入体腔和其他组织，引起继发性棘球蚴病。

(四) 实验室检查

1. 病原生物检查　手术取出棘球蚴或从痰液、胸膜积液、腹水或尿液等检获棘球蚴碎片或原头蚴等即可确诊。

2. 免疫学检查　免疫学试验是重要的辅助诊断方法。常用的有卡松尼皮内试验，如酶联免疫吸附试验、对流免疫电泳、间接血凝试验。

此外，X 线、B 超、CT、MRI 及同位素扫描等对棘球蚴病的诊断和定位也有较大帮助。

(五) 流行与防治

1. 流行情况　我国是世界上棘球蚴病流行最严重的国家之一，主要集中于我国西北、华北、东北及西南广大农牧区。因食入被虫卵污染的食物或含棘球蚴的动物组织而感染，由于牧区儿童喜欢与家犬亲昵，因此学龄前儿童最易感染。

2. 防治原则　加强健康教育，宣传、普及棘球蚴病知识，提高全民的防病意识，避免感染；强化群众的卫生行为规范，根除以病畜内脏喂犬和乱抛的陋习；定期为家犬、牧犬驱虫，以减少传染源。棘球蚴病的治疗首选手术治疗，术中应注意将虫囊取净并避免囊液外溢造成过敏性休克或继发性腹腔感染；对早期的小棘球蚴，可使用阿苯达唑、吡喹酮、甲苯咪唑等药物治疗。

第四节　医 学 原 虫

原虫为自然界中最低等的单细胞真核动物，能独立完成生命活动中全部生理功能。分布广泛，种类繁多，绝大多数营自生生活，少数营寄生生活。寄生于人体的原虫有 50 余种，称为医学原虫，其中能引起人体发病的原虫只有 10 余种。本节重点介绍疟原虫、阴道毛滴虫和刚地弓形虫。

一、疟原虫

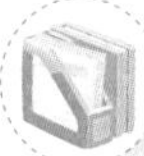

案例

王某，男，25 岁，今年 3 月到云南某边境口岸打工，8 月回家探亲时出现间歇发热、头痛、腹泻一周就诊入院。自诉每天上午体温正常，下午发热。查体：肺部无异常，无皮疹，腹部触诊脾可触及，质软。实验室检查：血红蛋白 70g/L，白细胞计数 12×10^9/L，红细胞计数 3×10^{12}/L，血涂片染色检查红细胞内有大量异常环状结构。

问题：1. 该病人可能感染什么寄生虫，初步诊断是什么疾病？

2. 分析该病人的临床诊断依据。

疟原虫是疟疾的病原体，由按蚊传播。寄生于人体的疟原虫共有 4 种，即间日疟原虫、恶性疟原虫、三日疟原虫、卵形疟原虫。在我国主要流行的是间日疟原虫、其次是恶性疟原虫，三日疟原虫少见、卵形疟原虫罕见。

(一) 形态

> **考点提示**
>
> 疟原虫在红细胞内各发育阶段的形态特征

4 种疟原虫的形态结构基本相同。疟原虫在红细胞内的发育是诊断各种疟疾的依据，按疟原虫在红细胞内生长、发育和繁殖的形态变化分为：小滋养体、大滋养体、裂殖体、配子体 4 个阶段，现以间日疟原虫为例说明其各期的形态特征。

1. 小滋养体（早期滋养体） 又称环状体，虫体细胞质少，多呈环状；胞核呈点状，位于胞质的一侧。此期为疟原虫在红细胞内最早出现的生长阶段。

2. 大滋养体（晚期滋养体） 整个虫体长大，有时伸出伪足，形状不规则；细胞质增多并出现疟色素和空泡；细胞核增大，形状不定。此期被寄生的宿主红细胞开始胀大，颜色变淡，出现薛氏小点。

3. 裂殖体 虫体变圆，细胞核分裂成 2~10 个，而胞质未分裂，疟色素增多，分布不均匀，称未成熟裂殖体；细胞核继续分裂成 12~24 个，胞质也随之分裂，包绕每一个胞核，形成裂殖子，疟色素聚集成团，称成熟裂殖体。

4. 配子体 疟原虫经过数次裂体增殖后，部分裂殖子在红细胞内停止裂体增殖，发育为雌、雄配子体。雌配子体较大，呈卵圆形或圆形，胞质致密，色深蓝，疟色素多而粗大；核致密而偏于虫体的一侧，深红色。雄配子体较小，呈圆形，胞质疏松，色浅蓝略带红，疟色素少而细小；核疏松而位于虫体的中央，淡红色（图 10-19）。

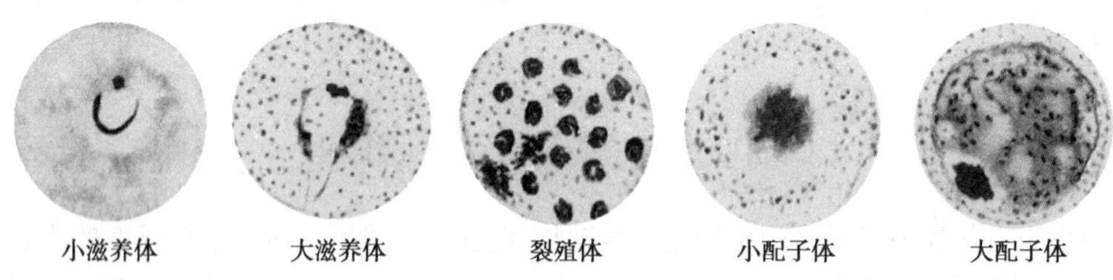

图 10-19 间日疟原虫红细胞内各期形态

（二）生活史

4 种疟原虫的生活史基本相同，都经历有性生殖和无性生殖两个阶段，有性生殖在按蚊体内完成，雌性按蚊为其终宿主；无性生殖在人体内完成，先后寄生在肝细胞和红细胞内，人为其中间宿主。

1. 在人体内的发育 分红细胞外期和红细胞内期两个阶段。

(1) 红细胞外期：又称肝细胞内期。雌性按蚊叮咬人时，子孢子随蚊唾液进入人体，约 30 分钟后，侵入肝细胞开始裂体增殖，裂殖体发育成熟后胀破肝细胞，释放出裂殖子，一部分被巨噬细胞吞噬，一部分侵入红细胞，开始红细胞内期的发育。少部分子孢子侵入肝细胞后，需经过一段时间的休眠，才完成肝细胞内的裂体增殖，称为迟发型子孢子，是疟疾复发的根源。

(2) 红细胞内期：即红外期裂殖子侵入红细胞内裂体增殖的过程。裂殖子侵入红细胞后，经过早期滋养体，晚期滋养体、未成熟裂殖体、成熟裂殖体的发育阶段，成熟裂殖体胀破红细胞，释放出裂殖子，一部分被巨噬细胞吞噬，一部分侵入正常的红细胞，重复红细胞内的裂体增殖过程。疟原虫经过几次红细胞内期裂体增殖后，部分裂殖子不再进行裂体增殖，侵入红细胞直接发育为雌、雄配子体。

2. 在蚊体内的发育 雌性按蚊叮咬和刺吸病人或带虫者血液时，血中各期疟原虫被吸入蚊胃，只有雌、雄配子体能继续发育为雌、雄配子，雄配子钻进雌配子体内形成合子，合子变长能动，为动合子，动合子继续发育成卵囊，卵囊进行孢子增殖，产生大量的子孢子，子孢子经血、淋巴液集中于蚊的唾液腺，当按蚊再叮咬人时，子孢子随蚊唾液进入人体。子孢子是疟原虫的感染阶段（图 10-20）。

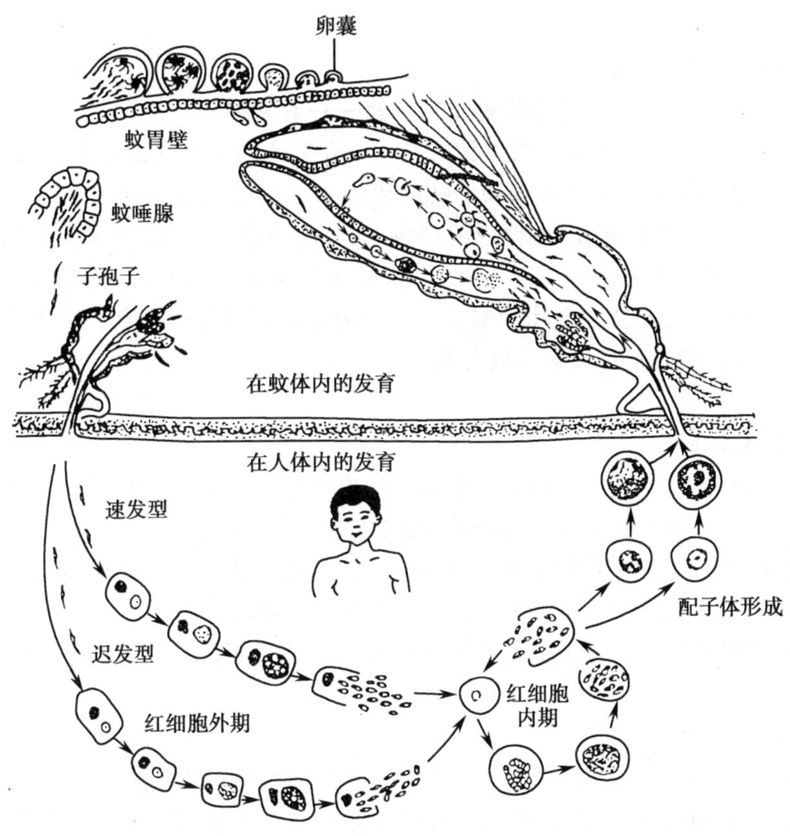

图 10-20 间日疟原虫生活史

（三）致病性

红细胞内期为疟原虫的主要致病阶段。

1. 潜伏期 疟原虫子孢子侵入人体到临床疟疾发作所经过的间隔时间，称为潜伏期。一般间日疟潜伏期短的 11~25 天，长的 6~12 个月或更长；恶性疟为 7~27 天；三日疟为 18~35 天；卵形疟为 11~16 天。

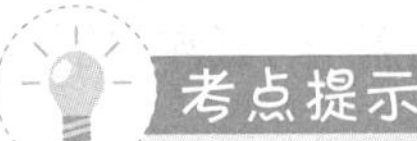

疟原虫的致病阶段及与发作周期之间的关系

2. 疟疾发作 疟疾的典型发作表现为周期性的寒战、发热、出汗退热 3 个连续阶段。发作周期与红内期裂体增殖周期一致，间日疟和卵形疟 48 小时发作一次，三日疟 72 小时发作一次，恶性疟 36~48 小时发作一次。

3. 疟疾再燃与复发 疟疾初发停止后，无再次感染的情况下，残存于红细胞内少量的疟原虫在一定条件下重新大量繁殖，再次引起疟疾发作，称为再燃。疟疾初发病人红内期疟原虫已被消灭，无再次感染的情况下，经过数周至数年，又出现疟疾发作，称为复发。复发机制学说不一，多数学者认为与肝细胞内迟发型子孢子有关。

4. 贫血和脾大 疟疾发作数次后，破坏大量红细胞可引起贫血。发作次数越多，病程越长，贫血越严重。长期不愈或反复感染者，脾大十分明显。

5. 凶险型疟疾 多由恶性疟原虫所致，常发生在免疫力低下或因各种原因延误诊治的重感染者，其中以脑型疟最常见。病人表现为持续高热、抽搐、昏迷、重症贫血、肾衰竭等，若不及时诊治，病死率很高。

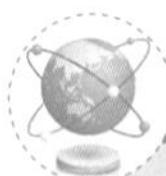
知识链接

治疗疟疾之神药——青蒿素

我国药学家屠呦呦因创制新型抗疟药——青蒿素和双氢青蒿素的贡献，荣获2015年诺贝尔生理学或医学奖。屠呦呦和她的团队于1971年首先从黄花蒿中发现抗疟有效提取物，1972年又分离出新型结构的抗疟有效成分青蒿素，1979年获国家发明奖二等奖。2011年9月获得拉斯克临床医学奖，获奖理由是"因为发现青蒿素——一种用于治疗疟疾的药物，挽救了全球特别是发展中国家数百万人的生命。"这是中国生物医学界迄今为止获得的世界级最高级大奖。

（四）实验室检查

1. 病原学检查　从病人外周血液中检出疟原虫是确诊疟疾的依据。一般从受检者耳垂或手指采血作薄、厚血膜涂片，以吉姆萨或瑞特染液染色后镜检。

2. 免疫学检查　可采用免疫学诊断用于流行病的调查研究和输血对象的筛选。常用的方法有间接荧光抗体试验、间接血凝试验和酶联免疫吸附试验等。

此外，还可利用血清学方法检测疟原虫的循环抗原，利用分子生物学技术提高疟原虫的检出率。

（五）流行与防治

1. 流行情况　疟疾是严重危害人类健康的世界重点防治的疾病之一，在全球热带和亚热带90多个国家和地区流行，全球每年发病人数达3亿左右，年死亡人数超过百万，其中80%以上的病例发生在非洲。我国海南和云南两省疫情最为严重，经过多年努力，现疫情已得到基本控制。

2. 防治原则　我国采用防蚊灭蚊、预防服药、治疗病人和带虫者的综合性防治措施。常用治疗药物有：青蒿素、氯喹、伯氨喹、乙胺嘧啶等。

二、阴道毛滴虫

阴道毛滴虫简称阴道滴虫，主要寄生在人体阴道及泌尿道，主要引起滴虫性阴道炎、尿道炎，是以性传播为主的一种传染病。

（一）形态

阴道毛滴虫仅有滋养体一种形态。呈梨形或椭圆形，无色透明，似水滴样。大小为(10~15)μm×30μm。虫体前端1/3处有一个泡状椭圆形的细胞核。核前端有5颗毛基体，发出4根前鞭毛和1根后鞭毛。后鞭毛向后延伸，连接波动膜边缘。1根轴柱纵贯虫体并于后端伸出体外(图10-21)。

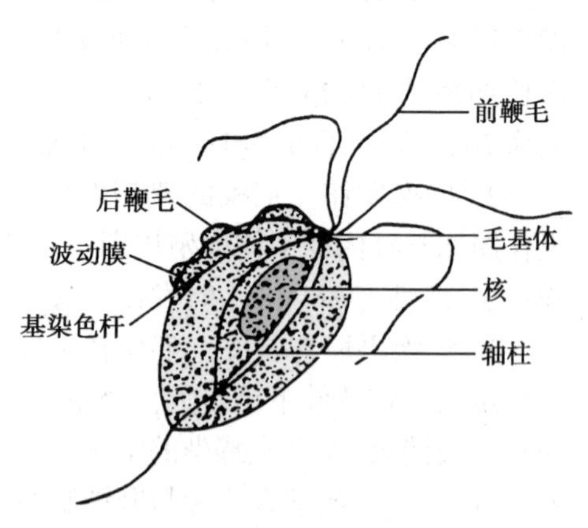

图10-21　阴道毛滴虫滋养体

（二）生活史

阴道毛滴虫生活史简单，滋养体既是本虫的繁殖阶段，又是感染和致病阶段。虫体以纵二分裂法繁殖，以吞噬和吞饮方式摄取食物。虫体在外环境

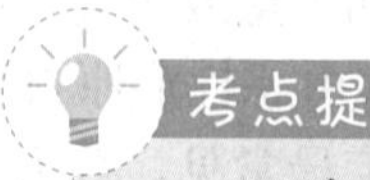
考点提示

阴道毛滴虫的生活史

生命力较强，通过直接或间接接触的方式在人群中传播。主要寄生在女性阴道，以阴道后穹隆多见，也可在尿道内发现；男性感染者一般寄生于尿道、前列腺，也可在睾丸、附睾寄生。

（三）致病性

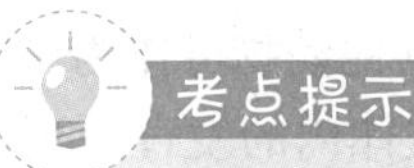

考点提示

阴道毛滴虫的致病性

阴道毛滴虫主要引起女性滴虫性阴道炎。正常情况下女性阴道的内环境由于乳酸杆菌的作用而呈酸性，虫体较难寄生。当妇女月经、妊娠、产后及泌尿生殖系统功能失调时，阴道内 pH 接近中性，有利于虫体寄生。滴虫寄生后可抑制乳酸杆菌的产酸作用，使阴道内的 pH 进一步升高，滴虫得以大量繁殖，并可继发细菌性感染，造成阴道黏膜发生炎症病变。

典型临床表现为外阴瘙痒、白带增多等症状。如滴虫侵犯尿道可引起尿道炎，表现为尿频、尿急和尿痛症状。男性感染滴虫可引起尿道炎或前列腺炎。

（四）实验室检查

取阴道后穹隆分泌物、尿液沉淀物、前列腺液，用生理盐水直接涂片或瑞特、吉姆萨染色镜检，查见本虫滋养体即可确诊。必要时可用培养法提高检出率。

（五）流行与防治

1. 流行情况　本病呈世界性分布，是一种以性传播为主的传染病。阴道毛滴虫病人和带虫者均为传染源，可通过直接接触和间接接触而传播。

2. 防治原则　加强卫生宣传教育，注意个人卫生和经期卫生，提倡淋浴，慎用公共马桶。及时治疗无症状带虫者和病人，夫妻双方应同时治疗方能根治。首选治疗口服药物为甲硝唑，局部治疗可用乙酰胂胺或 1∶5000 高锰酸钾溶液冲洗。

三、刚地弓形虫

刚地弓形虫简称弓形虫，寄生于人和多种动物的有核细胞中，引起人兽共患的弓形虫病。人患先天性弓形虫病，可致胎儿畸形、死胎，影响优生优育。该原虫是条件致病性原虫，在宿主免疫力低下时可造成严重后果。

（一）形态

在弓形虫的发育全过程中，具有 5 种形态：即滋养体、包囊、裂殖体、配子体和卵囊。但对人体感染与致病有关的发育期为：滋养体、包囊和卵囊。

1. 滋养体　又称速殖子，呈香蕉形或半月形，大小为(2~4)μm×(4~7)μm。多个滋养体寄生在细胞内形成假包囊。

2. 包囊　呈圆形或椭圆形，大小为 5~100μm，具有一层富有弹性的坚韧囊壁，内含数个至数百个滋养体，称为缓殖子，形态与速殖子相似。包囊可长期在组织内生存。

3. 卵囊　呈圆形或椭圆形，大小为 10~12μm，具有两层光滑透明的囊壁，内部充满均匀小颗粒。成熟卵囊内含 2 个孢子囊，每个孢子囊含 4 个新月形子孢子（图 10-22）。

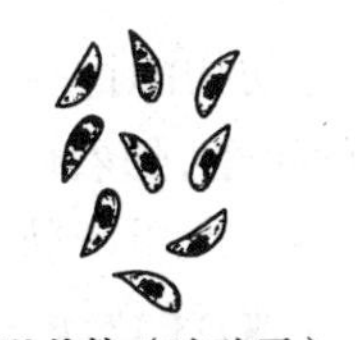

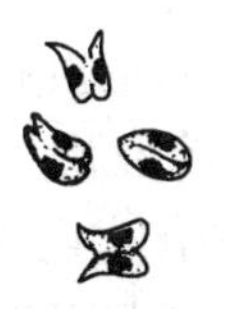

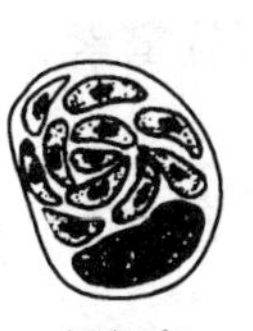

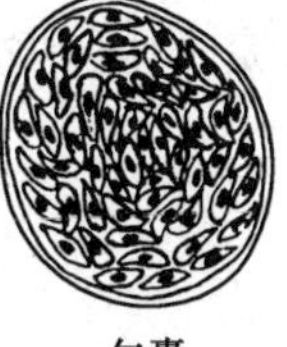

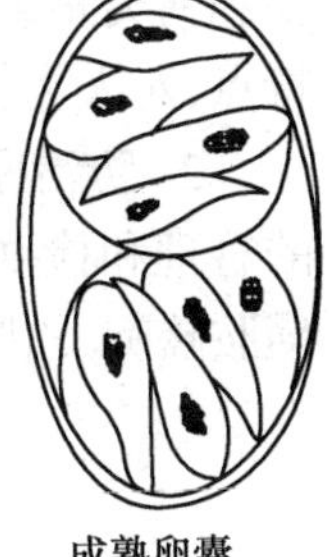

图 10-22　刚地弓形虫各期形态

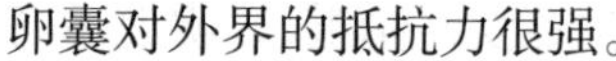

卵囊对外界的抵抗力很强。

（二）生活史

弓形虫生活史复杂，包括有性生殖和无性生殖阶段。猫科动物既是弓形虫的终宿主，也是中间宿主，人和其他动物可作为中间宿主。包囊和卵囊均为弓形虫的感染阶段。

1. 在中间宿主体内的发育　当误食入被卵囊、包囊或假包囊污染的食物后，子孢子、缓殖子、滋养体在肠内逸出，侵入肠壁经血流或淋巴循环扩散至脑、心、肝、肺、肌肉及淋巴结内进行无性增殖，形成假包囊。宿主细胞破裂时，假包囊内释出的滋养体重新侵入新的组织细胞，如此反复繁殖。

当机体免疫功能正常时，虫体繁殖减慢，分泌囊壁，形成包囊。包囊可在中间宿主的脑、眼及骨骼肌中长期存活。

2. 在终宿主体内的发育　当猫或猫科动物捕食时，将弓形虫卵囊、包囊或假包囊吞入消化道后，子孢子、滋养体逸出并侵入其小肠上皮细胞内发育繁殖。经数次裂体增殖后，部分裂殖子发育为雌、雄配子体，并发育雌、雄配子，受精后成为合子，逐渐发育为卵囊。卵囊落入肠腔随粪便排出体外，在适宜环境中经2~4天发育为具感染性的成熟卵囊，可感染中间宿主或再感染终宿主。

（三）致病性

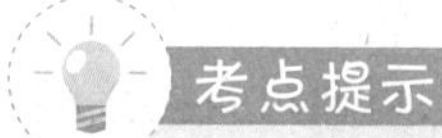

弓形虫的致病性

弓形虫的滋养体是主要致病阶段，包囊是引起慢性感染的主要原因。根据弓形虫的感染途径和类型，分为先天性和后天性两种类型。

1. 先天性弓形虫病　是妊娠妇女感染后经胎盘传给胎儿的，多表现为隐性感染，早期可导致流产、早产、死胎、畸形儿，晚期可出现脑积水、脑钙化症等。

2. 后天性弓形虫病　是经口和皮肤黏膜感染所致，最常见的症状是淋巴结肿大，伴发热和虚弱乏力。隐性感染者在抵抗力低下时可出现眼、脑等脏器明显临床病变。

（四）实验室检查

1. 病原学检查　取病人的体液或穿刺液离心，沉渣涂片或经细胞培养后镜检查滋养体即可确诊。

2. 免疫学检查　可采用间接血凝试验和酶联免疫吸附试验等免疫学方法，检测血清中特异性抗体进行早期临床诊断。

（五）流行与防治

1. 流行情况　弓形虫病为动物源性疾病，呈世界性分布，人和动物都普遍易感，哺乳动物和鸟类是重要的传染源。近年来，随着研究的深入，发现弓形虫具有广域性和多宿主性等特点，对人类健康和优生优育造成严重威胁。

2. 防治原则　加强卫生宣教，注意饮食卫生，不吃未熟的肉类和乳品；加强家畜和家禽的管理和检疫；孕妇避免接触猫、狗等动物，定期做弓形虫常规检查；治疗药物有螺旋霉素、磺胺嘧啶、乙胺嘧啶，孕妇首选螺旋霉素。

第五节　医学节肢动物

医学节肢动物是指与医学有关的节肢动物。医学节肢动物主要有昆虫纲、蛛形纲、甲壳纲、蜃足纲、倍足纲和蠕形纲共6个纲，其中以昆虫纲和蛛形纲与人类疾病关系最为密切，本

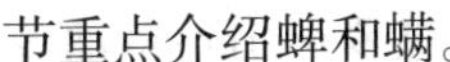
节重点介绍蜱和螨。

医学节肢动物可通过螫刺、骚扰和吸血、毒性物质损害、寄生与侵害、致敏作用等方式对人体造成直接危害；也可通过携带多种病原体进行疾病传播，对人体造成间接危害。

医学节肢动物的防制应采取综合治理措施，包括环境治理、物理防制、化学防制、生物防制、法规防制等。

一、蜱

蜱为蛛形纲节肢动物，分为硬蜱和软蜱两大类，是多种人兽共患病的传播媒介和储存宿主。蜱寄生于体表以吸血为生，根据躯体背面的盾板，分硬蜱和软蜱两类。

(一) 形态

1. 硬蜱　圆形或椭圆形，暗褐色，体长2~15mm，饱吸血液后可达15~30mm，虫体胀大如蓖麻子。虫体分颚体和躯体两部分，颚体在体前端，自背面可见，躯体背部有背板覆盖。成虫有4对足，有嗅觉功能。

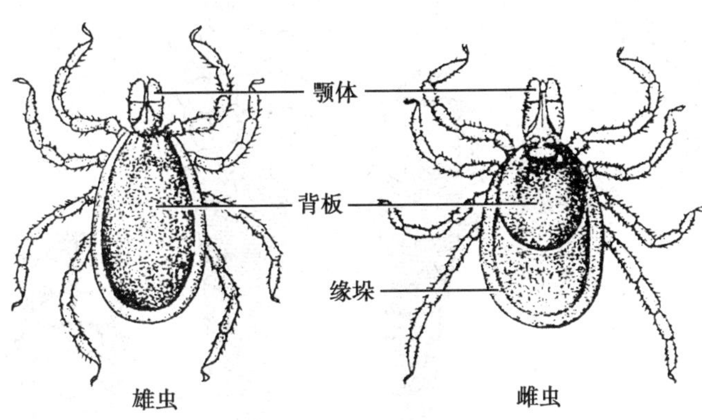

图 10-23　硬蜱成虫

2. 软蜱　基本形态结构和硬蜱相似，但颚体小，隐于躯体腹面前部，自背面不可见，躯体背部无背板覆盖(图10-23)。

(二) 生活史

蜱的发育过程分为卵、幼虫、若虫和成虫4个时期。成虫吸血后交配落地，爬行在草根、树根、畜舍等处，在表层缝隙中产卵，产卵后雌蜱死亡。卵常堆集成团，在适宜条件下卵可在2~4周内孵出幼虫。幼虫形似若虫，但体小，有足3对，幼虫经1~4周蜕皮为若虫。硬蜱若虫只有1期，软蜱若虫经过1~6期，再到宿主身上吸血，落地后再经1~4周蜕皮而为成虫。硬蜱寿命自1个月到数十个月不等；软蜱的成虫由于多次吸血和多次产卵，一般可活5~6年至数十年。

(三) 致病性

1. 直接危害　蜱叮咬后在可造成局部组织充血、水肿、急性炎症反应，还可引起继发性感染。有些硬蜱唾液分泌的神经毒素可导致宿主运动性纤维的传导障碍，引起上行性肌肉麻痹现象，称为蜱瘫痪。

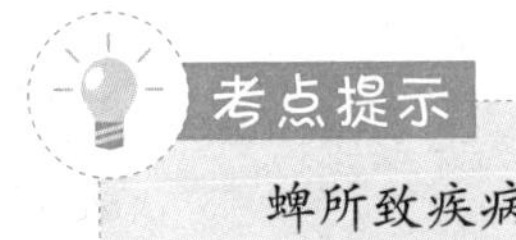

2. 传播疾病　蜱是重要的传播媒介，可以传播病毒、立克次体、细菌、螺旋体，引起森林脑炎、新疆出血热、蜱媒回归热、北亚斑疹伤寒等疾病。

(四) 流行与防治

1. 流行情况　蜱是人类某些疾病的重要传播媒介，呈世界性分布。我国北方和西北地区广泛分布，在河南、湖北、山东、安徽、江苏等也有部分病例报道。蜱通过叮咬吸食宿主血液，传播疾病，成为备受关注的公共卫生问题。

2. 防治原则　采取个人防护、环境防治、化学杀灭等措施进行综合防治。加强个人防护，进入林区或野外工作，要穿五紧服，长袜长靴，戴防护帽，外露部位涂擦罗浮山百草油等驱避剂；草原地带采用牧场轮换、牧场隔离和使用化学杀虫剂。

二、螨虫

螨虫是蛛形纲中的一类小型节肢动物，部分种类与人类关系密切，引起人类疾病。常见的有疥螨、蠕形螨、尘螨（图 10-24，图 10-25），主要特点比较见表 10-2。

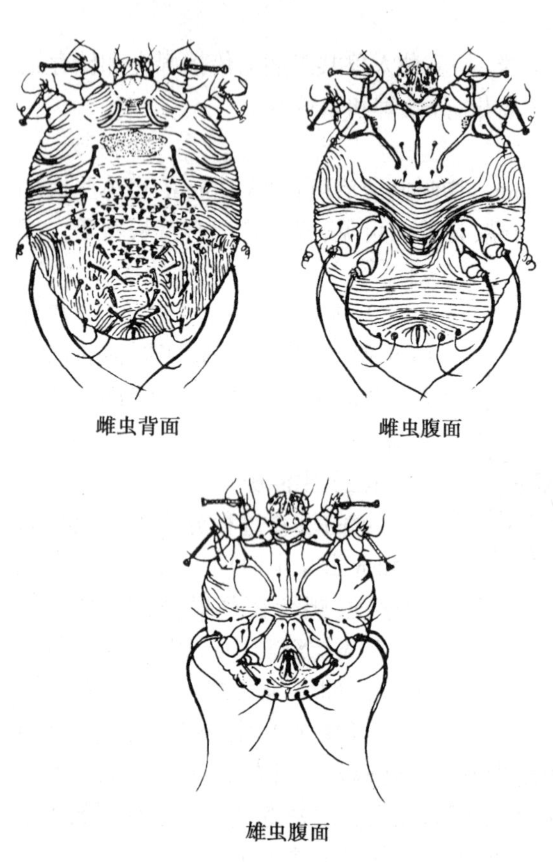

图 10-24 人疥螨成虫

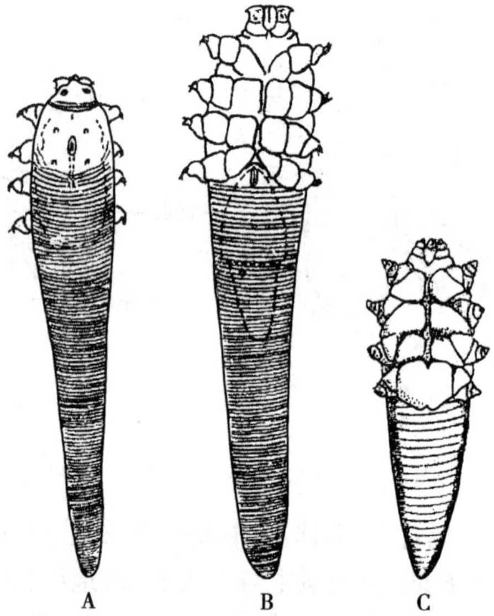

A B C

图 10-25 蠕形螨成虫

A. 毛囊蠕形螨雄虫；B. 毛囊蠕形螨雌虫；C. 皮脂蠕形螨

表 10-2 常见螨虫特点比较

区别点	疥螨	蠕形螨	尘螨
形态	乳白色、圆形或椭圆形	乳白色、蠕虫状	乳黄色、长椭圆形
寄生部位	人体皮肤表皮层内	毛囊和皮脂腺	见于居室的尘埃、地毯等处
发育阶段	卵、幼虫、若虫、成虫	卵、幼虫、若虫、成虫	卵、幼虫、若虫、成虫
所致疾病	疥疮	蠕形螨病，痤疮	Ⅰ型超敏反应（过敏性哮喘、过敏性皮炎、过敏性鼻炎）
实验诊断	针挑法取病原体镜检	挤压涂片法、透明胶纸法镜检	免疫学诊断
防治原则	预防为主，注意个人卫生；避免与病人直接接触，常用药物有 10% 硫黄软膏、复方甲硝唑软膏		注意室内清洁卫生、消除螨的孳生地

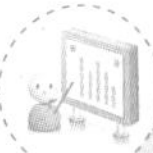

本章小结

寄生在人体常见的线虫主要有似蚓蛔线虫、钩虫、蠕形住肠线虫、丝虫等。蛔虫和蛲虫的感染阶段是感染期虫卵,经口感染;钩虫和丝虫的感染阶段均为丝状蚴,钩虫丝状蚴主要经皮肤感染,丝虫的感染途径为经蚊叮咬。

寄生于人体的吸虫在我国主要有华支睾吸虫、卫氏并殖吸虫、日本裂体吸虫、布氏姜片虫。华支睾吸虫成虫寄生于终宿主的肝胆管内,引起肝吸虫病;卫氏并殖吸虫成虫寄生于人或猫、犬科动物的肺脏,引起肺吸虫病;日本裂体吸虫成虫寄生在哺乳动物的肠系膜下静脉内,引起日本血吸虫病。

寄生于人体的绦虫主要有链状带绦虫、肥胖带绦虫和细粒棘球绦虫。链状带绦虫成虫引起猪带绦虫病,幼虫囊尾蚴引起猪囊尾蚴病;细粒棘球绦虫引起棘球蚴病或包虫病。

寄生于人体的疟原虫在我国常见的是间日疟原虫和恶性疟原虫。疟原虫在红细胞内的发育时期分为小滋养体、大滋养体、裂殖体、配子体四个阶段,红细胞内期是疟原虫的主要致病阶段。阴道毛滴虫主要引起阴道滴虫病。临床典型症状是白带增多,呈泡沫状。刚地弓形虫引起弓形虫病。临床分为先天性弓形虫病和获得性弓形虫病两种类型。

医学节肢动物主要包括昆虫纲和蛛形纲,蛛形纲中与传染病关系密切的是蜱和螨。

(华 莉　何晓静)

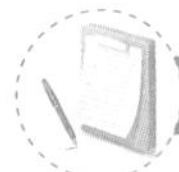

目标测试

一、选择题

A1/A2 型题

1. 蛔虫感染人体的途径是
   A. 经皮肤　　B. 经口　　C. 经呼吸道
   D. 经蚊叮咬　　E. 经血液
2. 关于蛔虫卵的特征,下列描述错误的是
   A. 椭圆形　　B. 有蛋白质膜　　C. 未受精卵卵壳较薄
   D. 有新月形间隙　　E. 内含多个卵细胞
3. 钩虫感染人体的主要途径是
   A. 经口　　B. 经皮肤　　C. 输血感染
   D. 经胎盘　　E. 媒介昆虫叮咬
4. 钩蚴侵入局部皮肤 24 小时内可用皮肤透热疗法治疗,正确的方法是
   A. 用 52℃的热水浸泡 30 分钟
   B. 用 40℃的热水浸泡 30 分钟
   C. 用 52℃的热水浸泡 15 分钟
   D. 用 52℃的热水浸泡 10 分钟

E. 用55℃的热水浸泡30分钟

5. 确诊蛲虫病常用的实验室检查方法是

A. 粪便直接涂片法　B. 加藤厚涂片法　C. 饱和盐水浮聚法
D. 透明胶纸法　E. 试管滤纸培养法

6. 关于蛲虫病的防治原则，下列描述错误的是

A. 不用治疗病人　B. 加强卫生宣教
C. 搞好环境卫生　D. 定期对集体机构生活的儿童普查
E. 防止再感染

7. 寄生在人体淋巴系统的寄生虫是

A. 丝虫　B. 弓形虫　C. 蛔虫
D. 疟原虫　E. 钩虫

8. 需夜间抽血检查诊断的寄生虫病是

A. 旋毛虫病　B. 疟疾　C. 丝虫病
D. 血吸虫病　E. 钩虫病

9. 关于肝吸虫的生活史，下列描述正确的是

A. 寄生部位在肝脏　B. 感染阶段是尾蚴
C. 第一中间宿主是鱼和虾　D. 经口感染人体
E. 成虫在人体存活的时间为5年

10. 人体常见寄生虫虫卵中最小的是

A. 肺吸虫　B. 刚地弓形虫　C. 蛔虫
D. 肝吸虫　E. 血吸虫

11. 卫氏并殖吸虫成虫的寄生部位是

A. 肺　B. 小肠　C. 胆道
D. 肝胆管　E. 血液

12. 人体感染并殖吸虫的主要方式是

A. 生吃鱼、虾　B. 生食水生植物　C. 喝生水
D. 生吃淡水螺类　E. 生吃或半生吃溪蟹、蝲蛄

13. 没有卵盖的吸虫卵为

A. 肝吸虫卵　B. 血吸虫卵　C. 肺吸虫卵
D. 姜片吸虫卵　E. 钩虫卵

14. 血吸虫病的防治原则正确的是

A. 消灭钉螺　B. 加强粪便管理　C. 治疗病人
D. 加强水源管理　E. 以上都是

15. 关于链状带绦虫成虫的形态，下列描述错误的是

A. 虫体呈带状，背腹扁平　B. 虫体分节、左右对称
C. 雌雄异体　D. 颈部具有生发功能
E. 由头节、颈部、链体三部分组成

16. 驱虫治疗猪带绦虫病后，检获下列哪项可作为驱虫有效的指标

A. 孕节　B. 幼节　C. 成节
D. 颈部　E. 头节

17. 关于肥胖带绦虫的特点,下列描述正确的是
A. 囊尾蚴不寄生于人体　B. 头节有顶突及小钩
C. 卵巢分 3 叶　D. 中间宿主是猫
E. 子宫分支不整齐,每侧 7~10 支

18. 棘球蚴最常见的人体寄生部位是
A. 肝脏　B. 肺脏　C. 脑
D. 腹腔　E. 脾脏

19. 传播疟疾的昆虫是
A. 蚊　B. 蝇　C. 蚤
D. 虱　E. 蜱

20. 间日疟原虫的一个红细胞内周期所需时间是
A. 24 小时　B. 48 小时　C. 72 小时
D. 36 小时　E. 28 小时

21. 滋养体既是感染阶段又是致病阶段的寄生虫是
A. 血吸虫　B. 阴道滴虫　C. 痢疾阿米巴
D. 钩虫　E. 肝吸虫

22. 诊断刚地弓形虫的常用实验方法是
A. 骨髓穿刺　B. 动物接种
C. 取体液、穿刺液细胞培养　D. 免疫学方法
E. 透明胶纸法

23. 硬蜱传播的疾病是
A. 丝虫病　B. 痢疾　C. 斑疹伤寒
D. 森林脑炎　E. 疟疾

24. 蜱发育过程中的吸血阶段是
A. 雌蜱　B. 雄蜱　C. 幼虫
D. 若虫　E. 以上各期均可

25. 蠕形螨感染的部位最多见的是
A. 腹部　B. 颜面部　C. 胸部
D. 颈部　E. 四肢

A3/A4 型题

(26~27 题共用题干)

病人,女性,10 岁。2 天前因突发性哮喘就诊。其母亲代诉患儿近一周以来出现轻度干咳,呼吸短促,夜间症状加重,同时伴有皮肤瘙痒,偶有腹痛。查体:体温 36.8℃,两肺均可闻及哮鸣音,胸部 X 线见肺纹理增粗,上腹部触及一包块,质软、尚可活动,B 超检查于上腹部探及团块回声。患儿一年前曾有排虫史,粪检中发现大量的寄生虫卵。

26. 患儿可能感染的寄生虫是
A. 蛔虫　B. 疟原虫　C. 血吸虫
D. 肺吸虫　E. 蛲虫

27. 该寄生虫病的感染途径可能是
A. 便后不洗手食入粪内新鲜虫卵

B. 经常喝生水
C. 经常生食或半生食鱼虾
D. 经常光脚在蔬菜地玩污染虫卵
E. 饭前不洗手,食入被虫卵污染的蔬菜

(28~30 题共用题干)

病人,男性,30岁。近2个月来咳嗽、痰中带血,伴低热、胸痛、乏力,就诊入院2天。查体:T37.9℃,两肺呼吸音减弱,肝脾不大。询问病史,曾多次生食“醉溪蟹”。X线胸片见肺下部纹理增粗,痰抗酸杆菌试验阴性,痰检肺吸虫虫卵阳性,诊断为肺吸虫病,采用吡喹酮治疗1周后症状缓解。

28. 确诊此病的依据是
A. 多次生食“醉溪蟹” B. 抗酸杆菌试验阴性
C. X线胸片肺下部纹理增粗 D. 痰检肺吸虫虫卵阳性
E. 发热、咳嗽、痰中带血

29. 与该病有关的病因是
A. 生食或食未熟的淡水鱼 B. 生食或食未熟的溪蟹
C. 食生菱角 D. 生食或食未熟的牛肉
E. 生食或食未熟的猪肉

30. 预防肺吸虫病的措施中不正确的是
A. 不生食或半生食溪蟹、蝲蛄
B. 不生食或半生食淡水鱼、虾
C. 积极治疗病人
D. 捕杀保虫宿主
E. 不喝生水

B1 型题

(31~34 题共用备选答案)

A. 蛔虫 B. 疟原虫 C. 钩虫
D. 华支睾吸虫 E. 日本血吸虫

31. 在人体小肠寄生的是
32. 在人体红细胞寄生的是
33. 在人体肝胆管寄生的是
34. 在人体肠系膜静脉寄生的是

(35~38 题共用备选答案)

A. 囊尾蚴和虫卵 B. 滋养体 C. 尾蚴
D. 丝状蚴 E. 感染期虫卵

35. 蛲虫的感染阶段是
36. 猪肉绦虫的感染阶段是
37. 阴道毛滴虫的感染阶段是
38. 钩虫的感染阶段是

(39~43 题共用备选答案)

A. 肥胖带绦虫 B. 钩虫 C. 刚地弓形虫

D. 肺吸虫　　　　E. 细粒棘球绦虫

39. 能引起缺铁性贫血的是
40. 能引起胎儿流产或畸胎的是
41. 能引起严重过敏反应的是
42. 能引起牛囊尾蚴病的是
43. 在病人的痰液中能查到虫卵的是

二、简答题

1. 简述人体常见线虫对人体的危害性,如何防治?
2. 试比较肝吸虫、肺吸虫、血吸虫的寄生部位、中间宿主、致病性及防治原则。
3. 简述链状带绦虫的感染阶段和致病特点。

实 验 指 导

实验目的与实验室规则

一、实验目的

病原生物与免疫学基础实验是该课程的重要组成部分，通过实验能加深学生对其基本理论、基本知识的理解；通过实验操作，能强化学生掌握微生物、寄生虫、免疫学相关检测技术的基本实验技能；通过无菌操作，能牢固建立无菌观念；利于培养学生的动手能力、观察能力、分析问题与解决问题的能力。为学生养成良好的职业素养、勤奋求真的工作态度、科学严谨的工作作风，奠定扎实的基础。实验教学形式分为：教师示教和学生操作两种。

为了提高实验课教学效果，要求学生必须做到以下几点：

1. 每次实验课前务必做好预习，预写实验报告，明确实验目的、实验准备、实验方法、原理内容、操作中应注意的问题等。

2. 在实验过程中，严格按照实验指导规定的方法步骤，依次进行，不急不躁，避免或减少错误的发生，并牢固树立无菌观念。

3. 必须如实地记录实验结果，坚持实事求是的科学态度。若出现与理论不符的结果，要认真进行分析，查找原因，得出结论。

4. 实验完成后，要及时写出实验报告。

二、实验室规则

1. 操作者必须穿工作服，戴口罩、帽子，必要时戴防护镜和橡胶手套，操作结束时，必须脱下工作衣帽反折后带出，必须用肥皂或消毒液将手洗干净。

2. 进入实验室只带必要的文具、实验指导、实验报告，其他物品一律不准带入。实验室内严禁吸烟、饮食或把笔、纸片等含于口内。

3. 实验室内要保持安静、整洁、有秩序，严禁喧哗和随意走动，以免影响他人实验或发生意外。

4. 凡具有传染性的培养基、带菌材料、器具等，必须按要求进行消毒灭菌处理，不得随便乱放或用水冲洗。未经许可，不得将实验室内的任何物品带出室外。

5. 实验过程中一旦发生意外，如吸入菌液、划破皮肤、细菌污染实验台或地面等，必须立即报告指导教师，由教师及时指导处理，不得擅自处理或不报告。

6. 对人或动物进行采血、穿刺、接种操作，局部必须进行消毒；所有感染性废弃物、动物尸体等必须进行灭菌处理。

7. 实验结束后,应整理好实验器材,将所用物品放回原处。需培养的培养物放入培养箱中,需消毒灭菌的物品集中到指定地方。

8. 要爱护实验室公物,注意节约水、电和实验材料。不准随意调试培养箱、水浴锅、电冰箱等实验设备。

9. 实验课后,值日生在实验教师的指导下,消毒桌面、清扫实验室卫生,关好水电和门窗。

实验 1　细菌的形态学和结构观察

一、显微镜油镜的使用和保护(操作)

【实验目的】

学会显微镜油镜的使用和保护方法,了解显微镜成像原理。

【实验准备】

1. 熟悉显微镜的构造。

2. 器材　显微镜,香柏油,二甲苯或专用清洁剂,擦镜纸。

【实验方法与结果】

1. 显微镜油镜的使用

(1) 普通光学显微镜的基本构造:显微镜的基本结构包括 3 大部分:光学系统、机械部件和附加装置。光学系统包括物镜、目镜以及由聚光镜和反光镜(或电光源)组成的照明装置。机械部件主要包括调焦系统、载物台和物镜转换器等运动部件以及底座、镜壁、镜筒等支持部件。

(2) 对光:检查不染色标本宜用弱光,即将聚光器降低或缩小光圈;检查染色标本时光线宜强,应将光圈开大并升高聚光器。新型显微镜光圈外环上标有 10、40、90、100 等数字,当使用一定倍数的物镜时,将光圈调节柄移至相应数字位置。

(3) 油镜使用:将载玻片放在载物台上,用夹片器固定,先用低倍镜找到标本所在处,再换油镜观察。使用油镜时,需在载玻片的标本部位滴香柏油一滴,从旁侧观察并扭动粗调螺旋使载物台上升,将油镜镜头浸入油内接近标本表面,但不要碰到玻片,以免损伤镜头。

(4) 观察标本:用左眼注视目镜视野内,先用粗调节器将油镜缓慢调离玻片至有模糊物象时,然后用细调节器调至物象清晰。观察标本时,两眼同时睁开,以左眼窥镜,右眼配合绘图或记录。

2. 显微镜保护方法

(1) 物镜及目镜需经常保持清洁,特别是油镜,使用完毕后,应立即用擦镜纸擦拭干净,严禁用手、布或其他纸擦拭。如油已干,可在擦镜纸上滴加少许二甲苯或专用清洁剂(75%乙醇与乙醚等量混合)将镜头的油擦掉,并随即用擦镜纸将残留的二甲苯或清洁剂擦净。

(2) 显微镜使用完毕应将物镜转成“八”字形,反光镜竖起,降下聚光器,以防止因物镜镜头直接触及载物台或聚光器而损坏光学镜片。

(3) 调节螺旋是显微镜机械装置中较精细又容易损坏的元件,扭到了限位以后决不能再扭。

(4) 新型一体光源的显微镜有调节光强度的旋钮,每次使用显微镜结束时将此旋钮旋至低光位，以防止下次通电时损坏电路保险。

(5) 取拿显微镜时，要双手托持，轻拿轻放。平时应放置在干燥、避光的地方，防止镜头发霉。

二、细菌基本形态和特殊结构的观察（示教）

【实验目的】

1. 学会细菌的基本形态与特殊形态的观察。
2. 能正确解释细菌特殊形态的临床意义。

【实验准备】

1. 物品　葡萄球菌、枯草杆菌、大肠埃希菌、霍乱弧菌等基本形态标本片；变形杆菌、伤寒沙门菌鞭毛标本片，炭疽芽胞杆菌、破伤风芽胞梭菌芽胞标本片，炭疽芽胞杆菌、肺炎链球菌荚膜标本片等。
2. 器械　显微镜、香柏油、镜头清洁剂或二甲苯、擦镜纸等。

【实验方法与结果】

1. 用油镜观察。
2. 观察细菌形态、大小、排列、颜色等基本形态特征。
3. 观察特殊结构的形态、大小、数量、颜色、位置及与菌体的关系等。

三、细菌涂片标本制作和革兰染色法（操作）

（一）细菌涂片标本制作

【实验目的】

学会细菌涂片标本的制备，并能揭示其制备要点。

【实验准备】

1. 物品　表皮葡萄球菌、大肠埃希菌混合菌液。
2. 器械　载玻片、接种环、酒精灯、玻片夹等。

【实验方法与结果】

1. 涂片　左手持菌液试管，右手持接种环在酒精灯火焰上烧灼灭菌，冷却后从试管中蘸取混合菌液 2~3 接种环，在洁净无脂的载玻片上均匀涂一直径约 1cm 的薄膜。涂片不能太厚，细菌在涂片中最好呈单层分布。将接种环烧灼灭菌。
2. 干燥　将涂片放至室温自然干燥，也可将标本面向上，在离火焰约 20cm 高处微微加热烘干，切勿靠近火焰，以免烤焦。
3. 固定　将已干燥的涂片标本面向上，用玻片夹夹住玻片一端，以钟摆速度通过酒精灯火焰温度最高处 3 次，载玻片以热而不烫为宜。其目的是杀死细菌，并将细菌固定于玻片上，以免染色过程中被水冲掉。
4. 待染色　固定后，可根据检查目的不同，选用不同的染色方法进行染色。滴加染液，以覆盖标本为度，不宜过多。

（二）革兰染色法

【实验目的】

1. 学会革兰染色方法，知道该染色法是细菌学上最常用的染色方法。
2. 熟悉其医学意义　①鉴别细菌。②指导临床用药。③研究细菌的致病性。

【实验准备】

1. 物品　表皮葡萄球菌和大肠埃希菌混合菌液、革兰染色液一套(结晶紫染液、卢戈碘液、95% 乙醇、稀释苯酚复红染液)等。

2. 器械　显微镜、香柏油、接种环、载玻片、酒精灯、玻片夹、吸水纸、冲洗瓶、擦镜纸等。

【实验方法】

将制备好的标本按以下步骤进行染色:

1. 初染　将结晶紫染液 1~2 滴加于已固定的涂片标本上,染色 1 分钟,用细流水冲洗,甩去积水。

2. 媒染　滴加卢戈碘液 1~2 滴,染色 1 分钟,用细流水冲洗,甩去积水。

3. 脱色　滴加 95% 乙醇数滴,摇动玻片数秒钟,使均匀脱色,然后斜持玻片,再滴加乙醇,直到流下的乙醇无色为止(0.5~1 分钟),用细流水冲洗,甩去积水。

4. 复染　滴加稀释苯酚复红液 1~2 滴,复染 0.5 分钟,用细流水冲洗,甩去积水。将标本片用吸水纸吸干,在涂片上滴加镜油,置油镜下检查。

【实验结果】

表皮葡萄球菌染成紫色,为革兰阳性菌,呈葡萄串状排列;大肠埃希菌染成红色,为革兰阴性菌,呈散在的杆状。

【实验报告】

1. 写出显微镜油镜的使用和保护方法。

2. 绘出本次实验课镜下观察所见到的细菌基本形态和特殊结构图。

3. 记录革兰染色结果并进行分析。

(张轩寅)

实验 2　细菌的人工培养

一、常用培养基的制备(示教)

【实验目的】

了解细菌培养基的制备原则、基本程序,熟悉常用培养基的名称。

【实验准备】

1. 物品　牛肉膏、蛋白胨、氯化钠、蒸馏水、琼脂,血液(人、兔或绵羊脱纤维无菌血液),氢氧化钠溶液、盐酸溶液、酚红指示剂、精密 pH 试纸等。

2. 器械　天平、试管、无菌平皿、三角烧瓶、电炉、高压蒸汽灭菌器、恒温培养箱、酸度计、比色管(器)、玻璃吸管等。

【实验方法与结果】

1. 制备原则　①适当的营养成分。②合适的酸碱度。③绝对无菌。

2. 制备程序　配料→溶化→测定及矫正 pH →分装→灭菌、备用。

3. 常用培养基

(1) 肉汤培养基:取 1000ml 水,加入牛肉膏 3~5g,蛋白胨 10g,氯化钠 5g,混合加热溶解,调整 pH 至 7.4~7.6,分装于烧瓶中,高压灭菌后备用。可供一般细菌生长。

(2) 普通琼脂培养基:在 100ml 肉汤培养基中加入 2%~3% 琼脂,加热溶化,过滤,分装于烧瓶或试管中。高压灭菌后，待肉汤琼脂冷至 50~60℃时，以无菌操作倾入灭菌的空培养皿中，厚度为 3~4mm，冷凝后即成琼脂平板；或趁热将试管倾置，冷凝后成琼脂斜面。前者用于分离细菌，后者用于增殖或保存菌种。

(3) 半固体培养基：在 100ml 肉汤培养基中加入 0.3~0.5g 琼脂，分装于烧瓶或小试管中(每管 1~5ml)，高压灭菌后备用。主要用于保存菌种或观察细菌动力。

(4) 血液琼脂培养基(血平板)：将高压灭菌后的普通琼脂培养基，冷却至 45~50℃后，以无菌操作加入 5%~10% 血液(人、兔或绵羊脱纤维无菌血液)，然后，以无菌操作将其倾入灭菌的空培养皿中，厚度 3~4mm，冷凝后即为血平板。用于营养要求较高的细菌分离培养，也可观察细菌的溶血特征。

二、细菌的接种与培养(操作)

【实验目的】

学会细菌接种技术，能判断细菌在不同培养基中的生长现象。

【实验准备】

1. 物品　表皮葡萄球菌、大肠埃希菌 18~24 小时斜面培养物，普通肉汤、琼脂平板、斜面培养基、半固体培养基等。

2. 器械　接种环、接种针、酒精灯、试管架、恒温培养箱、放大镜等。

【实验方法与结果】

1. 平板划线分离培养法

(1) 分区划线分离法：主要用于细菌的分离培养。具体操作方法为：①右手持接种环，在酒精灯火焰上烧灼灭菌，待冷，挑取 1 环葡萄球菌或大肠埃希菌菌落。②左手持普通琼脂平板，用五手指固定，以拇指启开皿盖，皿盖与皿底不能超过 45° 角。③将挑取的菌落轻轻涂在平板边缘(为原始部位)，烧灼接种灭菌环，待冷，然后从原始部位开始，进行第 1 次划线。划线时，接种环与平皿底平面保持 30° ~45° 的角度，用腕力使接种环来回划动。④用左手大拇指与中指旋转平板约 60° 的角度，烧灼接种环灭菌，待冷，进行第 2 次划线，用同样方法进行第 3、第 4 或第 5 次划线，每次划线与前次划线重叠 2~3 条(实验图 1)。⑤划线完毕，烧灼接种环灭菌，合上平皿盖，并在皿底记录标本名称(或标本号)、接种日期。将平皿倒置(皿底在上)放于 37℃培养箱中，培养 18~24 小时。

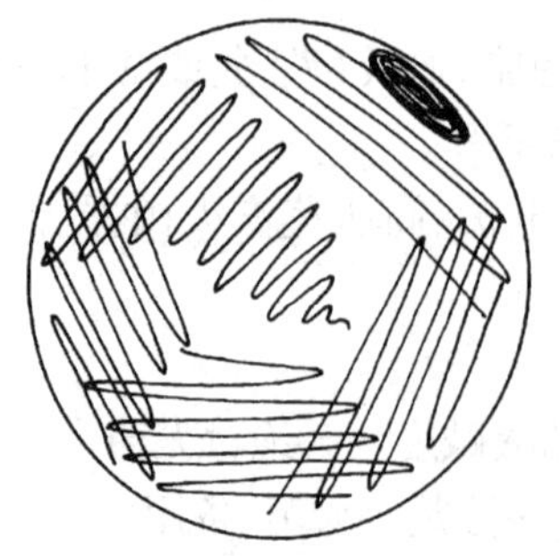
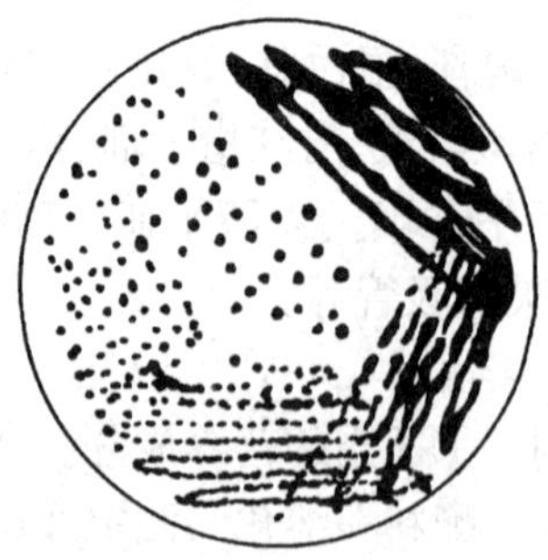

实验图 1　分区划线分离法(左)及培养后菌落分布(右)示意图

(2) 连续划线分离法：从平板一端开始以密而不重叠曲线形式，左右来回连续将整个平板划满曲线(实验图 2)，其要领同分区划线分离法。划线完毕，合上平皿盖并作好标记，并在

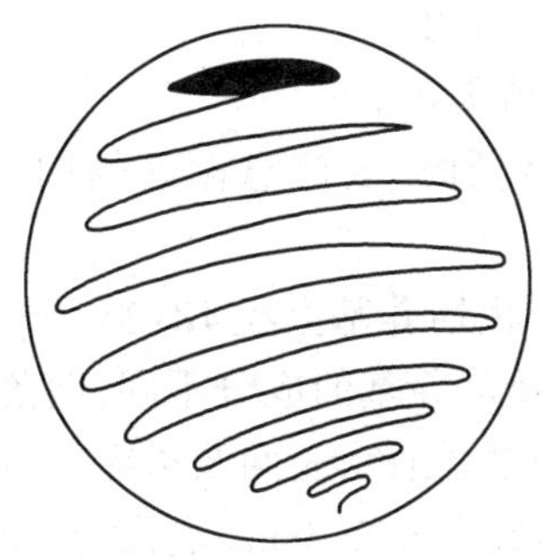

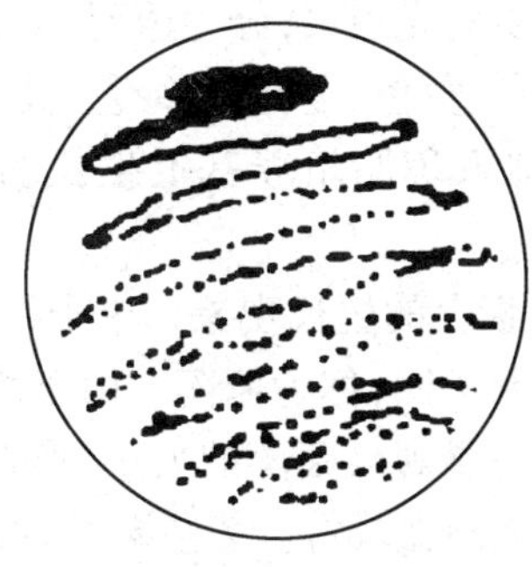

实验图 2 连续划线分离法（左）及培养后菌落分布（右）示意图

皿底记录标本名称（或标本号）、接种日期。将平皿倒置（皿底在上）放于 37℃培养箱中，培养 18~24 小时。

2. 斜面接种法　主要用于纯培养及保存菌种，某些特殊的斜面培养基可用于观察生化反应等。具体操作：①用左手拇指、示指、中指及无名指握住斜面培养管。②右手持接种环（针），并烧灼灭菌，待冷。③右手持接种环（针）的同时，用小指和手掌拔取管塞，将管口通过火焰灭菌。④用接种环（针）挑取细菌标本（大肠埃希菌），迅速伸入培养管内，在斜面上先由底部向上划一条直线，再由斜面底部向上轻轻蛇形划线。⑤取出接种环（针），在火焰上灭菌管口，塞上管塞，灭菌接种环（针），将培养管做好标记，置 37℃培养箱中，培养 18~24 小时。

3. 液体接种法　主要用于增菌培养及细菌生化反应等。具体操作如同斜面接种。用接种环挑取菌苔或菌落，先在接近液面的试管壁上研磨并蘸取少许液体溶散，使细菌均匀分布于培养基中。将肉汤管做好标记，置 37℃培养箱中，培养 18~24 小时。

4. 穿刺接种法　常用于观察细菌动力及保存菌种等。具体操作同斜面接种法。用接种针挑取菌落，从培养基横截面的中心点垂直穿刺至距试管底部 5mm 左右（不能穿至试管底），将接种针沿原路退出。将培养管做好标记，置 37℃培养箱中，培养 18~24 小时。

三、细菌生长现象及代谢产物的观察

（一）细菌在平板培养基上的生长现象（操作）

【实验目的】

学会观察细菌在平板培养基中的生长现象，能熟悉其用途。

【实验准备】

表皮葡萄球菌、大肠埃希菌 18~24 小时普通琼脂平板培养物，放大镜等。

【实验方法与结果】

1. 观察方法　一般用肉眼直接（必要时用放大镜）观察平板培养物上长出的、发育良好的单个菌落。观察时要注意以下几点：

(1) 菌落外形的直径大小：按其大小概略分为 3 等。<2mm 者为小菌落，2~4mm 者为中等大菌落，>4mm 者为大菌落。

(2) 形状：圆形或不规则形。

(3) 表面：光滑、粗糙；凸起、凹下、平坦；湿润有光泽、干燥无光泽。

(4) 边缘：整齐、不整齐（波浪状、锯齿状、卷发状等）。

(5) 透明度:要对光观察,分为透明、半透明、不透明。

(6) 颜色:白色、黄色、金黄色、绿色、其他颜色或无色。

(7) 如观察血液琼脂培养基上生长的菌落特征时,要注意菌落的周围有无溶血环及特点。

2. 在琼脂平板上的生长现象　单个细菌在平板培养基上经18~24小时繁殖,形成一个个肉眼可见的细菌集团,称为菌落。由于菌种以及培养基的成分不同,菌落也不尽相同,借此可鉴别细菌。注意观察菌落的大小、形态、透明度、颜色、表面及边缘等,在血平板上还要观察菌落周围有无溶血环等。表皮葡萄球菌可形成直径2~3mm、乳白色、湿润不透明、圆形凸起、边缘整齐的菌落;大肠埃希菌形成灰白色、圆形、光滑、湿润的较大菌落。

(二) 细菌在斜面培养基上的生长现象(操作)

【实验目的】

学会观察细菌在斜面培养基中的生长现象,能熟悉其用途。

【实验准备】

表皮葡萄球菌、大肠埃希菌18~24小时普通琼脂斜面培养物,放大镜等。

【实验方法与结果】

观察菌苔的形状、颜色、透明度、光泽等。大肠埃希菌在斜面上形成均匀一致、灰白色、湿润的菌苔,如有不同的菌落出现,则表明菌种不纯或受到其他细菌污染。辨别菌苔的颜色时,除看菌苔的颜色外,还要看培养基是否被水溶性色素浸润而着色。

(三) 细菌在液体培养基中的生长现象(操作)

【实验目的】

学会观察细菌在液体培养基中的生长现象,并能解释其形成原因。

【实验准备】

大肠埃希菌、枯草杆菌及链球菌18~24小时葡萄糖肉汤培养物,未接种细菌的葡萄糖肉汤培养基。

【实验方法与结果】

观察时应与未经接种的培养基对比,观察细菌在液体培养基中的生长现象。大肠埃希菌均匀混浊生长;链球菌沉淀生长;枯草芽胞杆菌形成菌膜。

(四) 细菌在半固体培养基中的生长现象(操作)

【实验目的】

学会观察细菌在半固体培养基中的生长现象,能解释其原因。

【实验准备】

痢疾杆菌、大肠埃希菌半固体18~24小时培养物。

【实验方法与结果】

大肠埃希菌有鞭毛,可沿穿刺线向四周扩散生长,穿刺线模糊,四周呈羽毛状或云雾状混浊;痢疾志贺菌无鞭毛,只沿穿刺线生长,穿刺线四周培养基透明清澈。

(五) 细菌代谢产物观察(示教)

【实验目的】

学会判断肠道杆菌中致病菌的生化反应,了解细菌代谢产物的临床意义。

【实验准备】

大肠埃希菌、痢疾志贺菌琼脂斜面培养物;葡萄糖、乳糖发酵管,蛋白质胨水培养基、对二甲基氨基苯甲醛试剂。

【实验方法】

1. 糖发酵试验　将大肠埃希菌和痢疾志贺菌分别接种于葡萄糖、乳糖发酵管中，置37℃培养箱中，18~24小时后观察结果。

2. 靛基质试验　将大肠埃希菌和痢疾志贺菌分别接种于蛋白胨水培养基（含色氨酸）中，置37℃培养箱中培养18~24小时后，沿培养基管壁缓慢滴入靛基质试剂（对二甲基氨基苯甲醛）0.5ml，使其浮于培养液表面，静置片刻，观察结果。

【实验结果】

1. 糖发酵试验　大肠埃希菌能分解葡萄糖和乳糖产酸产气（发酵管由紫色变为黄色，倒置小管中有气泡），用"⊕"表示；痢疾志贺菌只分解葡萄糖产酸不产气（发酵管变黄色，倒置小管中无气泡），用"+"表示，不分解乳糖（发酵管不变色），用"-"表示。

2. 靛基质试验　接种大肠埃希菌的试管两液界面形成红色环，靛基质试验阳性，用"+"表示；接种痢疾志贺菌的试管两液界面无红色环形成，靛基质试验阴性，用"-"表示。

【实验报告】

1. 分别写出常用4种培养基的成分和用途。
2. 描述细菌在上述培养基中的生长现象。
3. 记录并分析糖发酵试验及靛基质试验结果。

（张轩寅）

实验3　细菌的分布与消毒灭菌

一、细菌的分布检查（操作）

（一）空气中细菌的检查

【实验目的】

学会不同区域空气中细菌的检查方法，了解细菌在空气中的分布情况。

【实验准备】

普通琼脂培养基，培养箱、放大镜等。

【实验方法】

1. 标记　取普通琼脂平板培养基数只，分别标记"室内"、"室外"等。
2. 接种　启开平皿盖，暴露于室内或室外的空气中10分钟。
3. 培养　置37℃培养箱中，培养18~24小时。

【实验结果】

观察不同地点培养基上细菌生长情况；取培养基上细菌，计数菌落种类和数量。

（二）正常人体细菌分布检查

【实验目的】

学会人体不同部位细菌的检查方法，树立严格的无菌操作观念。

【实验准备】

1. 物品　血平板培养基，碘伏、75%乙醇、无菌棉签。
2. 器械　接种环、酒精灯、培养箱、放大镜等。

【实验方法】

1. 分区标记　用标记笔将血平板培养基平皿底面划分为两个区域，并在底部分区侧面分别标记为鼻腔、口腔。在底部空余区标记姓名和日期等。

2. 接种　用两支无菌棉拭子分别刮取志愿者口腔和鼻腔分泌物，将标本涂在在血平板中已标记的相应区域一边。在无菌操作下，再无菌环连续划线接种。

3. 培养　置37℃培养箱中，培养18~24小时。

【实验结果】

观察培养基表面不同区域生长的菌苔、菌落，注意形态、数量、颜色等特征。

（三）物体表面细菌的检查

【实验目的】

学会不同物体表面细菌的检查方法，养成良好的生活习惯。

【实验准备】

1. 物品　无菌棉签、无菌生理盐水、营养琼脂平板培养基。

2. 器械　培养箱、放大镜等。

【实验方法】

1. 标记　取普通琼脂平板培养基数只，分别标记“笔帽”、“手机键盘”、“硬币”、“食堂饭卡”、“白大衣”等。

2. 接种　分别用无菌棉签蘸取无菌生理盐水，在上述标记种类的物体表面涂擦后，在琼脂平板培养基上做分区划线接种。

3. 培养　将已接种的平板置37℃培养箱中，培养18~24小时。

【实验结果】

观察不同物体取材的培养基上细菌生长情况，注意菌落的形态、颜色、种类、数量及区别。

二、消毒与灭菌实验

（一）皮肤消毒实验（操作）

【实验目的】

能正确进行正常皮肤消毒，熟悉常用皮肤消毒剂的种类。

【实验准备】

1. 物品　普通琼脂平板培养基、无菌棉拭子、无菌生理盐水、75%乙醇、2.5%碘酊、1%碘伏等。

2. 器械　培养箱、放大镜等。

【实验方法】

1. 标记　将普通琼脂平板培养基底部划分为5个区域，分别标记无菌生理盐水、75%乙醇、2.5%碘酊、1%碘伏和对照。

2. 涂擦皮肤　用无菌棉签分别蘸取上列4种试验液体，分别涂擦不同手指掌面。

3. 接种　大约3分钟液体干燥时，将手指分别在培养基的不同标记区域轻轻涂抹，未经涂擦的手指在对照区域涂抹（接种完毕后，涂擦2.5%碘酊的手指以75%乙醇脱碘）。

4. 培养　置37℃培养箱中，培养18~24小时。

【实验结果】

观察不同标记区域的培养基上细菌生长情况，对比计数菌落种类和数量。

(二) 常用消毒灭菌器（高压蒸汽灭菌器）介绍（示教）

【实验目的】

1. 学会常用消毒灭菌器（高压蒸汽灭菌器）的使用方法、适用范围。

2. 了解高温灭菌和高压蒸汽灭菌器的原理。

【实验方法与结果】

1. 构造　高压蒸汽灭菌器（手提式、立式、卧式）是一个双层的金属圆筒，两层之间盛水，外层坚厚，其上或前方有金属厚盖。盖旁附有螺旋，借以紧闭盖门，使蒸汽不能外溢。随着蒸汽压力升高，筒内的压力也会升高。高压蒸汽灭菌器上装有排气阀、安全阀，以调节器内压力，装有的温度计及压力表以示内部温度和压力。器内装有带孔的金属搁板，用于放置欲灭菌对象（实验图 3）。

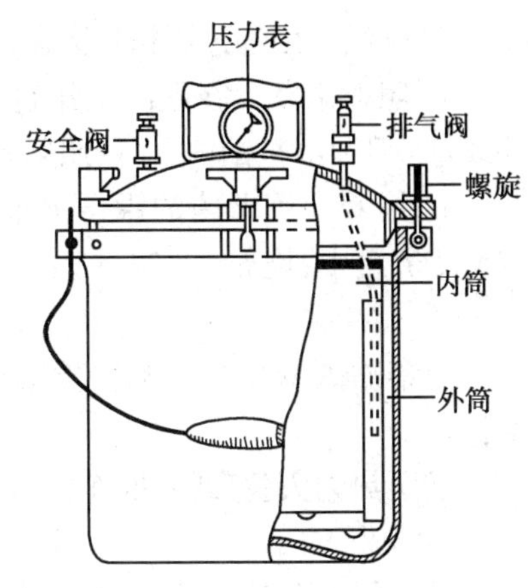

实验图 3　手提高压蒸汽灭菌器示意图

2. 使用方法

(1) 加水至锅内达规定的水平面，放入欲灭菌物品，把锅盖按对称的螺旋先后对称用力（切勿单个依次）扭紧，使锅盖确实均衡密闭。

(2) 通电加热，同时打开排气阀门，使器内冷空气逸出，保证器内温度和压力表所示一致。待空气全部排出后，关闭排气阀。专人看守，不得离开。

(3) 继续加热并注视压力表，器内压力又逐渐升高，直到压力表指在所需压力和温度数值（一般为 103.425kPa），此时筒内温度为 121.3℃，调节热源，维持所需压力 15~20 分钟，可完全杀死细菌的繁殖体和芽胞。

(4) 灭菌时间到达后，停止加热，待压力自行下降至零时方可徐徐开放排气阀，排尽余气后才可开盖，取出灭菌物品。

3. 使用注意事项

(1) 使用前应严格仔细检查排气阀、安全阀、压力表的性能是否正常，以免发生危险。

(2) 灭菌物品不宜放置过挤，以免妨碍蒸汽流通，影响灭菌效果。

(3) 灭菌开始时必须将器内冷空气完全排尽，否则压力表上所示压力并非全部是热蒸汽压力，灭菌效果将不彻底。

(4) 灭菌过程中及灭菌完毕，切不可突然打开排气阀门放气减压，以免瓶内液体外溢。应慢慢放气或自然冷却，待压力至零后，方可开盖取物。

(5) 高压灭菌设备有多种，规模较大的医院装备有大型的高压灭菌器。现代化的高压灭菌器已实现设置程序后自动化运行，不必专人看守。

4. 适用范围　凡耐高温和不怕潮湿的物品均可用此法灭菌。

(三) 紫外线杀菌实验（示教）

【实验目的】

学会紫外线杀菌方法，了解紫外线杀菌原理及适用范围。

【实验准备】

1. 物品　大肠埃希菌、葡萄球菌 18~24 小时肉汤培养物，普通琼脂平板，包裹灭菌的三角形黑纸片等。

2. 器械　镊子、酒精灯、紫外线灯、恒温培养箱、放大镜等。

【实验方法】

1. 标记　在普通琼脂平板培养基底盘侧面标记菌名、实验者、日期等。

2. 接种　用无菌接种环取一环细菌培养物，密集涂布于普通琼脂平板上。

3. 贴纸　用经过酒精灯灭菌后的镊子夹取无菌黑纸片，贴于涂菌后的平板中央。

4. 照射杀菌　在超净工作台或生物安全柜中，拿下平皿盖，暴露涂菌后的培养基于紫外线灯管下 1m 范围内，直接照射紫外线 30 分钟。

5. 培养　用灭菌的镊子夹取贴于培养基上的黑纸片弃入消毒缸中，盖上平皿盖，置 37℃培养箱中，培养 18~24 小时。

【实验结果】

观察贴黑纸片的区域生长出规则、茂密的三角形菌苔，暴露照射区域仅有稀疏的菌落生长。

（四）热力灭菌实验（操作）

【实验目的】

学会用水浴锅消毒灭菌法，熟悉湿热消毒灭菌原理及应用范围。

【实验准备】

1. 物品　枯草芽胞杆菌 5 天、大肠埃希菌 24 小时肉汤培养物，普通肉汤培养基、普通琼脂平板、普通琼脂斜面等。

2. 器械　水浴箱、无菌试管、无菌吸管等。

【实验方法与结果】

1. 标记　取 2ml 量的肉汤管 6 支，各标记 3 支大肠埃希菌和枯草芽胞杆菌。

2. 接种　以无菌吸管分别往肉汤管中加入大肠埃希菌或枯草芽胞杆菌肉汤培养物 0.1ml。

3. 加热　将肉汤管放入已煮沸的消毒锅内（锅内水面应超过肉汤管液面），开始计时，分别在 1 分钟、5 分钟、10 分钟时取出接种不同菌的肉汤管各 1 支，立即用自来水冲凉。

4. 培养　将全部 6 支肉汤管置培养箱中，35℃培养 18~24 小时，观察各管中细菌的生长情况。

三、药物敏感实验（示教）

【实验目的】

学会药敏试验的操作方法，了解抗生素的抑菌作用及其在临床上的意义。

【实验准备】

1. 物品　葡萄球菌、大肠埃希菌、铜绿假单胞菌培养物，普通琼脂平板培养基，无菌生理盐水、95% 乙醇，无菌棉拭子等。

2. 器械　酒精灯、接种环、镊子、各种抗生素药敏纸片（标有符号）、卡尺等。

【实验方法】

1. 取琼脂平板 2 个，用接种环分别取大肠埃希菌、表皮葡萄球菌液密集均匀划线接种。

2. 待平板上菌液稍干后，用镊子蘸取95%乙醇在火焰上烧灼灭菌，冷却后夹取各种抗生素药敏纸片，贴在已接种好细菌的培养基表面，一次放好，不得移动。每取一种药敏纸片前均须先将镊子灭菌并冷却；每张药敏纸片中心间距应大于24mm，纸片中心距平板内缘不少于15mm。

3. 将贴好药敏纸片的平板置37℃培养箱中，16~18小时后观察结果。若细菌对某种抗生素敏感，则在药敏纸片周围有一圈无细菌生长的区域，称抑菌圈（实验图4）。用卡尺测量抑菌圈直径，以mm整数报告。

实验图4　药物敏感试验结果

【实验结果】

一般抑菌圈的直径（包含纸片的直径）：>17mm为敏感，15~16mm为中介，<14mm为耐药。但某些细菌、某些药物的判读有特殊要求。

【实验报告】

1. 记录并报告细菌分布实验的结果。
2. 记录并报告消毒灭菌实验的结果。
3. 记录药物敏感实验（纸片法）的结果，并说明其临床意义。

（张轩寅）

实验4　免疫学实验

一、豚鼠过敏反应（示教）

【实验目的】

观察豚鼠过敏性休克的现象，并能解释其发生机制。

【实验准备】

1. 物品　健康豚鼠（体重200g左右）2只、碘酒、乙醇、棉球、正常马血清、鸡蛋清等。
2. 器械　无菌注射器、针头、解剖用具等。

【实验方法】

1. 取健康豚鼠2只（标明甲、乙），分别于皮下注射1∶10稀释的马血清0.1ml，使之致敏。

2. 两周后，甲豚鼠心内注射马血清原液0.5~1.5ml，乙豚鼠心内注射鸡蛋清0.5~1.5ml。

3. 动物注射后，密切观察甲豚鼠的反应。

【实验结果】

甲豚鼠如发生超敏反应，则注射后数分钟，动物出现兴奋、不安、抓鼻、耸毛、咳嗽等现象，继而发生气急及呼吸困难，痉挛性跳跃，大小便失禁，倒地挣扎而死。解剖可见肺脏极度气肿，胀满整个胸腔，这是支气管平滑肌痉挛的结果。乙豚鼠应不出现任何异常现象。

二、凝集反应

(一) 玻片凝集反应(操作)

【实验目的】

学会玻片凝集实验的操作,并能解释其结果。

【实验准备】

1. 物品　生理盐水、1∶10 伤寒沙门菌免疫血清、伤寒杆菌培养物。

2. 器械　载玻片、记号笔、接种环、酒精灯、消毒缸等。

【实验方法】

1. 取载玻片一张,在左侧和中间各加 1∶10 伤寒沙门菌免疫血清各 1 滴,在右侧加生理盐水 1 滴。

2. 接种环火上灭菌后,取伤寒杆菌培养物少许,分别与中间的伤寒沙门菌免疫血清和右侧的生理盐水混匀;同法取大肠埃希菌培养物与左侧伤寒沙门菌免疫血清混匀。轻轻摇匀,1~2 分钟后观察结果(实验图 5)。

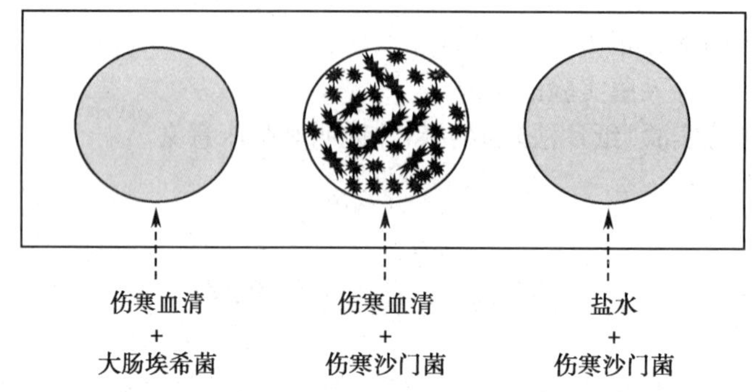

实验图 5　玻片凝集反应

【实验结果】

左侧和右侧不出现凝集,为阴性反应;中间出现凝集,为阳性反应。

(二) 试管凝集反应(示教)

【实验目的】

观察试管凝集反应操作过程,并能解释其结果。

【实验准备】

1. 物品　1∶10 待检血清、伤寒沙门菌"H"诊断菌液。

2. 器械　小试管、试管架、吸管、恒温培养箱等。

【实验方法】

1. 取洁净试管 8 支,排列于试管架上,依次编号。

2. 各管均加入 0.5ml 生理盐水。

3. 吸取 1∶10 待检血清 0.5ml 加入第 1 管;充分混匀后吸出 0.5ml 加入第 2 管,混匀;从第 2 管吸出 0.5ml 加入第 3 管;同法稀释至第 7 管,混匀后从第 7 管吸出 0.5ml 弃去;第 8 管不加血清作为生理盐水对照。至此,第 1~7 管的血清稀释度为 1∶20,1∶40,1∶80,1∶160,1∶320,1∶640,1∶1280。

4. 每管加伤寒沙门菌“H”诊断菌液 0.5ml，此时每管内血清稀释度又增加了 1 倍，分别为 1 : 40，1 : 80，1 : 160，1 : 320，1 : 640，1 : 1280，1 : 2560。

5. 各管摇匀后置 37℃恒温培养箱孵育 18~24 小时，观察结果（实验表 1）。

实验表 1 试管凝集反应

试管号	1	2	3	4	5	6	7	8
生理盐水（ml）	0.5	0.5	0.5	0.5	0.5	0.5	0.5	0.5
1 : 10 待检血清	0.5 →	0.5 →	0.5 →	0.5 →	0.5 →	0.5 →	0.5 →	弃去 0.5
诊断菌液（ml）	0.5	0.5	0.5	0.5	0.5	0.5	0.5	0.5
血清终稀释度	1 : 40	1 : 80	1 : 160	1 : 320	1 : 640	1 : 1280	1 : 2560	对照

【实验结果】

凝集程度和效价的判定以“+”表示如下：

+ + + +：细菌全部凝集，上层液体澄清透明。

+ + +：细菌约有 75% 凝集，上层液体轻度混浊。

+ +：细菌约有 50% 凝集，上层液体半透明。

+：细菌约有 25% 凝集，上层液体较混浊。

-：不凝集，液体混浊，与对照管相同。

以出现“++ 凝集”的血清最大稀释倍数，作为该血清的凝集效价。

三、单向琼脂扩散实验（示教）

【实验目的】

观察单向琼脂扩散实验操作过程，并能解释其结果。

【实验准备】

1. 物品　3% 生理盐水琼脂、生理盐水、羊抗人 IgG 单价抗血清、待检血清。

2. 器械　水浴箱、载玻片、直径 3mm 打孔器、小三角烧瓶、毛细滴管、湿盒、卡尺等。

【实验方法】

1. 取羊抗人 IgG 单价抗血清一瓶（效价 1 : 80），量取 0.3ml 于一小三角烧瓶中，加生理盐水 11.7ml 混匀，制成 1 : 40 稀释抗血清，置 56℃水浴中恒温 2~3 分钟。

2. 取 3% 生理盐水琼脂一管，隔水加热使之溶化，然后置 56℃水浴中，待琼脂温度降至 56℃时，立即加入等量 1 : 40 稀释抗血清，迅速轻轻混匀，迅速倾入载玻片上，待琼脂凝固后打孔，制成琼脂板（实验图 6）。

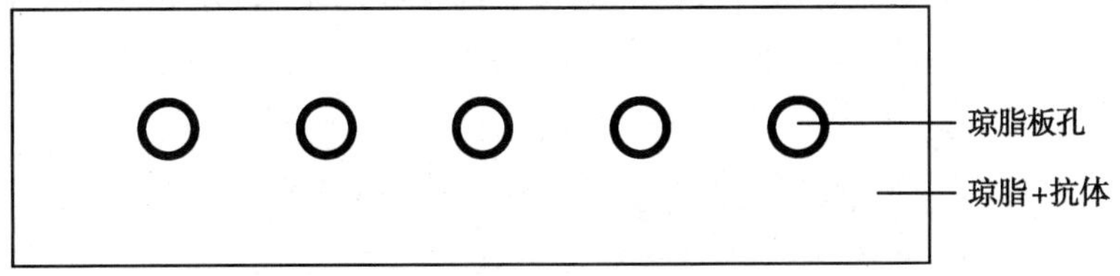

实验图 6　单向琼脂扩散实验琼脂板

3. 将每份待检血清用生理盐水作 40 倍稀释，制成 1 : 40 稀释待检血清。

4. 将每份 1 : 40 稀释待检血清各加琼脂板两孔后，置琼脂板于湿盒中，37℃温育 24

小时。

【实验结果】

测量并求出每份待检血清两孔的沉淀环平均直径(实验图7),按照标准曲线求出IgG含量。

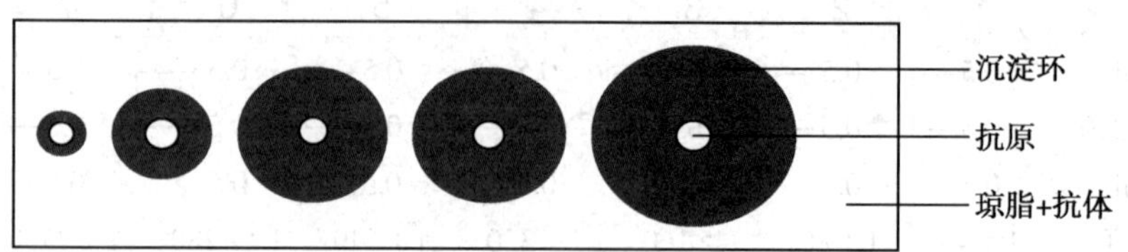

实验图7　单向琼脂扩散实验

四、ELISA双抗体夹心法检测乙肝病毒表面抗原(示教)

【实验目的】

观察ELISA双抗体夹心法检测乙肝病毒表面抗原的操作过程,并能解释其结果。

【实验准备】

1. 物品　试剂盒、待检标本等。
2. 器械　微量移液器、水浴箱、酶标仪等。

【实验方法】

参考试剂盒说明书。一般操作如下:

1. 取包被微孔反应条,固定于塑料框架上,加待检标本50微升/孔,阴性对照、阳性对照各50微升/孔,上述各孔中加酶标记的抗-HBs 50微升/孔,置37℃水浴30分钟。
2. 甩去各孔内液体,拍干。用洗涤液洗板6次,每次均拍干。
3. 加酶底物50微升/孔,37℃ 10分钟显色。加终止液2mol/L H_2SO_4 50微升/孔。

【实验结果】

定性检测结果:加底物显色的微孔为阳性反应;定量检测结果:用酶标仪检测显示。

【实验报告】

1. 记录豚鼠过敏反应的结果,并解释其发生机制。
2. 记录玻片凝集反应的结果,并解释其发生机制。
3. 记录试管凝集反应的结果,并解释其发生机制。
4. 记录单向免疫扩散实验的结果,并解释其发生机制。
5. 记录ELISA双抗体夹心法检测乙肝病毒表面抗原的结果,并解释其发生机制。

(王传生)

实验5　常见病原菌观察

一、常见病原菌形态与染色观察(示教)

【实验目的】

学会识别常见病原菌的基本形态与特殊结构,了解其特点及临床意义。

【实验准备】

1. 物品 葡萄球菌、链球菌、脑膜炎奈瑟菌、淋病奈瑟菌、痢疾志贺菌、布鲁菌等革兰染色标本片；肺炎链球菌荚膜标本片；大肠埃希菌、伤寒沙门菌、霍乱弧菌鞭毛染色片；破伤风梭菌、产气荚膜梭菌、肉毒梭菌等芽胞标本片；结核分枝杆菌抗酸染色标本片；白喉棒状杆菌异染颗粒等标本片。

2. 器材 显微镜，香柏油，二甲苯或专用清洁剂，擦镜纸。

【实验方法与结果】

1. 用油镜观察。

2. 观察上述革兰染色标本片、结核分枝杆菌抗酸染色标本片、白喉棒状杆菌异染颗粒标本片的细菌：形态、大小、排列、颜色、结构等。

3. 观察上述具有特殊构造细菌的形态、大小、数量、颜色、位置及与菌体的关系等。

二、血浆凝固酶试验（操作）

【实验目的】

学会血浆凝固酶试验的方法，并能进行结果判断及意义分析。

【实验准备】

1. 物品 新鲜兔血浆，生理盐水，金黄色葡萄球菌、表皮葡萄球菌普通琼脂平板 18~24 小时培养物等。

2. 器材 载玻片、酒精灯、取菌环、玻璃吸管、试管架、放大镜等。

【实验方法】

1. 取两张载玻片，分别标记菌名。

2. 在每张载玻片的两端各滴加生理盐水 1 滴。

3. 分别自培养基上取菌研入生理盐水滴中，呈均匀混浊的浓菌液。

4. 在每张玻片一端的菌液中加兔血浆 1 滴，立即混匀观察结果。

【实验结果】

金黄色葡萄球菌出阳性结果，即加入兔血浆的菌液中有明显的小凝集块出现；表皮葡萄球菌则出阴性结果，即加入兔血浆的菌液中无凝集块出现则为阴性。

三、抗链球菌溶血素“O”试验（操作）

【实验目的】

学会抗链球菌溶血素 O 试验方法，并能进行结果判断及意义分析。

【实验准备】

1. 物品 待测血清、溶血素 O 试剂、溶血素 O 胶乳试剂，阳性对照血清、阴性对照血清，生理盐水等。

2. 器材 载玻片、毛细滴管、玻璃吸管、试管架、放大镜等。

【实验方法】

1. 标记 取一张洁净载玻片，用玻璃笔划分为 3 等份，分别标明 1、2、3 字样。

2. 稀释血清 将待测血清用生理盐水做 1∶50 稀释（小试管 1 支，先加入生理盐水 4.9ml，然后加入待测血清 0.1ml。充分混匀）。

3. 加样 用毛细滴管分别吸取 1∶50 稀释的待测血清、阳性对照血清、阴性对照血清各1滴，分别加在载玻片1、2、3格内，然后在1、2、3格内再加溶血素O各1滴，手持载玻片轻轻摇动2分钟，使其充分混匀。

4. 加溶血素O胶乳试剂　在1、2、3格内分别加溶血素胶乳试剂1滴，轻轻摇动玻片8分钟。

【实验结果】

先观察对照格：阳性血清出现凝集现象，阴性血清不出现凝集现象。然后观察待测血清格，若待测血清出现与阳性血清同样的凝集现象为阳性，不出现凝集现象为阴性。

【实验报告】

1. 绘出各标本片细菌的显微镜下形态、结构图。
2. 记录血浆凝固酶试验的结果，分析其意义。
3. 记录抗链球菌溶血素O试验的结果，并说明其临床意义。

（张轩寅）

实验6　常见人体寄生虫实验

一、常见人体寄生虫虫卵观察（示教）

【实验目的】

学会人体常见寄生虫虫卵观察，了解各虫卵的区别。

【实验准备】

1. 物品　蛔虫卵、钩虫卵、蛲虫卵、肝吸虫卵、肺吸虫卵、日本血吸虫卵、绦虫卵等虫卵标本片。

2. 器械　显微镜、放大镜、香柏油、二甲苯或专用清洁剂、擦镜纸等。

【实验方法与结果】

显微镜下观察：蛔虫卵、钩虫卵、蛲虫卵、肝吸虫卵、肺吸虫卵、日本血吸虫卵、绦虫卵标本片。注意虫卵的形状、大小、颜色、卵壳和卵内构造（实验表2）。

实验表2　虫卵鉴别要点

虫卵名称	形状	颜色	卵壳	卵盖	构造及内容物
受精蛔虫卵	宽椭圆	棕黄色	厚	无	一个卵细胞，两端有新月形空隙
未受精蛔虫卵	长椭圆	黄色	薄	无	大小不等的卵黄颗粒
钩虫卵	椭圆	无色	薄	无	卵内细胞4~8个，周围有空隙
蛲虫卵	柿核形	无色	厚	无	两侧不对称，内含1幼虫
肝吸虫卵	芝麻粒状	黄褐色	厚	明显	有肩峰和小疣，内含1毛蚴
肺吸虫	椭圆	金黄色	不均	大	一个卵细胞和多个卵黄细胞
血吸虫卵	椭圆	淡黄色	薄	无	有侧棘，内含1毛蚴
猪带绦虫卵	近似球形	棕黄色	较薄	无	胚膜厚有放射条纹，内含六钩蚴

二、常见人体寄生虫成虫、幼虫观察(示教)

【实验目的】

学会人体常见寄生虫成虫、幼虫观察,熟悉它们之间的区别。

【实验准备】

1. 物品　①蛔虫、钩虫、蛲虫、肝吸虫、肺吸虫、日本血吸虫成虫瓶装标本。②链状带绦虫和肥胖带绦虫成虫、猪囊尾蚴、牛囊尾蚴、棘球蚴瓶装标本。③链状带绦虫头节及孕节、肥胖带绦虫头节及孕节染色标本片。④溶组织阿米巴、间日疟原虫、阴道滴虫、弓形虫滋养体玻片标本片。

2. 器械　显微镜、放大镜、香柏油、二甲苯或专用清洁剂、擦镜纸等。

【实验方法与结果】

1. 肉眼或放大镜下观察

(1) 观察蛔虫、钩虫、蛲虫成虫标本,注意其形态、颜色、大小及雌雄虫的区别。

(2) 观察肝吸虫、肺吸虫、日本血吸虫成虫标本,注意各吸虫的形态、颜色、大小、吸盘;日本血吸虫的雌雄合抱状态。

(3) 观察链状带绦虫成虫、肥胖带绦虫成虫、猪囊尾蚴、牛囊尾蚴、棘球蚴标本,注意它们的区别与特征。

2. 显微镜下观察

(1) 观察链状带绦虫头节及孕节、肥胖带绦虫头节及孕节的结构,注意二者的区别。

(2) 观察溶组织阿米巴滋养体及包囊、间日疟原虫、阴道毛滴虫、弓形虫滋养形态。注意阴道毛滴虫的形状、大小、核位置、鞭毛数目、轴柱及波动膜。

三、部分吸虫中间宿主及病理标本观察(示教)

【实验目的】

学会常见吸虫中间宿主观察,了解它们的区别。

【实验准备】

肝吸虫、肺吸虫、日本血吸虫的中间宿主及病理标本、放大镜等。

【实验方法与结果】

肉眼或放大镜下观察

(1) 观察肝吸虫的第一中间宿主——豆螺、沼螺,第二中间宿主——淡水鱼、虾,注意它们的形态特征及大体病理标本。

(2) 观察肺吸虫的第一中间宿主——川卷螺,第二中间宿主——溪蟹及蝲蛄,注意它们的形态特征及病理标本。

(3) 观察日本血吸虫的中间宿主——钉螺的形态特征。

四、人体寄生虫的常见检查方法(示教)

【实验目的】

学会人体寄生虫的常见检查方法,并能解释其原因。

【实验准备】

1. 物品　竹签、透明胶带纸、饱和盐水、生理盐水、粪便标本等。

2. 器械　显微镜、载玻片、盖玻片、漂浮瓶、香柏油、二甲苯或专用清洁剂、擦镜纸等。

【实验方法与结果】

1. 直接涂片法　取清洁载玻片 1 张，在其中央滴 1~2 滴生理盐水，用竹签挑取火柴头大小的粪便，在生理盐水中涂抹均匀，将粪液扩展成薄膜，以能透过涂片看清字迹为宜，先用低倍镜检查，再用高倍镜。镜检时按一定顺序移动视野，以免遗漏。每一份粪便应涂片 3 张，以提高检出率。

2. 饱和盐水浮聚法　用竹签挑取黄豆大小的粪便，置于盛有少量饱和盐水的浮聚瓶中，将粪便与饱和盐水混合均匀，再加饱和盐水至瓶口，将满时，改用滴管滴加，使液面略高于瓶口又不至溢出，取清洁载玻片 1 张盖在瓶口上，静置 15 分钟后，将载玻片迅速翻转提起，盖上盖玻片，置显微镜检查虫卵。

3. 透明胶带拭子法　取大小约 2cm×6cm 的透明胶带纸一端，贴在载玻片上备用，检查时将透明胶带纸掀起，以有胶的一面在受检者肛周轻轻粘贴，然后将有胶的一面贴在载玻片上，镜检。本法为检查蛲虫卵最常用的方法。检查应在晚上或早晨排便之前进行，以提高检出率。

【实验报告】

1. 绘出蛔虫卵、钩虫卵、蛲虫卵、肝吸虫卵、肺吸虫卵、日本血吸虫卵、绦虫卵的镜下形态。并写出上述寄生虫成虫的寄生部位。

2. 绘出链状带绦虫头节及孕节、肥胖带绦虫头节及孕节的镜下结构，绘制阴道毛滴虫的形态。

3. 写出吸虫中间宿主与疾病流行的关系。

4. 记录粪便直接涂片法、粪便饱和盐水漂浮法的实验结果。

（何晓静）

目标测试选择题参考答案

第一章

1. B	2. E	3. D	4. D	5. E	6. A	7. E	8. C		

第二章

1. C	2. E	3. A	4. D	5. C	6. C	7. A	8. D	9. C	10. B
11. C	12. A	13. A	14. A	15. A	16. C	17. E	18. B	19. D	20. D
21. D	22. D	23. A	24. B	25. E	26. C	27. B	28. A		

第三章

1. C	2. A	3. D	4. D	5. B	6. D	7. D	8. C	9. C	10. D
11. A	12. A	13. D	14. B	15. C	16. D	17. B	18. D	19. C	20. D
21. C	22. D	23. D	24. C	25. D	26. D	27. D	28. B	29. B	30. D
31. A	32. C	33. E	34. D	35. B	36. A	37. B	38. B	39. C	40. B
41. E	42. D								

第四章

1. A	2. E	3. B	4. D	5. D	6. E	7. E	8. C	9. B	10. B
11. D	12. A	13. C	14. D	15. E	16. A	17. D	18. C	19. B	20. C
21. C	22. E	23. E	24. B	25. D	26. C	27. A	28. A	29. B	30. E
31. B	32. B	33. B	34. C	35. D	36. C	37. C	38. A	39. D	40. A
41. E	42. B	43. D	44. A	45. C					

第五章

1. D	2. C	3. A	4. C	5. A	6. A	7. B	8. C	9. E	10. B
11. B	12. E	13. E	14. B	15. B	16. C	17. A	18. E	19. E	20. A
21. C	22. E	23. B	24. B	25. A	26. E	27. E	28. A	29. A	30. A
31. C	32. A	33. B	34. A	35. D	36. E	37. E	38. A	39. B	40. E
41. B	42. A	43. A	44. C	45. B					

第六章

1. C	2. E	3. E	4. D	5. B	6. E	7. B	8. B	9. A	10. B
11. B	12. C	13. A							

第七章

1. C	2. E	3. B	4. B	5. D	6. D	7. D	8. B	9. B	10. A
11. A	12. C	13. B	14. D	15. E	16. D	17. E	18. A	19. C	20. D
21. B	22. E	23. A	24. D	25. E	26. C	27. D	28. A	29. B	30. E
31. E	32. C	33. D	34. A	35. B					

第八章

1. B	2. B	3. C	4. D	5. A	6. B	7. E	8. A	9. A	10. E

11. B 12. D 13. A 14. D 15. D 16. E 17. C 18. B 19. A

第九章

1. D 2. E 3. A 4. E 5. B

第十章

1. B 2. E 3. B 4. A 5. D 6. A 7. A 8. C 9. D 10. D
11. A 12. E 13. B 14. E 15. C 16. E 17. A 18. A 19. A 20. B
21. B 22. D 23. D 24. E 25. B 26. A 27. E 28. D 29. B 30. B
31. A 32. B 33. D 34. E 35. E 36. A 37. B 38. D 39. B 40. C
41. E 42. A 43. D

参考文献

1. 吕瑞芳,张晓红．病原生物与免疫学基础．第 3 版．北京:人民卫生出版社,2015.
2. 何海明,张金来．病原生物与免疫学基础．西安:第四军医大学出版社,2012.
3. 许正敏．病原生物与免疫学基础．第 2 版．北京:人民卫生出版社,2011.
4. 吕瑞芳．病原生物与免疫学基础．第 2 版．北京:人民卫生出版社,2008.
5. 王志敏,张金来．疾病学基础．北京:科学出版社,2008.
6. 祖淑梅,潘丽红．医学免疫学与病原生物学．北京:科学出版社,2010.
7. 李凡,徐志凯．医学微生物学．第 8 版．北京:人民卫生出版社,2013.
8. 肖纯凌,赵富玺．病原生物学和免疫学．第 7 版．北京:人民卫生出版社,2014.
9. 胡圣尧,孟凡云．免疫学基础．第 3 版．北京:科学出版社,2012.
10. 金伯泉．医学免疫学．第 6 版．北京:人民卫生出版社,2013.
11. 李明远,徐志凯．医学微生物学．第 3 版．北京:人民卫生出版社,2015.

中英文名词对照索引